保健福祉学

当事者主体のシステム科学の構築と実践

日本保健福祉学会　編集

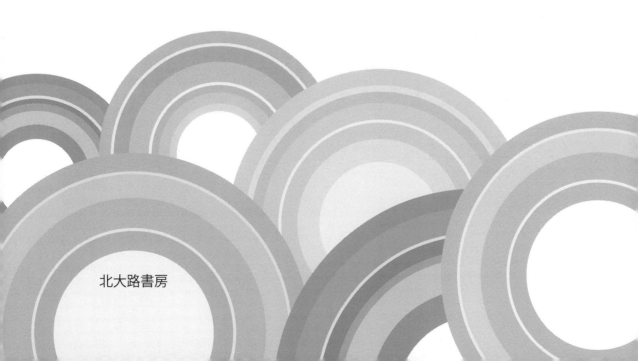

北大路書房

ま え が き

　科学の進歩は，生活を豊かにするものではなかったのか？　科学は未来を予測し，万端の準備を可能にする心強い味方，と永く人びとに信じられてきた。しかし2011年の震災以降，科学が日常から大きく乖離した時の危険性を，人びとは突き付けられた。たとえば，安全神話に隠された原発の事実。「放射能リスクは交通事故リスクの10分の1なので安心」など，科学的には精度が高くとも，日常生活で経験するイメージからかけ離れた受け入れがたい説明。科学への信頼にかげりが生まれる。

　そんななか，保健福祉学への期待は大きい。保健福祉学は，人びとの思いや生活に最も近い科学のひとつである。当事者の立場に立ち，当事者に寄り添い，人びとの命を守り，生活を支える学問である。保健，医療，福祉，教育，心理，社会，経済，法律など，さまざまな学問を融合して活用するプラットフォームを形成し，人びとの生活に密接に関連する科学の知を提供してきた。

　社会は大きく変化している。少子高齢化と産業構造の変化が進み，特に科学の領域では高度情報化とそれを基盤とした異分野連携の進展が顕著である。保健と福祉領域において，従来の方法のみでは十分な対応が困難になりつつある。保健学と福祉学各々のアプローチにとどまらず，より柔軟性に富んだ形での「**連携と協働**」が強く求められている。

　保健福祉学は，**当事者主体の実践に根差した学際学融合的なシステム科学**である。生涯発達の視点で人びとの生活をとらえ，ライフサイクルの各段階における身体的，精神的，社会的な**ウェルビーイング**を総合的に検討する。**エンパワメント（湧活）**に焦点を当て，本人，仲間，組織，地域を含めエンパワーする役割を果たす。エンパワメント（湧活）とは，人びとに夢や希望を与え，勇気づけ，人や組織が本来持っているすばらしい，生きる力を湧き出させることである。

　そこで本書では，学際学融合的な形での保健福祉学の取り組みの理論と方法論，さらにそれを具体化する手段と技法を体系的に整理した。保健福祉に関する研究はもとより，実践や施作策定，専門職養成や国際活動に活かすことを目指した。制作には1988年設立の日本保健福祉学会の知恵を結集することとし，主として会員の皆さんに執筆をお願いした。

　本書は，理論編，実践・展望編の2部構成となっている。
　まず理論編では，保健福祉学とは何か，その理論と方法について，歴史や特徴を踏まえて体系的に示した。
　次いで実践・展望編では，保健福祉支援による問題解決の原則，子ども期から高齢期ま

まえがき

で，ライフサイクルに沿った支援，障害児者，生活困窮など困難を抱える対象へのアプローチの実際，災害や難病など，さまざまな側面から手段と技法を，実践例を通じて紹介し，保健福祉学の国際的動向と実践状況，今後の展望について論じた。

　さらに，座談会では，保育福祉学会幹事の方々に，保健福祉学における連携と協働の意義，教育と研究のあり方，国際施策や施策提言の方法など，展開の方向性についても縦横に語っていただいた。

　本著が保健福祉領域で活躍する実践者，研究者，教育者，学生，行政関係者などにとって，座右のテキストとして大いに役立つことを願ってやまない。

　　　　　　　　　　　　　　　　　　　　　　　日本保健福祉学会会長　筑波大学　安梅勅江

目　次

まえがき　i

第1部　理論編

第1章　保健福祉学とは何か　……………………………………………………… 2

1節　保健福祉学の理念　2
1. 保健福祉学の理念とは／2. 保健福祉学の理念を支える3視点／3. 保健福祉学の理念を実現するエンパワメント技術／4. 保健福祉学の理念とシステムアプローチ／5. 保健福祉学の理念の実現に向けて

2節　保健福祉学のあゆみ　7
1. 社会的背景／2. 歴史的経緯

3節　保健福祉学と制度　11
1. 保健福祉制度の現状／2. 保健福祉にかかわる専門職／3. 保健福祉のサービス給付方法／4. 保健福祉制度の今後の方向性

4節　システム科学としての保健福祉学　14
1. システム科学とは／2. 保健福祉学のシステム構造／3. 保健福祉情報システム

第2章　保健福祉学の理論と方法　………………………………………………… 18

1節　保健福祉職と専門性　18
1. 保健福祉職の専門性／2. 保健医療職の専門性／3. 福祉職の専門性

2節　保健福祉支援におけるケアマネジメント　23
1. ケアマネジメントとは／2. ケアマネジメントのプロセス，契約／3. ケアマネジメントとエンパワメント／4. ケアマネジメントの課題

3節　保健福祉支援における組織経営　27
1. 保健福祉支援における組織／2. 保健福祉組織の経営管理／3. 保健福祉組織経営のあり方

4節　保健福祉支援におけるコミュニティ・エンパワメント　32
1. 保健福祉支援におけるコミュニティ・エンパワメントとは／2. 保健福祉支援としてのコミュニティ・エンパワメントの実践／3. まとめ

5節　保健福祉支援の評価と研究の方法　36
1. 保健福祉支援の評価／2. 保健福祉学の研究方法

第2部　実践・展望編

第3章　保健福祉支援による問題解決　…………………………………………… 42

1節　研究は現場の問題解決に役立っているか　42
1. 問題解決に資する研究の現状／2. 量的研究の限界

2節　保健福祉政策における当事者主体の欠如　44

目 次

　　　3節　コミュニティにおける問題解決的研究手法としてのアクションリサーチ　45
　　　4節　アクションリサーチの展開　46
　　　　　1．ステークホルダーとの問題意識の共有と介入前調査／2．住民の思いの抽出／
　　　　　3．課題解決策の決定と実行プログラムの検討／4．コミュニティへの広報活動／
　　　　　5．トライアンギュレーションを可能にする情報
　　　5節　アクションリサーチとコミュニティ・エンパワメント　51

第4章　親子を支える保健福祉 …………………………………………………………… 52
　　　1節　格差と親子の健康　52
　　　　　1．格差と健康に関する研究にいたるまで／2．社会的公正（正義）とは何か／
　　　　　3．ヘルスプロモーションと格差／4．健康の向上に関する新しいパラダイム／
　　　　　5．経済格差の状況／6．希望格差の出現／7．各種の健康格差／8．今後の親子の
　　　　　健康を向上させるために
　　　2節　児童虐待予防の取り組み　59
　　　　　1．児童虐待の現状／2．児童虐待の定義／3．児童虐待の対応と支援／4．児童お
　　　　　よび保護者への支援の現状／5．児童虐待予防への取り組み
　　　3節　親のメンタルヘルスと親子支援　62
　　　　　1．親子のメンタルヘルス／2．親子支援
　　　4節　非行立ち直り支援の取り組み　65
　　　　　1．少年非行の定義と歴史／2．少年非行の範囲と現状／3．非行の要因／4．非行
　　　　　少年への支援：立ち直り支援
　　　5節　思春期における不登校児童生徒の支援　70
　　　　　1．「不登校」の用語の歴史と定義／2．不登校の現状／3．不登校のきっかけと継
　　　　　続の理由／4．不登校の対応
　　　6節　いじめ防止に向けた取り組み　74
　　　　　1．いじめの定義／2．いじめの現状／3．いじめ防止への取り組み：いじめ防止対
　　　　　策推進法／4．子どもたちの「ちから」をひき出す取り組み／5．まとめ
　　　7節　医療的ケアを必要とする子どもと親の支援　77
　　　　　1．「医療的ケア」とその歴史的変遷／2．特別支援学校における医療的ケアを必要
　　　　　とする子どもの現状とケア実施者／3．医療的ケアを必要とする子どもの保護者の
　　　　　背景／4．医療的ケアを必要とする子どもと保護者への支援
　　　8節　DV被害者とその家族への支援　80
　　　　　1．日本におけるDV被害者支援の歴史と被害実態／2．DVの定義と支援対象／
　　　　　3．日本におけるDV被害者とその子どもへの支援の現状／4．DV被害者支援の課
　　　　　題
　　　9節　働く母親への支援　83
　　　　　1．働く女性の現状／2．働く母親への支援

第5章　高齢者を支える保健福祉 ………………………………………………………… 87
　　　1節　高齢者虐待防止に向けた実践　87
　　　　　1．高齢者虐待防止に関する資料／2．高齢者虐待防止の法的根拠／3．高齢者虐待
　　　　　の早期発見と対応／4．高齢者虐待防止の支援体制
　　　2節　認知症高齢者の地域生活継続に向けた支援　92
　　　　　1．日本における認知症対策／2．認知症高齢者が安心して生活できる地域づくり

3節　ひとり暮らし高齢者への支援　96
　　1．ひとり暮らし高齢者の生活と問題／2．ひとり暮らし高齢者の生活を支える保健福祉的アプローチ

4節　高齢者の健康の維持増進　102
　　1．高齢者の健康観と健康づくり／2．高齢者における役割の見直しに基づく社会参加促進を目指した取り組み

5節　高齢者の口腔保健　106
　　1．はじめに／2．高齢者の口腔状態／3．高齢者に対する口腔保健施策／4．高齢者の口腔保健のための活動／5．おわりに：治療から予防へ

6節　介護予防に向けた実践　110
　　1．介護予防とは／2．包括的な介護予防事業の進め方／3．地域全体に広がる介護予防の取り組み実践例／4．介護予防事業フォローアップの受け皿：地域の自主活動の広がりを重視する

第6章　障害児者を支える保健福祉　115

1節　障害者の地域移行・地域定着に向けた支援　115
　　1．精神障害者福祉から障害者総合支援法へ／2．地域移行支援／3．地域定着支援／4．精神障害者のケアマネジメント

2節　リハビリテーション　119
　　1．リハビリテーションとは／2．リハビリテーションの定義／3．リハビリテーションにかかわる専門職／4．リハビリテーションはチームで行われる／5．医学的リハビリテーションの流れ：脳卒中を例に

3節　福祉用具による支援　122
　　1．福祉用具による支援とは／2．福祉用具による支援の実際：有効活用に向けた選定のポイント／3．福祉用具の有効活用に向けた保健福祉学的視点／4．保健福祉的支援としてのユニバーサルデザイン

4節　障害者の就労支援　126
　　1．障害者雇用の現状と課題／2．障害者雇用の支援体制／3．人と仕事／4．保健・医療・福祉・労働の連携／5．職業リハビリテーションのアプローチ／6．保健福祉専門職に期待される就労支援／7．障害者就労支援の国際動向

5節　障害のある子どもと家族が直面する課題とその支援　132
　　1．障害・疾病を受け入れるということ／2．障害のある子どもとその家族にとってのセルフヘルプ・グループ

6節　高次脳機能障害者の就労支援　135
　　1．高次脳機能障害とは何か／2．日本の高次脳機能障害者を対象とした就労支援研究の動向／3．就労支援のポイントと課題

第7章　生活困難を支える保健福祉　141

1節　子どもの貧困における課題と支援　141
　　1．子どもの貧困とは／2．貧困のなかで育つ子どもたち／3．貧困への対応の難しさ

2節　ホームレス支援から考える　145
　　1．はじめに／2．だれがホームレス状態にあるのか／3．ホームレス状態と保健福祉による支援の現状と課題／4．ホームレス状態と保健福祉が取り組むべき支援に関する考察／5．おわりに

目 次

  3節 自殺予防対策 150
    1．自殺の現状／2．自殺予防に関する取り組み／3．自殺予防に関する保健・福祉の役割と今後の課題
  4節 災害とメンタルヘルス 154
    1．災害とPTSD／2．PTSD予防／3．メンタルヘルスにかかわる地域レベルでのトータルな災害支援システム

第8章 難病等の患者を支える保健福祉 …………………………………………159
  1節 HIVの予防と患者の支援 159
    1．HIV，AIDSについて／2．保健福祉学的視座からのHIV感染予防と患者支援／3．日本におけるHIV診療体制および地域支援機関
  2節 難病患者の生活の支援 163
    1．予算措置から法制化へ：「難病の患者に対する医療等に関する法律」の成立／2．難病患者への生活支援／3．難病患者の生活支援の充実に向けて
  3節 がんを支える保健福祉 168
    1．日本のがんの現状／2．日本のがん対策／3．根拠に基づいたがん対策の立案／4．がん患者を取り巻く社会的な課題／5．おわりに

第9章 保健福祉学の国際的動向と実践 …………………………………………174
  1節 保健福祉学の国際的動向 174
    1．ソーシャルワーク専門職のグローバル定義／2．QOL（クオリティ・オブ・ライフ）／3．労働力移動問題とその支援
  2節 開発途上国における保健福祉実践と国際保健 179
    1．「開発途上国への保健福祉」と実践の場／2．健康課題の変遷と保健福祉の実践
  3節 パレスチナ難民のいのちと健康：国連パレスチナ難民救済事業機関の地域ケア 184
    1．パレスチナ難民とUNRWA／2．パレスチナ難民の健康問題とUNRWAの保健サービスの問題／3．UNRWAの保健サービスの改革とシステムづくり／4．難民支援における本当の課題

座談会：保健福祉学の展望 191

引用・参考文献 196
索　引 210

第1部

理論編

第1章

保健福祉学とは何か

● 1節 保健福祉学の理念

1. 保健福祉学の理念とは

　世界は大きな転換期を迎えている。グローバル化と高度情報化，地球規模の人口増と先進国の少子高齢化にともなう地域社会の変化，地縁や血縁の脆弱化が顕著である。もはや，保健，医療，福祉，教育，心理，社会，経済，法律などヒューマンサービス領域において，既存の方法のみでは十分な対応が困難である。保健学や社会福祉学をはじめとする諸学問の個別的なアプローチにとどまらず，統合的なアプローチが求められている。

　保健福祉学は，「当事者主体の実践に根差したシステム科学」である。保健福祉学の理念は，「人間を取り巻く自然，社会，環境要因を学際的に探究し，当事者のウェルビーイングの進展，保健福祉支援の質の継続的な向上，およびそれを支えるシステムの持続的な発展に寄与すること」である。

　当事者の命を守る，生活を支える，人生を輝かせるのが保健福祉学の目標である。当事者に寄り添い，そこから学んだ実践の知恵を体系化し，科学的に検証する点が保健福祉学の強みである。

　当事者やその組織，地域の力を最大限に引き出す「エンパワメント（湧活）」の考え方は，保健福祉学の重要な基盤の1つである。生涯発達の視点に基づき，身体的，精神的，社会的，スピリチュアルな面を総合的に支援する保健福祉システムの開発，およびそれを支えるマンパワーの育成が重要である。また当事者ニーズをとらえ，柔軟に対応可能な支援体制の充実が望まれる。

　保健福祉学は学際的な学問領域として，実践に根ざした当事者主体の応用的な研究を行い，社会に貢献することを理念としている。保健福祉における研究と実践の「当事者を核」とした相乗発展に向け，広く保健，医療，福祉，教育，心理，社会，経済，法律など，多くの関係者の参加を得て推進するものである。

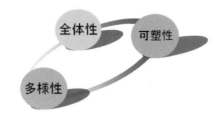

図1-1　保健福祉学の理想を支える3視点

2．保健福祉学の理念を支える3視点

　保健福祉学の理念を支える視点として，包括的に全体像をとらえる「全体性（holistic）」，さまざまな人びととともに生きる「多様性（diversity）」，よりよい社会の構築に向け積極的に環境と自分を変えていく「可塑性（plasticity）」の3つがある（図1-1）。

　全体性とは，長期的に全体としての統合性が発揮されることを意味する。人，人びと，組織がそれぞれ別々に動いているように見えても，全体としてそれらを統合する仕掛けが必要である。その時々には浮き沈みはあっても，長期的な視点でバランスを取りながら発展していく。

　多様性とは，さまざまな可能性を包含するふところの広さを意味する。多様性は次の発展への大切な宝物である。それは進化論，遺伝学，脳科学など数多くの分野で成り立つ原理である。

　可塑性とは，目標や過程，方法や技術などの柔軟性と適応性を高めることを意味する。それは，変化に対処できる強みである。困難にも打たれ強く，常に前向きにものごとに取り組む。

　保健福祉学の理念の展開は，全体性，多様性，可塑性の3つの視点を踏まえることが求められる。

3．保健福祉学の理念を実現するエンパワメント技術

　「エンパワメント（湧活）」とは，人びとに夢や希望を与え，勇気づけ，人が本来持っているすばらしい，生きる力を湧き出させることである。

　人はだれもが，すばらしい力を持って生まれてくる。そして生涯，すばらしい力を発揮し続けることができる。そのすばらしい力を引き出すことがエンパワメントで，ちょうど清水が泉からこんこんと湧き出るように，一人ひとりに潜んでいる活力や可能性を湧き出させることが湧活である。

　保健医療福祉などの実践では，一人ひとりが本来持っているすばらしい潜在力を湧き上がらせ，顕在化させて，活動を通して人びとの生活，社会の発展のために生かしていく。また，企業などの集団では，社員一人ひとりに潜んでいる活力や能力をじょうずに引き出し，この力を社員の成長や会社の発展に結びつけるエネルギーとする。これが組織，集団そして人に求められるエンパワメント（湧活）である。

エンパワメントの原則は下記の8点である。

① 目標を当事者が選択する。
② 主導権と決定権を当事者が持つ。
③ 問題点と解決策を当事者が考える。
④ 新たな学びと，より力をつける機会として当事者が失敗や成功を分析する。
⑤ 行動変容のために内的な強化因子を当事者とサポーターの両者で発見し，それを増強する。
⑥ 問題解決の過程に当事者の参加を促し，個人の責任を高める。
⑦ 問題解決の過程を支えるネットワークと資源を充実させる。
⑧ 当事者のウェルビーイングに対する意欲を高める。

つまり，エンパワメントの原則は当事者主体である。したがって，サポーターである専門職や仲間の役割は，当事者の力を湧き出させたり，そのための環境整備をすることである。ここでいう当事者とは，中心的にかかわる人，人びと，組織をさす。サポーターとは，それを側面から支える人，人びと，組織をさす。

4. 保健福祉学の理念とシステムアプローチ

エンパワメントには，「自分エンパワメント」（セルフ・エンパワメント），「仲間エンパワメント」（ピア・エンパワメント），「組織／地域エンパワメント」（コミュニティ・エンパワメント）の3種類がある。これらを組み合わせることで，大きな力を発揮することを「エンパワメント相乗モデル」という（図1-2）。

実は，組織／地域エンパワメントはさらに3つのレベルに分けられる。いわゆる狭義の組織を対象とする「組織エンパワメント」，市場や地域などの「社会エンパワメント」，そして制度や仕組みを対象とする「システムエンパワメント」の3つである。自分エンパワメント，仲間エンパワメントを加えると5つの要素となり，これらのダイナミックな関係性を「エンパワメント力動モデル」という（図1-3）。

エンパワメント力動モデルは，5つのレベルのエンパワメントが，互いに強め合ったり弱め合ったり，複雑な関係性を示すモデルである。相生，相剋などの性質を表す易経の五行と類似している。相生とは隣り合う要素が互いに助け合う，強め合う関係にあること，相剋とは1つ隔てた隣の要素とはけん制し合う，反発し合う関係にあることである。

自分／仲間／組織／社会／システムエンパワメントは，互いに影響を及ぼす一連のつながった円環であり，5つの要素それぞれが助け合い強め合う，相生の関係にある。

しかし一方で，けん制したり反発したりする相剋の関係もありうる。たとえば，自分（個人）が強すぎると組織を弱める。個人主義が重んじられる組織では，集団としての意思決定が難しいことがある。組織が強すぎると，規範としてのシステムを弱める。強い組織や部門が主張を貫くと，全体のシステムの論理を歪めることがある。システムが強すぎると

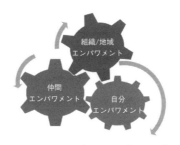

図1-2　エンパワメント相乗モデル

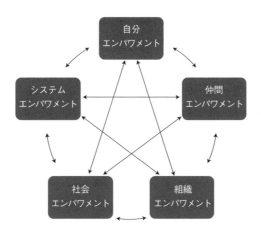

図1-3　エンパワメント力動モデル

規則で縛り仲間を弱める。全体主義的な統制などは，異分子集団を排除することがある。仲間が強すぎると派閥をつくり社会を弱める。自己利益追求の仲間集団は，社会全体のウェルビーイングに対し無関心を装うことがある。社会が強すぎると，個人を弱める。社会規範を強要して，個人の自由を束縛することがある。

　このモデルを適用すると，さらに包括的な視点で本質の変化を柔軟にとらえることができる。たとえば，実践において，単に個人のウェルビーイングに注目するにとどまらず，個人を取り巻く家族，仲間，組織，地域社会，そして制度や仕組み，文化や歴史にも注目した複合的な関係性，個人の成長発達や加齢にともなう他の関連要因の変化を体系的にとらえることができる。

5．保健福祉学の理念の実現に向けて

(1) 当事者主体型の理論と研究法の開発

　知的生産の場をはじめ幅広い経営の場では，組織の活性化，組織文化の醸成，社会への知の還元に向けて，当事者を巻き込む知の創造に大きな関心が寄せられている。真理の探求にとどまらず，問題解決に向けた当事者の参加を重視する。そこでは共創力として，メンバーが互いの力を発揮する場を築き上げながら，安心して自由に振る舞い，相互作用の

なかで新たなパワーを生み出すエンパワメントし合う組織が注目されている。

今やまさに共感，参加，自発など内発的な動機づけに基づく仕組みづくりが求められる。当事者の参加に基づく方法論の開発や生活の場づくりなどの研究に向けた取り組みである。これは，夢を持ち，生かされていることに感謝しながら多様な価値観の共生を図ることで広がる。アメリカの生物学者レイチェル・カーソンの言葉を借りれば，センス・オブ・ワンダー（The Sense of Wonder：不思議を感じる感覚）を当事者とともに深く抱くことで拓かれるのである。

哲学やビジョンを語ることに加えて，戦略や行動計画，そしてそれらを実行するさまざまな技術とセンス，そしてきずなをエンパワーする新しい当事者主体型の理論と研究法の開発が期待される。

(2) 新たな実践／研究／教育のネットワーク化と政策提言

多様な価値観が存在し，複雑な関係性を調整しながら対処する支援が求められている。これまでの単純な縦割り型専門領域に基づく対応では，もはや限界がある。

欧米では，総合的なサイエンスとして，生涯にわたる健康，ケア，ウェルビーイングにかかわる教育を展開している。ここには保健福祉の諸側面，たとえば生きがいや幸福感，生活の質などが含まれる。また，保健，医療，福祉，教育，心理，社会，経済，政治，環境などの総合的な教育と研究環境を提供し，新しい時代をひらく柔軟性に富んだ実践と研究，教育のネットワーク化を実現している。

変化を敏感に察知し，これまで前提としていた枠組みを打ち壊し，新たな価値や戦略を生み出すネットワークが，保健福祉学の理念の実現に大きく貢献する。目前の問題解決という短期的な価値に加えて，当事者や組織の力を強めたり，専門的な能力を着実に蓄積するなど長期的な価値につながる。ネットワークがもたらす仲間意識や帰属意識，コミュニティへの誇りなど，共感と共創の価値の及ぼす効果は計り知れない。

新たな知を世界に発信する土台として，さまざまな学問が生活の諸側面をとらえながら一緒に取り組むプラットホームをつくる必要がある。これは，多様な学問の融合研究による最先端の知の探究と実践との連動による社会への還元の共通基盤である。そこから真に人びとの生活ニーズと科学的な根拠に基づく政策提言が生まれる。

(3) 学際融合プロ養成

上記を実現するためには，学際融合を指向するプロ養成が必須である。これまで多くの場合，専門領域に特化した深みをきわめた人をプロと表現してきた。しかし今後は，人びとの役に立つ幅広い知識と技術を身につけた徳の高いプロの活躍が期待される。当事者の最善の利益を確実に実現するというプロ・マインドと学際融合教育により包括的で統合的な視点からプロ・スキルを発揮できる人材である。

当事者主体の理論と研究法の発展に向け，当事者に寄り添う共感能力と根拠を明示する論理能力を統合するセンスが求められる。

エンパワメントの理論と技術を活用しながら，生涯発達の視点に基づき，身体的，精神的，社会的，スピリチュアルなウェルビーイングを総合的に支援する。当事者主体の理論と研究法を開発し，支援技術やシステムを確立しつつ政策提言につなげる。これらを担う人材養成を継続的に行い，保健福祉学の理念の実現を期待したい。

2節　保健福祉学のあゆみ

1．社会的背景

　日本には世界に先駆けて超高齢社会が到来し，少子高齢化，地縁の低下にともなう家族機能の脆弱化や社会ストレスの増大など大きな社会変動を経験し続けている。健康志向の高まりに並行して進展するグローバル化と多様性を反映し，人びとを取り巻く生活問題もまた多様化，複合化している。急激な環境の質的，量的変化は，人間の心身の健康や生活のあり方に大きな影響を及ぼしている状態であり，人間の「からだ」「こころ」「くらし」を包括的にとらえた健康化が求められている。

　同時に，生活環境の変化や家族機能の脆弱化にともない，支援ニーズは増大し，また多様化している。このため，従来の保健あるいは福祉といった単独領域の支援によっては解決不可能な課題が山積し，十分な対応が困難な状況となった。また，従来の供給機関中心の縦割り支援ではなく，利用者側のニーズをその生活に根ざした次元でとらえ，利用者中心の縦横に対応できる支援体制を充実させることが望まれている。

　「保健と福祉の連携と協働」は個人レベルだけでなく，社会レベルでの対策として国民に期待されており，保健学，福祉学おのおののアプローチや，単なる連携にとどまらない，より柔軟性に富んだ形での「連携と協働」の必要性が叫ばれたことが保健福祉学の創生につながっている。

2．歴史的経緯

（1）保健福祉学の始まり

　歴史的には，1987（昭和62）年，日本保健福祉学会が設立され，日本で初めて学問的な保健福祉学の体系化が開始された。1989（平成元）年には，厚生省（現厚生労働省）に老人保健福祉部が設立され，その後老人保健福祉局となるなど，行政においても「保健福祉」という言葉が用いられるようになった。このように，保健福祉学の歴史は，保健福祉の制度的側面と密接に関連している。今日にいたる保健福祉学のあゆみについて，保健福祉サービスの基盤整備の歴史と，基盤整備にともなう保健福祉支援の発展，保健福祉学教育および研究の発展，という3つの観点から概説する（表1-1）。

（2）保健福祉サービスの基盤整備

　制度的側面では，1990～2000年にかけて，高齢者保健福祉，障害者保健福祉および子ど

表 1-1　保健福祉学のあゆみ

1987（昭和62）年	日本保健福祉学会設立
1989（平成元）年	厚労省老人保健福祉部設立（現厚生労働省老健局） ゴールドプラン（高齢者保健福祉推進十か年戦略）策定
1993（平成5）年	老人保健福祉計画策定（自治体） 障害者基本法制定 保健福祉学科設立
1994（平成6）年	新ゴールドプラン（新・高齢者保健福祉推進十か年戦略）策定 エンゼルプラン策定
1995（平成7）年	精神保健法が精神保健及び精神障害者福祉に関する法律（精神保健福祉法）に改題
1996（平成8）年	厚労省障害保健福祉部設立（現厚生労働省）
1997（平成9）年	大学院保健福祉学研究科設立 介護保険法制定
1999（平成11）年	新エンゼルプラン策定
2000（平成12）年	介護保険施行
2001（平成13）年	健やか親子21開始
2003（平成15）年	少子化社会対策基本法施行 次世代育成支援対策推進法施行
2005（平成17）年	改正介護保険法施行
2006（平成18）年	障害者自立支援法施行
2010（平成22）年	少子化社会対策基本法に基づく大綱（子ども・子育てビジョン）策定
2012（平成24）年	改正介護保険法施行（第2回）
2013（平成25）年	障害者の日常生活及び社会生活を総合的に支援するための法律（障害者総合支援法）施行

も家庭福祉の各分野で保健福祉サービスの基盤となる法制度が整備され，保健と福祉の連携と協働が進んだ。

　高齢者保健福祉分野では，1989（平成元）年に，施設緊急整備と在宅福祉の推進を目指したゴールドプラン（高齢者保健福祉推進十か年戦略）が策定され，1993（平成5）年には各自治体で老人保健福祉計画が策定された。このころより，多くの自治体が保健部門と福祉部門の融合化を図り，保健福祉局部局を設置している。1994（平成6）年には，新ゴールドプラン（新・高齢者保健福祉推進十か年戦略）が策定され，在宅介護の充実が図られた。さらに，高齢者の介護を社会全体で支え合う仕組みとして，2000（平成12）年より介護保険制度が施行された。2006（平成18）年に施行された改正介護保険法では，介護予防の導入と，地域密着型サービスの創設が行われた。改正により，地方自治体が介護保険に基づいて保健福祉事業を実施することが可能となり，徴収された介護保険料から保健福祉事業の財源を確保することが可能となっている。さらに，2012（平成24）年の介護保険法改正では，高齢者が住み慣れた地域で，医療，予防，介護，住まい，生活支援のそれぞれを，切れ目のない一体的な支援として受けられるよう，「地域包括ケア」システムの実現を目指して，「医療」と「介護」の連携強化や，多様な生活支援サービスの確保，住み続けられる住まいの整備などが強調された。

　障害者保健福祉の分野では，1970（昭和45）年制定の心身障害者対策基本法を改正して1993（平成5）年に障害者基本法が成立した。そのことを受けて，1995（平成7）年精神

保健法が精神保健及び精神障害者福祉に関する法律（精神保健福祉法）に改定された。これにともない，精神障害者を福祉の対象とする支援の仕組みが法制化され，1996（平成8）年には，厚生省に障害保健福祉部が誕生している。障害者保健福祉の次の大きな転換点としては，2006（平成18）年より障害者自立支援法の施行があげられる。障害者自立支援法では，サービス提供主体を市町村に一元化することや，障害者の自立支援を目的とした障がい者の地域生活と就労を進めることなど，自立を支援する観点が強調された。その後，2012（平成24）年には「地域社会における共生の実現に向けて新たな障害保健福祉施策を講ずるための関係法律の整備に関する法律」が成立し，従来の障害者自立支援法は，2013（平成25）年に「障害者の日常生活及び社会生活を総合的に支援するための法律（障害者総合支援法）」に改正された。改正法では，障害者の範囲の見直しが行われ，これまで「制度の谷間」として支援対象外となっていた一定の難病が対象として加えられた。また，目的規定のなかで，「自立」という表現に代わり，「基本的人権を享有する個人としての尊厳」と明記され，障害福祉サービスによる支援に加えて，地域生活支援事業など，必要な支援を総合的に行うことが示されたことは，大きな変化である。

母子保健および子ども家庭福祉の分野では，心理・社会的問題の顕在化に加え，加速する少子化が保健福祉支援の発展に大きな影響を及ぼした。地域社会の変貌や核家族化による人間関係の希薄化，遊び場の減少など，子どもを取り巻く環境への危機意識が高まり，「すべての子育て家庭に社会が責任をもつ」という子ども施策の大きな転換が起きた。これは，要保護児童を対象とした支援が中心であった従来の施策に対して，要保護児童対策だけでなく，一般児童の健全育成を図るための施策をより一層重視した点できわめて大きな変化である。その具体策として，1994（平成6）年に「エンゼルプラン（今後の子育て支援のための施策の基本的方向について）」が策定され，1999（平成11）年には，重点的に推進すべき少子化対策の具体的実施計画を定めた新エンゼルプランが策定された。新エンゼルプランには，保育等子育て支援サービスの充実，仕事と子育て両立のための雇用環境整備や母子保健医療体制の整備などが組み込まれた。また，2001（平成13）年には，21世紀の母子保健の取り組みの方向性と目標や指標を定め，関係機関・団体が一体となって取り組む国民運動として「健やか親子21」が開始された。しかし，出生率の低下には歯止めがかからず，少子化対策を総合的に推進するため，2003（平成15）年に「少子化社会対策基本法」「次世代育成支援対策推進法」が施行された。次世代育成支援対策推進法に基づく行動計画は，2005年度から2014年度までが行動計画の計画期間と定められている。行動計画は母子保健分野の課題も含めて計画が策定されるなど，「健やか親子21」との関連が深く，両者を一体的に推進することが目標達成に効果的であると考えられることから，「健やか親子21」の計画期間が延長された。2010（平成22）年には，少子化社会対策会議を経て，「少子化社会対策基本法に基づく大綱（子ども・子育てビジョン）」が策定され，社会全体で子育てを支えることを強調しつつ，主要施策と目標値が示された。「健やか親子21」は第2次へ，次世代法は平成37年3月31まで10年間延長された。

保健福祉サービスの基盤整備が進む過程で，「保健福祉」という言葉が定着し，保健福

祉行政に先導される形で保健と福祉の連携と協働が進み，自治体から広く一般に普及した。

(3) 保健福祉支援の発展

保健福祉支援は，前述した法整備や施策の変化に示されたように，その目標や対象，支援形態，専門職のかかわり方から支援の主体，費用負担にいたるまで大きく変化している。

過去の保健および福祉の目標は，生活困窮者など一部の社会的弱者に対する「救貧・保護」や，伝染病の予防や環境衛生が中心であった。現在では，当事者のウェルビーイング（well-being），エンパワメント（empowerment），ソーシャル・インクルージョン（social inclusion）などへと変化している。ここでいうウェルビーイングは，個人の権利や自己実現が保障され，身体的，精神的，社会的に良好な状態にあることを意味する概念である。エンパワメントは，「権限委譲」や「権利の獲得」を意味する言葉であったが，現在では，すべての人，集団，社会の潜在能力や可能性を引き出し，ウェルビーイング実現に向けた環境づくりをさし，あらゆる資源を巻き込みながら，仕組みをつくるダイナミックな考え方を意味する。

保健福祉分野では，「当事者が自分の健康に影響のある意志決定と活動に対しより大きなコントロールを得る過程」とするWHOの定義が多用されている。

こうした保健福祉の目標の変化にともない，その対象も，「特定対象」から「住民全体」へとより幅広いとらえ方に変化している。支援形態としては，かつては長期入院や施設入所など施設支援が中心であったが，現在では在宅支援中心の考え方に移行し，地域での生活支援の実現が求められている。同時に，専門職のかかわり方も，「専門分化」「個別対応」といったかかわりから，在宅および地域での生活支援を実現するための連携やケアマネジメントの重要性がより高まっている。

(4) 保健福祉学教育および研究の発展

保健福祉の学術的側面は，保健福祉行政の整備が進むなかで，保健福祉支援を実現する人材の育成や学問的裏付けの検討を推進するべく発展してきた。日本で最初の保健福祉学科ができたのは1993（平成5）年であり，1997（平成9）年には大学院において保健福祉学研究科が設立された。保健福祉サービスのニーズが多様化し，社会的に期待される役割が拡大するなか，質の高い保健福祉支援を担う人材を育成するべく，保健福祉学領域における教育体制の拡充が図られてきた。2000年代以降も全国に数多くの保健福祉学科が設立されており，保健福祉系大学の新設を含め，「保健福祉学」教育は普及しつつある。

また，保健福祉学研究については，従来の多元的な（multi-disciplinary）アプローチから，学際的な（inter-disciplinary）アプローチへと発展してきた。保健福祉学では，保健学や福祉学を中心に，科学的研究法，実践の科学化と理論化，当事者ニーズの論理化などの方法を用いた研究を蓄積し，保健福祉学的課題にかかわる幅広い学問領域の連携と協働により，学際的な研究が蓄積され，保健福祉政策への根拠に基づく提言など，重要な社会的役割を果たしてきた。

保健福祉学において研究と実践は車の両輪のように切り離すことのできない関係である。今後は，ウェルビーイングへの貢献を目指すという共通の目的のもと，科学的研究を蓄積し，異なる専門領域から議論を活発に展開し，領域架橋による新しい研究成果を産出する学際科学として発展することが期待される。

● 3節　保健福祉学と制度

　保健福祉の制度は社会背景の変化と密接に関連している。現在の社会ニーズと将来予測をもとに，長期的な視野で制度を設計することが重要である。本節では保健福祉制度を体系的にとらえ，現在および将来のニーズを踏まえながら，保健福祉学とその制度についての今後の方向性を整理する。

1．保健福祉制度の現状

　現在，自治体の保健福祉窓口には高齢者福祉，介護保険，障害者福祉，生活保護，児童・母子福祉，国民健康保険，国民年金，健康づくり，ホームレス自立支援，自殺対策な

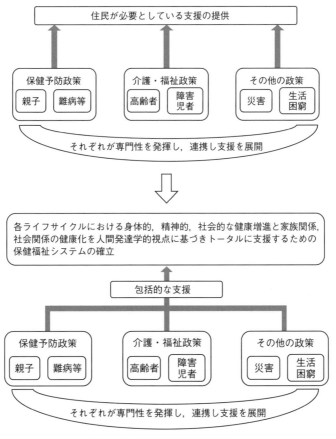

図 1-4　保健福祉制度の方向性

ど，保健と予防に関する政策，介護と介護予防に関する政策，生活保護などに関する政策を担う自治体が多くみられる。自治体は保健と福祉を統一して保健福祉行政を整備しつつある。必要な介護や福祉は手続きをすることにより，それぞれの専門職からサービスを受けることは可能である。また，多職種の連携が盛んに行われ，それぞれの専門知識を生かしたサービスを届けることを目指している。しかし，それぞれの担当者は別に存在し，裏付けとなる法律もさまざまである。そのため，たとえば障害のある高齢者が被災した場合はどのように保障を得られるのか，非常に手続きが複雑である。今後は，連携を促進するとともに，住民がさまざまな手続きや相談先が複雑になることがないような包括的な支援が重要な鍵となる（図1-4）。

2．保健福祉にかかわる専門職

保健福祉にかかわる専門職はさまざまである。専門職には，試験の通過を必要とする資格職と研修会などにより得られる資格職がある。また，福祉と関連する大学を卒業した後に実務経験を要する職もある。

資格には，国家資格，公的資格，民間資格がある。国家資格には，保健師，精神保健福祉士，社会福祉士，介護福祉士，理学療法士，作業療法士，義肢装具士，視能訓練士，言語聴覚士，管理栄養士，保育士等がある。公的資格には，福祉住環境コーディネーター，福祉用

表1-2　保健福祉のサービス給付方法

子どもと保護者	事業	障害児入所支援，障害児通所支援，障害児相談支援，療育指導，里親委託，小児慢性特定疾患治療研究事業，児童自立生活援助事業（自立援助ホーム），身元保証人確保対策事業，放課後児童健全育成事業，養育支援訪問事業，放課後児童クラブ支援事業，ファミリー・サポート・センター事業，乳児家庭全戸訪問事業（こんにちは赤ちゃん事業），へき地保育事業，子育て短期支援事業，地域子育て支援拠点事業，一時預かり事業，子どもを守る地域ネットワーク機能強化事業，家庭支援推進保育事業，小規模住居型児童養育事業（ファミリーホーム），家庭的保育事業（保育ママ），母子保健相談指導事業，先天性代謝異常等検査事業，思春期保健相談等事業，生涯を通じた女性の健康支援事業，妊娠高血圧症候群（妊娠中毒症）等の療養援護，マタニティマークをとおした「妊産婦にやさしい環境づくり」の推進，母子健康手帳，保健指導，訪問指導（新生児・妊産婦・未熟児），1歳6か月児健康診査，3歳児健康診査，妊産婦及び乳幼児健康診査，未熟児の養育医療，新生児聴覚検査事業，B型肝炎母子感染防止事業など
	施設	保育所，認定子ども園，障害児施設など
	保障	自立支援医療（育成医療）の給付，療育の給付，児童手当，産科医療補償制度，寡婦福祉資金，児童扶養手当など
高齢者	事業	ひとり暮らしの老人対策（養護委託制度），認知症対策，老人クラブ活動等事業，高齢者向け民間サービス（シルバーサービス），福祉用具の研究開発及び普及の促進，認知症地域資源連携検討事業，高齢者権利擁護推進事業，若年性認知症施策総合推進事業，認知症疾患医療センター運営事業など
	施設	在宅介護支援センター，高齢者総合相談センター，老人世帯向公営住宅など
	保障	老人日常生活用具給付，介護給付など
障害者	事業	自立支援医療，補装具，地域生活支援事業，市町村地域支援事業，特別支援事業，都道府県地域生活支援事業，理解促進事業・啓発事業，自発的活動支援事業，相談支援事業，移動支援事業，成年後見制度利用支援事業，成年後見制度法人後見支援事業，意思疎通支援事業，日常生活用具給付等事業，手話奉仕員養成研修事業，地域活動支援センター機能強化事業など
	保障	介護給付費，訓練等給付費，地域相談支援給付費，計画相談支援給付費，高額障害福祉サービス等給付費など
災害	保障	災害弔慰金，災害生涯見舞金，災害援護資金など

具専門相談員,介護支援専門員,手話通訳士等がある。民間資格には,臨床心理士,メディカルケアワーカー,視覚障害生活訓練専門職,医療福祉環境アドバイザー等がある。

研修や経験などにより働いている専門職としては,訪問介護員,児童指導員,母子支援員,生活支援員,介護職員等がある。

社会福祉士は子どもや高齢者,障害者などさまざまな分野で活躍している。一方で,子どもや高齢者などある1つの領域を専門とした専門職もみられる。それぞれがその専門性を発揮し,連携し合うことでよりよい支援が展開されている。

3．保健福祉のサービス給付方法

保健福祉のサービスには,保障利用可能な事業,利用可能な施設,保障の給付に分けられる。それぞれの事業,施設,保障を表1-2にまとめた。子どもと保護者の事業は,「ファミリー・サポート・センター」や「こんにちは赤ちゃん事業」など子育て支援を目的とした内容がみられる。高齢者の事業は,「ひとり暮らしの老人対策」や「老人クラブ活動等事業」など在宅で過ごすことを目的とした内容がみられる。また,障害者の事業では「理解促進事業」など地域住民の理解を促すための普及活動を目的とした事業がある。

生活困窮者で生活保護を受ける際の種類および範囲は表1-3の通りである。8つの扶助以外に勤労控除がある。勤労意欲の助長を促進することを目的としている。

4．保健福祉制度の今後の方向性

保健福祉は,保健・医療・福祉などさまざまな専門職がかかわり,その専門性を発揮している。高齢者や障害児者など,それぞれの領域で求められるサービスはおのおの異なるため,その領域でのスペシャリストは今後も必要となる。

さまざまな問題を抱えて生活している住民が多くなっている現在,包括的な支援も重要となってくる。包括的な支援のためには,多職種間の連携や協働とともにすべてを取りま

表1-3　生活保護の種類と範囲

生活扶助	衣食その他日常生活需要を満たすために必要なもの,移送
教育扶助	義務教育に伴って必要な教科書その他の学用品 義務教育に伴って必要な通学用品 学校給食その他義務教育に伴って必要なものなど
住宅扶助	住居,補修その他住宅の維持のために必要なもの
医療扶助	診察,薬剤又は治療材料,医学的処置,手術及びその他の治療並びに施術 居宅における療養上の管理及びその療養に伴う世話その他の看護 病院又は診療所への入院及びその療養に伴う世話その他の看護,移送
介護扶助	居宅介護（居宅介護支援計画に基づき行うものに限る）,福祉用具 住宅改修,施設介護,介護予防（介護予防支援計画に基づき行うものに限る） 介護予防福祉用具,介護予防住宅改修,移送
出産扶助	分べんの介助,分べん前及び分べん後の処置 脱脂綿,ガーゼその他の衛生材料
生業扶助	生業に必要な資金,器具又は資料,生業に必要な技能の修得 就労のために必要なもの
葬祭扶助	検案,死体の運搬,火葬又は埋葬,納骨その他葬祭のために必要なもの

とめていく専門職が鍵となる。

　厚生労働省は多職種協働の推進に向け地域ケア会議の普及・促進を図っているが，保健福祉にかかわる専門職は，医療系や福祉系と教育のバックグラウンドや思考ロジックが異なるため連携には困難がともなうという現状がある。この現状を打破することにより，包括的な支援が可能となる。

　多様化する社会では，単独領域のサービスではなく，たとえば介護をしながら子育てをする家庭など，複数領域からの支援を必要としている家庭もある。そのため，当事者や組織に対し，広い視野を持ちサービスを提供する必要がある。専門職間の連携や協働とともに，包括的に支援していくことが求められている。支援を必要としている当事者や組織に対して包括的な支援を実現し，利用者が利用しやすい保健福祉制度の充実が期待される。

●4節　システム科学としての保健福祉学

1．システム科学とは

　システムという言葉を辞書で調べてみると，広辞苑には，「複数の要素が有機的に関係し合い，全体としてまとまった機能を発揮している要素の集合体」と書かれている。

　たとえば，私たちが暮らしている地球を例に考えてみよう（伊勢，2013）。地球というシステムは「地圏」「水圏」「気圏」「生物圏」という4つの要素で構成され，このうちどれか1つでも変化すれば，その影響が他の要素に及ぶという相互作用を持つ。地球システムを構成する4つの要素は，さらに複数の要素で構成されており，サブシステムとしてとらえることができる（図1-5）。

　全体システム，サブシステムを構成する各要素間の相互作用は多様で複雑である。そのため，地球システムを理解するのは困難であるように思えるが，地球上に起きているある現象を，複数の構成要素の相互作用であるとしてとらえ，その構造を整理していくと，現象を動かす解決策を見つけることが可能となる。たとえば，「地球温暖化」という現象について，これまで地球を構成する要素を個別に研究していた既存の学問である「地学」「海洋学」「大気科学」「生物学」などの学問を融合し，地球が全体としてどのように変化する

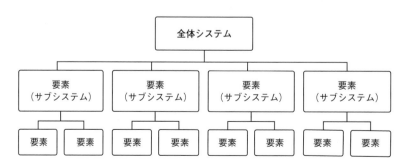

図1-5　全体システムとサブシステム

かを考えていくと,地球温暖化という現象の予測が可能になってくる[★1]。このような考え方がシステム思考であり,その成果としての体系的知識がシステム科学である。システム科学はさまざまな分野の学問の統合であり,学際的な学問である。

> [★1] 地球を構成する要素を研究する学問分野は他にも多く存在する。またそれぞれの学問分野(各要素)は,さらに多くの学問分野で構成される。

2. 保健福祉学のシステム構造

保健福祉学をシステムとしてとらえるには,5つのシステム構造(Bronfenbrenner, 1979)でとらえることが有効である。5つのシステム構造とは「ミクロシステム」「メゾシステム」「エクソシステム」「マクロシステム」「クロノシステム」である(図1-6)。

ミクロシステムは,「当事者」「支援者」「関係性」の3つの要素で構成される。当事者は支援者と関係しながら,メゾシステム,マクロシステムと絶え間なく相互作用している。メゾシステムは,ミクロシステムに直接影響を与える「環境」の要素である。環境は,物理環境,保健医療,社会福祉,経済,安全と交通,政治と行政,教育,情報,余暇などの要素で構成される(Anderson & McFarlane, 2010)。エクソシステムは,メゾシステムに影響を与えるシステムであるが,当事者や支援者とは直接的なかかわりを持たないシステムである。人的,物的,経済的,情緒的な資源のうち,間接的にミクロシステムに影響を与えるものであり,利害関係者や機関などがこれにあたる。マクロシステムは,世界レベル,国レベル,地域レベルを含む社会背景であり,文化,歴史,価値をはじめ,法律,制度,規則,規範などの要素がこれにあたる。クロノシステムは,時間経過にともなう変化であり,すべてのシステムに影響を与える。社会状況や文化の変化などがこれにあたる。

システムとしての保健福祉学は,保健,医療,福祉,教育,心理,社会,経済などの学際学融合と当事者主体の視点で,人びとのウェルビーイングを目指すものであることがわ

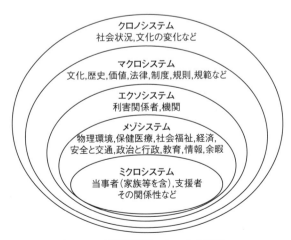

図1-6 保健福祉学のシステム構造

かる。この構造で保健福祉学の全体像をみていくことは，保健福祉支援の課題や今後の方向性を明らかにするために有効であると考えられる。

3．保健福祉情報システム

現在の保健福祉政策の柱の1つとして，ヘルスプロモーションの考え方がある。グローバル化した世界での健康決定要因に視点をおいたバンコク憲章は，情報通信技術（Information and Communications Technology: ICT）の強化を含むグローバル化を健康増進と健康リスク軽減の新たな好機としてとらえた[★2]。オタワ憲章は，ヘルスプロモーション活動の意図するものとして，「支援的環境の創造」を強調した[★3]。専門職には，「個人とコミュニティが健康を高める意思決定をするために情報を提供し，影響を与えるためのコミュニケーション戦略」としてのヘルスコミュニケーション[★4]が求められている。「保健福祉情報のもつ力を最大限に発揮させ，生涯にわたって個人の健康管理に役立てる」システムの構築が求められている。

保育所や幼稚園などに所属する0歳〜6歳の子どもの情報を，情報通信技術を利用して集積する「WEBを活用した園児支援システム」（以下，本WEBシステム）を紹介する（図1-7）。

[★2] WHO　2005　The Bangkok Charter for Health Promotion in a Globalized World.
http://www.who.int/healthpromotion/conferences/6gchp/hpr_050829_%20BCHP.pdf（2014年9月10日閲覧）
[★3] WHO 1986 The Ottawa Charter for Health Promotion
http://www.who.int/healthpromotion/conferences/previous/ottawa/en/index1.html（2014年12月13日閲覧）
[★4] Healthy People　2010　Healthy People
http://www.healthypeople.gov/2010/（2014年9月10日閲覧）

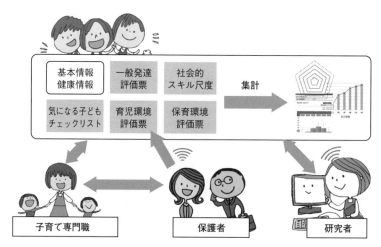

図1-7　WEBを活用した支援システムの概要

本WEBシステムは，これまでのコホート研究により開発され，信頼性と妥当性の検証されている，①一般発達評価票，②社会的スキル尺度，③気になる子どもチェックリスト，④育児環境評価票，⑤保育環境評価票の5つの支援ツールをWEBアプリケーション化し，WEB上に設置したものである。本WEBシステムは，子育て専門職や保護者が，さまざまな端末から入力する園児情報を継続的に集積し，子ども，保護者，専門職，研究者にメリットをもたらす。入力された情報を瞬時に集計しグラフ化するため，全国平均や標準値との比較ができ，個々の子どもの発育状況を視覚的に確認できる。特別な配慮が必要な子どもについては，アラート（警告サイン）とかかわりのヒントを表示する。目標，課題，背景，影響要因，支援方法．根拠で構成される「支援設計レポート」作成機能を搭載し，根拠に基づく日々の支援を支える。子育て専門職は子どもの発達の特徴を視覚的に確認し，配慮を要する子どもや保護者を早期に把握し，根拠に基づく支援を行うことが可能となる。保護者に対しては，わかりやすく子どもの状態を示し，子どもに関する情報を共有することができる。本WEBシステムは，連結可能，匿名化された園児情報を継続的に集積する。そのため研究者は，園児の発達に関する経時的な情報記録を活用し，園児の発達に関するさらなる根拠を生み出し，システムにフィードバックすることが可能となる。

　本WEBシステムによる情報集積と活用の仕組みは，コホート研究に基づく科学的根拠を基盤とし，保育実践の場の専門職とともに開発したものである。実践と研究の融合により生まれたシステムの活用が，保健福祉サービスの質を向上させていく例であるといえよう。体験版システムとマニュアル（資料編参照）を，ホームページ「保育パワーアップ研究会」（http://childnet.me）を通して配信している。本節と合わせて活用されたい。

　保健福祉情報システムの構築と有効活用化は，保健福祉サービス全体の質向上に向けての要といえる。保健福祉専門職にとって，情報サービスに関する知識，技術の取得は必須である。保健福祉情報の持つ力を最大限に発揮させ，生涯にわたり個人の健康管理に役立つシステムの整備が期待される。

第2章

保健福祉学の理論と方法

●1節　保健福祉職と専門性

1．保健福祉職の専門性

　専門職の専門性の必要条件には，資格制度，専門性評価，養成制度があり，国家資格制度の創設は重要な要件となる。専門職が機能分化している保健福祉職に対して，包括的な連携と協働が求められている。

　現在，日本において保健福祉職に関連する職能団体や学術団体は，学会，講演会，研修会，会誌・会報などを通して，自らその専門性の維持・向上に向けて研さんし，社会的待遇の改善に向けて社会的活動をしている。保健医療職能団体は国家資格により自らが個別に職能団体を組織化している。福祉・介護職は，職能団体化されるも組織率が低く，業務独占はなく，専門性の変容や再編成が起こっている。

　保健医療職は，1948（昭和23）年の医師法，同年の保健師助産師看護師法，1956（昭和31）年の理学療法士及び作業療法士法，1988（昭和63）年の義肢装具士法，1997（平成9）年の言語聴覚士法により，業務独占の国家資格になっている。それらに合わせて，診療報酬体系によって，施設や人材基準が明確に定まっている。

　1950（昭和25）年の社会福祉主事や1963（昭和38）年の家庭奉仕員のように，それまで任用資格にとどまっていた福祉・介護職において，1987（昭和62）年の社会福祉士及び介護福祉士法にて社会福祉士と介護福祉士の国家資格が創設され，1997年の精神保健福祉士法の成立により，福祉・介護職の組織化と専門性の向上および養成機関の整備等がされた。

2．保健医療職の専門性

　保健医療職の専門性の必要条件は，それぞれの職種の法律によって業務独占として確立されている。保健医療職は，各保健医療の現場にて医療行為（保健指導）を行っている。特に在宅ケアにおける保健医療職の人材不足等から，2005（平成17）年に業務独占による医行為と，規制の対象とする必要がない医行為の解釈が通知された。

(1) 医師

医師法により，「医師でなければ，医業をなしてはならない」（第17条）。医療系の専門学会では，一定以上の臨床経験と専門医試験等による専門医制度が設けられて，専門医は非専門医に対して指導的立場になる。日本医師会は，47都道府県医師会の会員をもって組織する医療専門団体である。「医道の高揚，医学及び医術の発達並びに公衆衛生の向上を図り，もって社会福祉を増進すること」を目的に，医師の生涯研修に関する事項，地域医療の推進発展に関する事項，保険医療の充実に関する事項など，さまざまな活動・提言を行っている。

(2) 歯科医師

歯科医師法により，「歯科医師でなければ，歯科医業をなしてはならない」（第17条）。日本歯科医師会は，日本の歯科医師社会を代表する唯一の総合団体であり，医道高揚，国民歯科医療の確立，公衆衛生・歯科保健の啓発及び学術研修事業，ならびに歯科医学の進歩発展を図り，国民の健康と福祉を増進する事業等を行っている。

(3) 保健師・助産師・看護師

保健師助産師看護師法により，看護職は業務独占並びに名称独占が規定され，専門性が明記されている。保健師は，「保健指導に従事することを業とする者をいう」（第2条）。助産師は，「助産又は妊婦，じょく婦若しくは新生児の保健指導を行うことを業とする女子をいう」（第3条）。看護師は，「傷病者若しくはじょく婦に対する療養上の世話又は診療の補助を行うことを業とする者をいう」（第5条）。日本看護協会は，看護職の資格を持つ個人が自主的に加入する日本最大の看護職能団体である。救急看護，皮膚・排泄ケア等21分野の認定看護師（certified nurse）と認定看護管理者の研修を実施している。また，日本看護系大学協議会は，11分野の専門看護師教育の教育課程の認定を行っている。さらに，診療の一部の研修が開始され，看護職の特定行為の専門が分化，深化されている。限定された医療行為を行える特定看護師等が，厚生労働省から提示されるも，日本医師会ならびに認定看護師を養成している日本看護協会等の反対で，看護師の専門性の向上が留まっている。その他に，知事資格である准看護師の養成に対する賛否両論が継続されている。

(4) 薬剤師

薬剤師法により，「調剤，医薬品の供給その他薬事衛生をつかさどることによつて，公衆衛生の向上及び増進に寄与し，もつて国民の健康な生活を確保するものとする」（第1条）。日本薬剤師会は，「都道府県を活動区域とする薬剤師会との連携のもと，薬剤師の倫理の高揚及び学術の振興を図り，薬学及び薬業の進歩発展を図ることにより，国民の健康な生活の確保・向上に寄与すること」を目的としている。2006年の学校教育法の改正にて，薬剤師養成期間は4年から6年へと延長され，専門性の向上が図られている。

（5）理学療法士（PT）

　理学療法士及び作業療法士法により，理学療法士は，「身体に障害のある者に対し，主としてその基本的動作能力の回復を図るため，治療体操その他の運動を行なわせ，及び電気刺激，マッサージ，温熱その他の物理的手段を加える理学療法を行う者をいう」（第2条）。1992年から4年の大学養成制度が開始されて養成期間が延長している。

　その結果として，養成人数が20年間で約10倍以上に増えて，養成校間での専門性の格差が生じている。日本理学療法士協会は，健康と幸福を実現するために尊厳ある自立と暮らしを守るための探求と創造，技能と資質の向上に提言や社会的行動を行っている。

（6）作業療法士（OT）

　先述の理学療法士及び作業療法士法により，作業療法士は，「身体又は精神に障害のある者に対し，主としてその応用的動作能力又は社会的適応能力の回復を図るため，手芸，工作その他の作業を行なわせる作業療法を行う者をいう」（第2条）。作業療法士も理学療法士と同様の養成期間であり，養成人数は20年間で約10倍以上となっている。国家試験の合格率が8割前後となり，一部の養成課程では定員割れや募集停止となり，より専門性に格差が生じている。日本作業療法士協会は，学術・技能の研鑽及び人格の陶冶に努め，普及発展を図り，国民の健康と福祉の向上に資する事業をしている。

（7）言語聴覚士（ST）

　言語聴覚士法により，言語聴覚士は，「言語聴覚士の名称を用いて，音声機能，言語機能又は聴覚に障害のある者についてその機能の維持向上を図るため，言語訓練その他の訓練，これに必要な検査及び助言，指導その他の援助を行うことを業とする者をいう」（第2条）。1999（平成11）年から国家試験が開始され，合格率は約5割前後と低めである。日本言語聴覚士協会では，①高次脳機能，②コミュニケーション，③摂食・嚥下機能のリハビリテーション分野の専門性が必要とされている。リハビリテーション分野では言語聴覚士の数の不足や，その専門性が異なりチームアプローチをする必要がある。

（8）義肢装具士（OT）

　義肢装具士法により，義肢装具士は，厚生労働大臣の免許をうけて，「義肢及び装具の装着部位の採型並びに義肢及び装具の製作及び身体への適合を行うことを業とする者をいう」（第2条）。保健医療分野での養成校は少なく，工学系大学学科に設置されている。義肢装具業者での勤務が多くなり，専門性を発揮する保健医療分野が少ない。

（9）栄養士・管理栄養士

　栄養士法により，栄養士は，「栄養の指導に従事することを業とする者をいう」（第1条）。管理栄養士は，「高度の専門的知識及び技術を要する健康の保持増進のための栄養の指導並びに（中略）特別の配慮を必要とする給食管理及び（中略）栄養改善上必要な指導等を

行うことを業とする者をいう」（第1条）。2005年の介護保険法改正により、予防重視型システムに対応した介護予防事業として、管理栄養士等による栄養改善が求められている。また、居宅療養管理指導料が平成25年より介護保険で認められている誤嚥防止や胃瘻による栄養摂取等に関するNST（栄養サポートチーム）の活動が重視され、在宅訪問管理栄養士の果たす役割が大きい専門的視点から助言が求められている。

(10) 歯科衛生士

歯科衛生士法により、歯科衛生士とは、「歯牙及び口腔の疾患の予防処置として次に掲げる行為を行うことを業とする女子をいう」（第2条）。歯科の予防処置、歯科の診療補助および歯科の保健指導等を行う歯科医療職である。予防重視型システムに対応した介護予防により、口腔ケアが実施され、嚥下障害や誤嚥性肺炎の予防も期待されている。

3．福祉職の専門性

(1) 社会福祉士

1987（昭和62）年に社会福祉士及び介護福祉士法が制定され社会福祉士が養成されると、資格取得者を中心に1990年に日本ソーシャルワーカー協会内に社会福祉士部会が創設された後に、1993年にはそれとは独立した日本社会福祉士会が設立された。2001（平成13）年から成年後見人の受任等を支援する権利擁護センター「ぱあとなあ」や2011年には認定社会福祉士認証・認定機構の発足により実務5年以上の認定社会福祉士と実務10年以上の認定上級社会福祉士が認定されることとなった。

(2) 精神保健福祉士

1993（平成5）年の精神保健法の改正にともなう国家資格に関する付帯決議から、精神科ソーシャルワーカー協会は1994年に精神保健福祉士の単独資格立法化に方向転換した。1996年には厚生労働省障害保健福祉部が創設され、翌年には精神保健福祉分野に精神保健福祉士法が成立した。精神科ソーシャルワーカー協会は1999年に職能団体として日本精神保健福祉士協会に名称変更され、2009（平成21）年には教育団体として日本精神保健福祉士養成校協会が設立され、精神保健福祉士の養成とその質的向上を目的に社会的活動が行われている。近年に、診療報酬として精神保健福祉士が位置づけられて、保健医療系施設からの求人が増加している。

(3) 介護福祉士，ホームヘルパー

2011（平成23）年の社会福祉士及び介護福祉士法改正にともなって、介護福祉士は、「心身の状況に応じた介護（喀痰吸引その他のその者が日常生活を営むのに必要な行為であって、医師の指示の下に行われるもの（厚生労働省令で定めるものに限る。以下「喀痰吸引等」という。）を含む。）」（第2条）を行う者とされた。特定の研修を受けた介護福祉士及び介護職員（認定特定行為業務従事者）等は、医師の指示の下に、保健師助産師看護師法

にかかわらず，療養上の世話または診療の補助として，喀痰吸引等の医療行為を行うことが業務独占となった。

1987（昭和62）年に社会福祉士及び介護福祉法が制定され介護福祉士が養成されはじめると，都道府県単位のネットワークが形成され，1994（平成6）年に介護福祉士の団体である日本介護福祉士会が全国的な組織として創設された。1999年には全国支部が組織化され，組織率を高める活動や介護福祉士のキャリア開発に向けた生涯研修制度を実践している。日本介護福祉士養成施設協会は1988（昭和63）年4月開校の25の介護福祉士養成施設が呼びかけて1989年に発足した。

日本ホームヘルパー協会の前身である日本家庭奉仕員協会は1972（昭和47）年に創設され，1980（昭和55）年には全国ホームヘルパー協議会が設置された。1996（平成8）年には1〜3級課程の養成研修が開始され，2013（平成25）年から介護職員初任者研修に統合され，訪問介護の質的向上に向けた社会活動を行っている。

(4) 介護支援専門員

介護支援専門員は1997（平成9）年に成立した介護保険法に基づく法定資格である。実務経験5年以上の者に受験資格が与えられる。介護支援専門員試験合格後，一定期間の研修を経て，介護支援専門員として知事資格として登録される。介護支援専門員は名称独占もなく，さらに任用資格にとどまっている。介護保険制度では特に居宅介護支援事業者や施設介護支援専門員，地域包括支援センター等に任用されている。当初は看護師と介護福祉士で半々を占めていたが，現在では介護福祉士が8割以上を占めている。介護支援専門員は，利用者の要望や費用と要介護度に応じて，介護サービス計画を立てるために，介護サービス事業者との連絡調整をしながらサービス担当者会議（ケアカンファレンス）を実施している。介護保険制度では中心的な役割であるが，介護支援専門員や事業所等は，サービス提供事業所に所属して分離されていないために，所属事業者等の意向が大きな影響を及ぼしても，十分な専門性の向上が期待される。2005（平成17）年の介護保険法改正で介護支援専門員は5年ごとの更新研修で再登録されることとなった。また，2003（平成15）年に日本介護支援専門員協会が創設され，介護支援専門員に関する質的向上と今後のあり方に関して社会的活動が行われている。

(5) 医療ソーシャルワーカー

日本医療社会事業協会は1947（昭和22）年の保健所法の成立により医療社会事業関係者が中心となって，福祉職団体では最も早期の1953（昭和28）年に結成された。同協会や厚生省では保健医療職としての医療福祉士資格の法制化が何度も検討された。社会福祉士の法制化以後，同協会は社会福祉士を基本資格として別の協会認定を求める社会活動を行っている。2011（平成23）年に医療社会福祉協会に名称が変更されている。

◉2節　保健福祉支援におけるケアマネジメント

1．ケアマネジメントとは

　ケアマネジメントが日本に紹介されたのは，1980年ごろからである。最初に日本に紹介されたときには，"ケースマネージメント"という表記であり，社会福祉分野で最初に紹介された。1994（平成5）年に在宅介護支援センター実施要綱の改正時に，在宅介護支援センターの職員の責務として「個別処遇計画の策定（ケースマネジメント）」として通知されたころから，一般的にも使用されるようになった。

　ケアマネジメントという用語が注目を集めたのは，1994（平成6）年の「高齢者介護・自立支援システム研究会」の報告書「新たな高齢者介護システムの構築を目指して」が契機であった。同研究会でも最初は"ケースマネジメント"という用語を使用していた。しかし，①国際的な潮流に沿ったこと，②ケースという言葉への反省，③イギリスの動向の影響等を踏まえて，ケアマネジメントという用語を最終的に使用したとしている[★1][★2]。同報告書において，ケアマネジメントという用語は使用されているが，ケアマネジメントについての詳細な定義，方法等についての記述はなかった。しかし同報告書の発表以降，介護保険制度の施行に向けて，高齢者分野においてケアマネジメントという言葉が一般的に使用されるようになるのである。

★1　厚生労働省「2012年5月31日　介護支援専門員（ケアマネジャー）の資質向上と今後のあり方に関する検討会第3回議事録」
www.mhlw.go.jp/shingi/2r98520000002fOis.html（2014年8月20日閲覧）
またこのときの報告者である橋本泰子は，ケアマネジメントのイメージは1989（平成元）年12月に発表された介護対策検討会の報告書にあり，在宅介護支援センターの構想として発表されていると述べている。

★2　ケースマネジメントという用語は現在厚生労働省の関係施策においてまったく使用されていないわけではなく，児童分野や精神障害分野等ではケースマネジメントという用語が使用されている。

　障害者分野でもケアマジメントという用語は1995（平成7）年に日本リハビリテーション協会内の「障害者に係る介護サービス等の提供の方法及び評価に関する検討会」が設置されたことに始まる（福富，2001）。2000（平成12）年には「障害者ケアマネジメント体制整備検討委員会」が設置され，2001（平成13）年には「障害者ケアマネジメントの普及に関する報告書」が出された。この報告書のなかで，障害者ケアマネジメントとは「障害者の地域における生活を支援するために，ケアマネジメントを希望する者の意向を踏まえて，福祉・保健・医療のほか，教育・就労などの幅広いニーズと，さまざまな地域の社会資源の間に立って，複数のサービスを適切に結びつけ調整を図るとともに，総合的かつ継続的なサービスの供給を確保し，さらには社会資源の改善および開発を推進する援助方法」であるとされた。

　日本に最初に"ケースマネージメント"として支援にかかわるマネジメントを紹介した一人である白澤（1992）は，その定義を「対象者の社会生活上での複数のニーズを充足さ

せるため適切な社会資源と結びつける総体」としている。またマクスリー（1994）は「対人サービスや機会や給付の調整を促進するための、利用者の立場に立つ方法である」と定義している。

日本の介護保険制度におけるケアマネジメントについて、厚生労働省[3]では「『利用者の心身の状況に応じた介護サービスの一体的提供』と『高齢者自身によるサービス』の選択を現場レベルで担保する仕組み」としている。

　★3　厚生労働省「ケアマネジメントの概況」
　　　www.mhlw.go.jp/shing/2004/02/s0223-8d2.html（2014年8月20日閲覧）

このように、ケアマネジメントは、20数年間で日本の保健福祉医療分野に浸透し、実施されているものである。

2．ケアマネジメントのプロセス，契約

ケアマネジメントのプロセスについては、さまざまなとらえ方はあるが、日本の介護保険制度においては、図2-2にあるようなプロセスでとらえられている。

ソーシャルワークプロセスに一定のものがないように、ケアマネジメントのプロセスについても、インテーク[4]から始まるもの、モニタリングだけでなく終結後の評価であるエヴァリュエーションも加えるものまでさまざまである。しかし日本では、図2-1に示した厚生労働省のケアマネジメントのプロセスを主軸としており、おおむねこの6段階の流れに沿って、とらえられる。

　★4　インテークとは、その機関で支援を行うかどうかを決定する初回面接をいう。

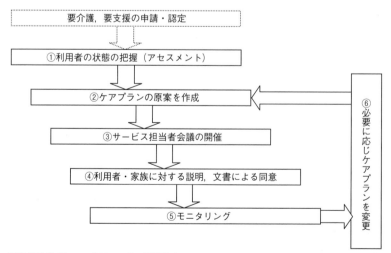

出典：厚生労働省「ケアマネジメントの概況」〈www.mhlw.go.jp/shing/2004/02/s0223-8d2.html〉
（2014.8.20閲覧）　掲載資料を一部修正
図2-1　日本の介護保険制度におけるケアマネジメントの流れ

厚生労働省のケアマネジメントのプロセスにおいて，明確に示されていないが，忘れてはならないことは，ケアマネジメントというサービスを提供するためには最初に契約があるという点である。ケアマネジャー（介護支援専門員）に居宅介護支援を依頼した時点，またはインテーク面接において，ケアマネジャーの所属機関の利用者と決定した時点から契約は始まる。

　國光（2007）は介護保険制度における重要事項説明の必要性を述べながらも，重要事項説明は約束ではなく，あくまでも説明であり，契約をすると双方が契約を守る責任が発生するとしている。重要事項の説明をしたうえで，契約に合意するということの段階を示し，「単に何となくわかったという程度の『同意』から，さらに心からあなたのところで継続的な居宅介護支援をしてくださいという『合意』」というレベルを目指す必要があるとしている。

　日本では契約という概念が一般的ではなく，特に相談援助については明確な契約を意識しないまま開始される場合が多い。契約書を交わすという正式なものではなくとも，「ケアマネジャーが支援を行っていくための合意」（岡田，2011，p.81）が必要であり，だれが主たる対象者であるかを明確にしていく必要がある。ソーシャルワークでいうクライエント＝利用者は，介護保険制度においては要介護者本人なのか家族なのかが現場では不明確になりやすい。また多問題家族に対応する場合は，利用者本人だけではなく介護保険制度の対象ではない家族ともかかわることが多いため，クライエントがだれかが混乱しやすい。制度のなかでのケアマネジメントでは，その制度の対象はだれなのか，だれの権利を守らなければならないのかを意識していくことが重要であり，そのためにも契約という概念をケアマネジャーは明確に有する必要がある。

　ケアマネジメントはアセスメントから始まる各プロセスを意識できるように，各プロセスについての研修を受講し，対人援助技術を学ぶことが重要である。

3．ケアマネジメントとエンパワメント

　ケアマネジメントの方法等を述べる際にいくつかの重要な概念があるが，ここではエンパワメントを取り上げることとする。

　野中（2001）はケアマネジメントに必要な要素として，①ニーズ中心主義，②エンパワメント，③継続性と責任性，④包括性，⑤体系性，であるとし，考慮すべき要素として，⑥チームワーク，⑦カンファレンス，⑧パッケージ，⑨社会資源の開発整備，⑩費用対効果の視点，としている。また篠田（2008）は，ケアマネジメントの7つの機能として，①アセスメント機能，②コミュニケーション機能，③連携機能，④アドボカシー[★5]機能，⑤エンパワメント機能，⑥社会資源の開発機能，⑦評価機能をあげている。

　　★5　利用者のための代弁，利用者のための権利擁護。

　このようにエンパワメントという用語は，要素なのか機能としてとらえるのかの議論はさておき，ケアマネジメントを実践するうえで重要な概念の1つであることはまちがいな

い。

　岡田（2011）は，エンパワメントとは「利用者が自らの力でさまざまなことを決定し，その決定したことを自らの力で，あるいは様々な資源を活用しながら実行することができ，生活課題の解決を成し遂げたと感じ，さらに生活に対するコントロール感を実感できるような状況を作り出すこと」とし（p.47），「ストレングス，アドボカシー，エンパワメントを基調としたケアマネジメントの展開で，利用者や家族は，生活主体者としての本来の力を発揮すること」ができるとしている（p.170）。

　介護保険制度の目的は，要介護高齢者が「尊厳を保持し，その有する能力に応じ自立した日常生活を営むことができるよう」に保険によるサービス給付を行うことである。また障害者自立支援法でもその目的として，「障害者及び障害児がその有する能力及び適性に応じ，自立した日常生活又は社会生活を営むことができるよう」支援することを目的としている。また，2002（平成14）年に出された「障害者ケアガイドライン」においても，エンパワメントの視点による支援が必要であるとされており，高齢者，障害者のケアマネジメントにとっても，自立を促進するためにエンパワメントという概念が重要である。

4．ケアマネジメントの課題

　ケアマネジメントは保健医療福祉に携わる職種が実践するものであるという認識が介護保険制度によって一般的となった。介護保険制度において，ケアマネジメントを行う者は介護支援専門員という資格を有していなければならず，その介護支援専門員になるためには，保健医療福祉の専門職としての実務経験＋介護支援専門員研修会受講のための都道府県試験合格＋研修会受講という3つの要件が必要であり，これらの要件を満たして初めてケアマネジャーとなることができる。しかし日本の介護保険制度におけるケアマネジメントはさまざまな課題が指摘されており，特にケアマネジメントを担う介護支援専門員（ケアマネジャー）の資質向上が言われている[★6]。つまり，日本の介護保険制度におけるケアマネジメントの課題の多くは，それを実施している介護支援専門員（ケアマネジャー）の課題でもある。

　　★6　厚生労働省社会保障制度審議会介護給付費部会第103回（H26.6.25）開催資料「ケアマネジメントについて」
　　　www.mhlw.go.jp/file/05-Shingikai-12601000-Seisakutoukatsukan-Sanjikanshitsu_Shakaihoshoutantou/0000049258.pdf（2015年1月9日閲覧）

　厚生労働省では，介護支援専門員（ケアマネジャー）の資質向上と今後のあり方についての検討会を2012（平成24）年3月より開始し，2013（平成25）年1月には，「介護支援専門員（ケアマネジャー）の資質向上と今後のあり方に関する検討会における議論の中間的整理」を発表した。この報告書では，自立支援を促進するために，医療，介護，予防，住まい，生活支援サービスが切れ目なく提供される「地域包括ケアシステム」の構築に向けた取り組みを進めることとしている。そして，これらのサービスを有機的かつ包括的に機能させるためにケアマネジメントへの期待が高まっているが，介護支援専門員が行って

いるケアマネジメントについては，多くの問題点があると指摘している。そして，ケアマネジメントの質の向上に向けた課題として，①アセスメントの重要性と課題抽出プロセスの明確化，②サービス担当者会議の重要性，③モニタリングにおける適切な評価の推進が必要であるとしている。その方策としては，①介護支援専門員実務研修受講試験の見直し，②介護支援専門員に係る研修制度の見直し，③主任介護支援専門員についての見直し，④ケアマネジメントの質の評価に向けた取り組みが必要であると指摘している。

また，2011（平成23）年12月7日の介護給付費分科会[★7]でも，ケアマネジメントの課題として，①利用者のニーズや課題に応じた適切なアセスメントができていない，②サービス担当者会議における多職種協働が十分に機能していない，③医療関係職種との連携が不十分，④施設におけるケアマネジャーの役割が不明確等の課題が指摘されている。

[★7] 厚生労働省社会保障制度審議会介護給付費部会（H23.12.7）「平成24年度介護報酬改定に関する審議報告」
www.mhlw.go.jp/stf/shingi/2r9852000001zmek-att/2r9852000001zmgp.pdf（2015年1月9日閲覧）

ケアマネジメントが介護保険制度によって，日本の制度に実際に取り入れられてから14年が経過した。地域包括ケアの推進にもケアマネジメントは重要であることが言われているが，ケアマネジメントの現場での実践についてはケアマネジメントの根本的な技術の問題が残っているといえる。ケアマネジメントの質の向上は，それを実践するケアマネジャーの質の向上である。ケアマネジメントは対人援助技術の1つであり，相談支援を含むものである。それゆえ，介護保険制度でケアマネジメントを行う介護支援専門員には対人援助技術，つまりソーシャルワークの技術が求められているといえる。教育背景が異なる保健医療福祉の専門職をベースとした介護支援専門員がサービス調整だけではなく相談支援を行うということから，今後はソーシャルワーク（相談援助，対人援助）を明確にした教育，研修方法の構築が必要ではないかと考える。

●3節　保健福祉支援における組織経営

　保健福祉組織は人びとの生き方が多様化・複雑化している現代社会において必要不可欠な組織である。人口の高齢化，生活習慣病の増加，医療の進歩，ニーズの多様化，地域生活支援の充実などにともない，保健福祉政策や制度，そして保健福祉サービスの提供組織は絶えず変化している。保健福祉サービスに対するニーズが多様化している現代にあって，保健福祉サービスの提供組織と経営のあり方は，保健福祉支援においてたいへん重要である。

　福祉の民営化（privatization）・市場化が急激に進んでいる昨今，保健福祉組織は自己の組織の状態を正確に把握するとともに，ヒト，モノ，カネ，情報，ノウハウ，知識などの経営資源の維持・確保および育成に努めなければならない。そして組織を存続させ，より発展させるための経営管理，経営戦略，マーケティングも不可欠である。

　そこで，本節では保健福祉組織を多角的にとらえ，保健福祉支援における組織形態と機

1. 保健福祉支援における組織

(1) 保健福祉支援の組織形態

　保健福祉サービスの提供組織は，さまざまな背景を持って生成・発展してきたため，多様な組織が存在する。措置制度に基づき，国や地方公共団体の主導により行われてきた従来の保健福祉サービス供給システムは，利用者の選択性を保障する契約制度に基づく公民協働の供給システムに転換されつつあり，サービス体系の再編成が進められている。措置制度によるサービスは，サービスの提供が行政の判断で優先順位が決められ，利用者がサービスを選択する余地がなかった。サービスの内容は行政の予算に左右され，画一的・統一的なサービスにとどまり，サービスの質そのものも決して高くなかった。

　そこで国は，保健福祉サービスの量的拡大と質の向上を目指し，社会福祉基礎構造改革や介護保険制度の施行を通して，保健福祉組織の経営の自立性と効率化を図ると同時に，保健福祉事業への民間団体・組織の参入を可能にする規制緩和を行った。その結果，多種多様なサービス供給組織が保健福祉事業に参入し，保健福祉事業においても競争原理が生まれ，経営を取り巻く環境が急変したのである。社会福祉基礎構造改革のねらいであるサービス利用者と提供者の平等な関係の確立，サービスの多様な需要に対する地域社会での総合的な支援，利用者が満足するようなサービスの質と効率性の向上，住民参加に基づく福祉文化の創造などを実現し，利用者本位の保健福祉体制を構築するためには，従来の行政機関のみでは限界があり，民間サービスとの連携を図る必要があったと考えられる。

(2) 保健福祉サービス提供組織の多元化とその役割

　以下では，介護保険制度の施行とあいまって，サービス提供主体が多様化している保健福祉サービス分野における提供組織の多元化に焦点を当てて，その動向と役割について解説する。日本では長い間，社会福祉法人を中心とする公的機関によって保健福祉サービスが提供されてきた。「社会福祉法」に基づいて設立された社会福祉法人は，医療行為を主とするサービス以外のほとんどの保健福祉サービスを提供できる。特別養護老人ホームなどの保健福祉施設はそのほとんどが社会福祉法人によって運営されてきている。

　ところが，2000（平成12）年4月の介護保険制度の施行を控え，質の高い保健福祉サービスを安定的・効率的・継続的に供給すべく，政府は社会福祉基礎構造改革を通して，多様なサービス提供主体の保健福祉分野への参入を政策的に推し進めた。それを受け，営利法人をはじめ，医療法人，生協・農協などの協同組合，非営利法人，社団・財団法人などの保健福祉事業への参入が活発化し，現在は従来の保健福祉サービス提供組織や機関である国や地方公共団体，社会福祉法人に加え，多様なサービス提供主体によって保健福祉サービスが提供されている（図2-2）。高齢者保健福祉分野だけでなく，認可保育所と障害者保健福祉分野への民間参入も拡大している。

公的機関	営利法人	医療法人	協同組合	非営利法人	その他
●地方公共団体（行政直営） ●社会福祉法人（社協以外） ●社会福祉法人（社会福祉協議会）	●株式会社 ●有限会社 ●合資・合名・相互会社	●病院 ●診療所	●生協 ●農協	●住民参加型非営利組織（NPO）	●社団法人 ●財団法人 ●非法人

図2-2　保健福祉サービス供給主体（宣，2009，p.50）

　これらの民間事業者は自由な発想によりさまざまな福祉サービスを提供しており，利用者のサービス選択の幅を広げている。特に株式会社や有限会社などの営利法人は，保健福祉事業の市場拡大に大きく貢献している。

　病院や診療所を経営する医療法人は，医療費削減のための診療報酬の抑制による経営環境の悪化を背景に保健福祉事業を強化している。多くの医療法人は老人保健施設をコア施設に，ケアハウス，グループホームなどを同じ敷地の中に併設して，本業の医療との相乗効果（synergy effect）をねらい，サービスの複合化を図っている。また，訪問看護ステーションを通して訪問看護や訪問リハビリテーションなどの在宅介護事業にも積極的に進出している。

　1998（平成10）年12月の「特定非営利活動促進法」の施行により市民権を得た特定非営利活動法人（NPO法人）は，保健福祉や教育，文化など20分野で不特定多数の利益の増進に寄与している。内閣府によると，「特定非営利活動促進法」に基づく認証数は2014年10月31日時点で4万9,580法人である。そのうち，活動分野として「保健，医療又は福祉の増進を図る活動」を定款に記載している法人は2万8,906法人（58.3％）にのぼっている。

　従来の保健福祉サービス提供主体として重要な役割を担ってきた社会福祉法人は，1法人1施設の経営から1法人多施設の経営に戦略を転換している。なかには，病院，老人保健施設，特別養護老人ホーム，デイサービスセンターなどを複合的に経営し，人的・物的資源の多重利用による相乗効果をねらっている社会福祉法人もある。社会福祉協議会は民間事業者の参入が少ない中山間地域を中心に，現在もなお，保健福祉サービスの担い手として重要な役割を果たしている。

2．保健福祉組織の経営管理

　先述したように，行政機関の行政行為としてサービスが提供された従来の措置制度は，2000年の社会福祉基礎構造改革により，利用者の選択と契約によるサービス利用を原則とするシステムへと移行した。このサービス利用方法の転換は，保健福祉組織の経営のあり方を転換する契機となった。すなわち，保健福祉組織は国が定める人員や施設・設備および運営に関する最低基準を維持するために供された措置費による「運営」ではなく，事業者自身の経営努力による自主財源の確保と収益事業の拡大という「経営」が求められるようになったのである。したがって，保健福祉組織は人事労務管理，財務管理，サービス管理，危機管理（リスクマネジメント）などを行い，経営基盤の安定と強化を図る必要がある。

第１部■理論編

そこで以下では，介護保険制度の施行にともなってサービスの利用方法がほぼ完全に「措置から契約へ」と転換した高齢者保健福祉組織に重点を置き，組織の発展・維持のための経営管理について論説する。

(1) リーダーシップ

措置制度に基づく補助金時代には，法令に基づく通達や要綱を履行し，行政の諸規制のもと，行政が定めた設備，人員，運営等に関する最低基準を満たして事業所を「運営」すればよかった。したがって，経営者の裁量権はほとんどなく，経営者の経営責任や経営能力もあまり問われず，「経営する」という視点がなかった。当然，事業者間でのサービス競争は生じず，サービスの質の向上もあまり図られなかった。

しかし先述したように，高齢者保健福祉分野への市場競争原理の導入により，事業所経営を取り巻く環境が一変した。今後一層進むであろう競争激化の時代において競争優位に立つためには，法人経営者や施設長は強いリーダーシップのもと，経営理念の策定と実行，経営ビジョンの提示はもとより，人事労務管理，財務・経営分析，設備管理，サービス管理，危機管理などの組織経営管理を計画的かつ精力的に進めなければならない。特に，従来の経営者に足りなかったといわれる財務・経営分析のための力量を養うことが求められる。職員，設備・物品，予算，情報などの限りある資源を適切かつ効率的に活用するためには，経営者のガバナンス能力と経営能力の向上が必要不可欠である。

(2) 人事労務管理

対人援助サービスである福祉事業においては，人材の質がサービスの質を左右するといっても過言ではない。したがって，人の管理が事業所の収支とサービス水準に直結する。そのため，人的資源の管理は経営管理のなかでも中核的な管理である。採用・雇用，労働時間，人事考課，昇進・昇格，教育訓練・研修，人材育成・維持，賃金，労使関係，福利厚生，退職管理など，人事労務管理は多岐にわたっている。

中長期的な事業計画や経営戦略などに基づいた計画的なマンパワーの確保，公平かつ客観的な評価基準と人事考課に基づく昇進・昇格による従業者のモチベーションの向上や組織の活性化，従業員のキャリアアップのための支援体制の整備と個々人の能力やキャリアパスに対応した能力開発機会の提供，OJT（On-the-Job Training），OFF-JT（Off the Job Training），SDS（Self Development Study）を通した人材育成と維持，中間管理職の育成，労働時間・給与・育児支援などの労働条件や福利厚生面の改善，バーンアウト（燃え尽き症候群）などのストレスの軽減・解消のための健康管理・メンタルヘルケアシステムの整備などは，とりわけ重要な人事労務管理である。

介護保険制度下においては事業者に対する十分な介護報酬の保障が困難な状況にあり，そこで働く介護職員は劣悪な労働環境に置かれている。そのため，介護分野での人材離れに歯止めがかからず，介護人材の確保が喫緊の課題となっている。人材不足は介護サービスの質に影響を及ぼす。事業所の安定経営のためには，介護という専門性に見合った賃金

の保障を通して,顧客満足度(CS)のみならず,従業員満足度(ES)の向上も同時に図る必要がある。

(3) 財務管理

いくら質の高いサービスを提供していても,恒常的な赤字や債務超過の経営状況では事業の継続は困難である。したがって,事業者自身が貸借対照表,損益計算書,キャッシュ・フロー計算書,株主資本等変動計算書などの財務諸表(financial statements)を活用した経営分析を行い,経営状態を正確に把握するともに,短期のみならず中長期的に事業所を管理していく必要がある。そのためには,事業活動資金の調達だけでなく,事業活動を継続するために必要な運転資金の確保はもちろん,固定費・変動費等のコストを最適化するための財務管理が重要となる。

従来,予算通りの大まかな会計をしていた保健福祉施設および事業所は,2000(平成12)年4月から適用された社会福祉法人会計基準(2012年度からは新社会福祉法人会計基準)に則って企業会計並みの会計が求められている。短中期的な収支計画,財務の計画的な運用はもとより,財務に関する未然の事故防止や安全確保のための財務のチェック機能の構築が不可欠である。また介護報酬削減の対策として,経営安定化積立金,事業開発積立金,修繕積立金,減価償却引当金などの積立金を準備して財務体質を強化することが望ましい。保健福祉施設および事業所には,従来にも増して自主的に経営基盤の強化を図るとともに,その提供する福祉サービスの質の向上および事業経営の透明性の確保を図ることが強く求められる。

(4) サービス管理

改めて言うまでもないが,サービスの質と利用者の満足度は事業所の収支に直結する。従前にも増してサービスの質が問われる時代にあり,サービス提供者の独善的な判断による措置時代の画一的・統一的サービスはもはや通用しない。利用者中心主義を貫き,現在の利用者だけでなく,潜在的な利用者のニーズにも適合するようなサービスを継続的に提供・開発していくことが,競争優位に立つための必須戦略となる。

質の高いサービスを提供するためには,自己評価だけでなく,利用者評価,第三者評価などを通してサービスの質を絶えず検証する必要がある。その評価結果を組織経営にフィードバックし,サービスの質の向上に結びつけることが望ましい。また,事業の透明性を確保するため,介護サービス情報公表制度による情報開示を積極的に進めることも求められる。

(5) 危機管理

先述したように,社会福祉基礎構造改革と介護保険制度の施行により,利潤追及を第一にする営利企業を中心に多様なサービス供給主体が保健福祉分野に参入しているなか,保健福祉事業においても危機管理が重視されるようになっている。保健福祉事業の危機管理

においては，利用者の権利擁護と利用者の生活の質を阻害する要因の予防と回避という視点が重要である。

そのためには，苦情処理窓口を設置するとともに，事故防止や安全の確保に向けたシステムの構築と事故発生時の適切な対応のための危機管理体制を整備する必要がある。具体的には，苦情処理システムの構築，危機の予防と回避に活かすためのインシデント報告とヒヤリ・ハット報告のフィードバック，PDCA（Plan-Do-Check-Act）サイクルの考え方に基づく危機管理の継続的な取り組みと改善，ケアの方法論や介護方法等の標準化のための指針やマニュアル等の整備などが求められる。可能な限り，事故やヒヤリ・ハットの内容をソフトウエア，ハードウエア，環境，人の各側面から多角的に分析するSHEL分析[8]と，事故の要因と対策を分類整理する4M4E分析[9]を通して事故の本質的な問題点を探り，事故の根本的な改善に向けた取り組みを行うことが望ましい。

[8] SHELとはSoftware, Hardware, Environment, Livewareをさす。
[9] 4MはMan, Machine, Media, Management, 4EはEducation, Engineering, Enforcement, Exampleをさす。

3．保健福祉組織経営のあり方

保健福祉サービス提供組織の多元化により，事業者間で適度な競争原理が働けば，質の高い福祉サービスが提供され，利用者の厚生が拡大する可能性が高い。しかし，コスト削減をめぐる過当競争が繰り広げられると，サービスの質を高めるという本来の目的を逸した多元化になってしまう。したがって，保健福祉サービス提供組織に対する行政の規制や市民による監視はもとより，提供組織自らが組織経営のあり方を念頭に置きつつ，継続的な改革・改善を図らなければならない。

保健福祉分野では現在，施設数に比べて利用者が相対的に多く，特別養護老人ホームの入所待機者が52.4万人に達している。つまり，事業者側が利用者を選ぶという状況にある。しかし，保健福祉分野への民間開放の動きが出ていることに鑑み，近い将来，利用者やその家族による施設選択の時代が到来する可能性が高い。多様なサービス供給主体の参入にともなう熾烈な競争のなかで，「利用者から選ばれる事業者」になるためには，事業者は人事労務管理，財務管理，危機管理などの経営管理はもちろん，組織を維持・発展させるための経営戦略の策定とマーケティングを行う必要がある。

●4節　保健福祉支援におけるコミュニティ・エンパワメント

1．保健福祉支援におけるコミュニティ・エンパワメントとは

empowermentは英語のem（〜にする）とpower（力に）を組み合わせた言葉であり，持っている力を引き出す，発揮するという意味である。コミュニティ・エンパワメント理論におけるエンパワメント（湧活）とは，人びとに夢や希望を与え，勇気づけ，人が本来

持っているすばらしい，生きる力を湧き出させることである（安梅，2014）。

　communityは，ラテン語のcommunusを語源とし，com（一緒に，ともに）とmunus（貢献，任務）を組み合わせた言葉である。つまり，一緒に貢献する，任務を果たすという意味である。コミュニティ・エンパワメント理論におけるコミュニティとは，「目的，関心，価値，感情などを共有する社会的な空間に参加意識を持ち，主体的に相互作用を行っている場または集団である」（安梅，2005）と定義される。ここでは，単に地理的なつながりのみならず，興味や関心などを共有する集団もコミュニティとして解釈することができる。

　保健福祉支援におけるコミュニティ・エンパワメントは大きな概念としてのコミュニティを対象とし，保健福祉支援に関わる専門職の一方的な支援ではなく，コミュニティに存在するすべてに人や物がともにかかわり合いながらコミュニティ本来の力を引き出していくことである。

　コミュニティ・エンパワメントとは当事者一人ひとりの思いをいかしながら，「共感に基づく自己実現」を育む仲間と場所であるコミュニティをつくり上げる技法である。保健福祉支援としてのコミュニティ・エンパワメントでは，専門職はきっかけを与え，エンパワメントの過程をともに共有し，評価や効果判定を当事者とともに行っていく。専門職の誘導ではなく，その過程を専門職と当事者が共有する。このため，コミュニティの当事者が時には専門職を誘導する形で盛り立てていくこともある。専門職はコミュニティ・エンパワメントの過程を客観的に観察しながら，その主体は当事者に任せ，さらに，より活性化するためにアイディアの提供や，環境調整など，陰のサポート役として存在する。

２．保健福祉支援としてのコミュニティ・エンパワメントの実践

　自治体Tでは1991年より「日本一健康長寿の街づくり」を推進している（安梅，2007；高山，2011）。健康長寿を目標として掲げ，コミュニティ・エンパワメントの技法を活用しながら取り組みを行っている。本節では取り組みのひとつである「身体機能の改善および向上」を取り上げ，過程および成果をコミュニティ・エンパワメントの実践を取り組みの過程に沿って紹介する。

（1）「身体機能の改善および向上」に保健福祉支援としてのコミュニティ・エンパワメント技法が有効である理由

　身体機能は，加齢にともない低下するものである。しかしながら，誰もが住み慣れたコミュニティに加齢による変化とうまくつきあいながら参加し続けたいと願うものである。そのためには，身体機能の低下を緩やかにし，また，身体機能の低下に合わせて家族や近隣，自治体などの支援をうまく取り入れた環境調整を行うことが必要となる。しかしながら，身体機能とは本来加齢にともない緩やかに，また罹患や事故をきっかけに急激に低下することがある。保健福祉支援における「身体機能の改善および向上」への取り組みとしてコミュニティ・エンパワメントを取り入れる必要性は，身体機能の維持には継続した取り組みが必要であることや，個人によって取り組みの方法が多様であるという特徴にあり，

専門職が一方的に提供する単一的な取り組みでは実現が困難なためである。

(2) 身体機能への取り組みのきっかけづくり

保健福祉支援としてのコミュニティ・エンパワメントでは専門職は一方的な支援ではなく，コミュニティのなかで発展していくことを意図してきっかけを提供する。自治体Tではまず，住民の身体機能の状況について現状と推移を調査研究から検討した。そして，年代別の身体機能の状態を住民に提示した。ここでは，現状を提示されることで，住民が身体機能の維持を意識し，何かしてみようという気持ちが湧き出ることを意識した提示をしている。つまり，健康カレンダーで住民全体の状況がわかるように示したり，個別に判定いた結果を示すなどである。ここでは，住民自身が何かしてみよう，何かしなくてはという「きっかけ」をつくることが重要である。

(3) 取り組みの実践できる環境の調整

「きっかけ」ができると同時に自らが改善するための動きを実行に移せる環境を調整する。自治体Tでは「サービス」「環境整備」の両方を実施した。「サービス」は，住民一人ひとりに適したプログラム提供として健康長寿プログラム（すこやかコース）の実施，住民一人ひとりに対する健康長寿の個別プログラム（すこやかプログラム）の策定，「すこやか得点」など啓発資料の作成が行われている。健診結果に基づく保健指導にとどまらず，疾病を未然に防ぐ「一次予防」に重点を置き，健康に対する意識づけをするとともに，生活習慣病の予防講習会，乳幼児期からの望ましい生活習慣づくり，実践運動，減塩活動や講演会，健康優良老人の表彰など積極的に健康づくり事業を推進した。個人の身体状況を提示すると同時に現在の身体機能を維持するために何をすることが望ましいのか，何に留意すればよいかを具体的に示し，自宅や自治体の施設を使用した実践例が紹介され，年代や生活様式による取り組みの多様性に対応できる内容を提供した。

また，「環境整備」としては，総合保健福祉センター（すこやかセンター）設立，敬老センターへの温泉リハ設備や運動室などを設置した。すこやかセンターには，保健福祉支援部門をはじめ，プール，図書館，児童館，シルバー人材センター，社会福祉協議会，介護支援部門を配置し，子どもからお年寄りまで生涯にわたる多様な支援を可能とした。

「きっかけ」の提供が住民の「行動」に移るための支援として多様な環境を提供できるかどうかが重要である。

(4) 継続と内容の発展

住民の主体的な取り組みの過程に合わせて，その取り組みが継続されているかを見守り，内容をより発展させていけるようなサポートが必要になる。自治体Tでは住民自体に問題を把握し，解決の方向に目を向けてもらうため多種のフィードバックを重要視して取り組んだ。つまり住民の力を引き出すための機会を意識して提供し続けている。実際には，毎年健康に関するカレンダーなどを活用し，住民の身体機能の特徴や変化のデータを示し，

現状を住民にわかりやすい形で提供した。また，現状を示したうえで，自らが改善するための動きがとりやすい体制を整えた。

つまり，健康に対してエンパワメントされた状況を，さらに継続するための介入について住民が自ら決定できるようにサービスを多様化し，また自らでつくり上げていくことのできる体制としているのである。

(5) 身体機能の改善におけるコミュニティ・エンパワメントの成果

自治体Tでは上記のかかわりを20年以上継続し，常に発展させていく取り組みを行っている。身体機能の改善に関しても十分な成果が得られ，事業期間中に老人医療費が5年平均で35％を削減（対国比86％）などの大きな成果をあげている。身体機能の改善は自治体の単一，短期的な取り組みだけでは成果が出にくいという特徴がある。自治体Tで身体機能改善の効果が得られた理由は，住民自身が改善への意識を持ち，方法を主体的に展開するというコミュニティ・エンパワメントが成功している結果であるといえる。

(6) 住民主体の健康体操の開発と普及

コミュニティ・エンパワメントの特徴は，常によりよい方向を目指して発展を続けるということである。その主体は専門職ではなく，住民など当事者がコミュニティの参加者となり，より発展をしていく。専門職のきっかけづくりから始まった自治体Tのコミュニティ・エンパワメントは，住民主体のコミュニティ・エンパワメントとして，発展を続けている。

その成果のひとつとして，現在，自治体Tでは住民からの発案で，自治体オリジナルの「健康体操」づくりを開始している。住民たちが郷土への思いを盛り込んだ歌詞と曲をつくり，それに合わせた体操の振り付けを考え，作成したものである。そして，その普及の中心も住民である。専門職は，コミュニティをよりよくしたいという住民の願いやアイディアを活かす環境を整備する。これは長期にわたり，住民が身体機能への取り組みとしてどのようなことをすれば継続しやすく，自治体のよさを生かしながら考えた結果であり，まさにコミュニティ・エンパワメントの実現といえる。

3．まとめ

保健福祉支援におけるコミュニティ・エンパワメントについてエンパワメント，コミュニティの定義を示し，保健福祉支援としてのコミュニティ・エンパワメントの実践として，健康長寿を目標とした自治体の取り組みを紹介した。住民自らが健康長寿を目指してエンパワメントし続けるための保健福祉専門職の細やかなサポートが，コミュニティ・エンパワメントを支えている。コミュニティ・エンパワメント実践は介護予防に施策が大きくシフトする現代において，日本のみならず世界からも注目されるものであろう。

●5節　保健福祉支援の評価と研究の方法

1. 保健福祉支援の評価

　保健福祉支援と一言で言っても，保健福祉が支援の対象とする事象は幅広く，個人を対象とした支援もあれば，集団を対象とした支援もある。また，生じている問題に直接対処する支援もあれば，法律や施設・環境の整備，支援に従事する人材の養成，支援方法についての研究などの間接的な支援もあるため，支援の評価方法も多種多様になる。

　また，特定の事象に対する評価を考えても，評価対象を支援過程とするのか，結果にするのか，評価方法を質的に行うのか，量的に行うのか，主観的に行うのか，客観的に行うのか，評価者は被支援者なのか，支援者なのか，第三者なのかなどさまざまな評価の視点が存在する。これらの組み合わせを考えれば，ほぼ無限の評価方法が存在するといっていいだろう。したがって，ここで保健福祉支援の評価全般を扱うことは不可能である。

　しかし，保健福祉支援の評価のなかで最も重要なものは，支援の結果に対する効果を科学的な立場で評価することである。通常の支援においても，何らかの形で個々の支援について，その効果を評価することは行われているだろうが，個々のケースにおける支援の結果というものは，支援そのものの効果だけではなく，さまざまな要素が複雑に絡み合った結果であり，支援の効果を純粋に取り出して評価することは非常に困難である。

　そのため，支援の効果を科学的に評価しようとすると，ケースごとではなく，ある程度のまとまった数の支援について，統計的な手法により評価を行うことになる。これらの方法論は，保健福祉学の研究方法のうちの量的研究と基本的には同じ手法である。

　実践の場において，一つひとつの支援についての評価が重要であることは言うまでもないが，それは専門職にとっての「業務」の問題であり，保健福祉学という「学問」のなかでの支援の評価とは，研究そのものであると言ってもよいだろう。

2. 保健福祉学の研究方法

(1) 研究の目的

　保健福祉学における研究とは，人類の保健福祉に貢献することが目的である。もう少し具体的に言えば，人びとの抱える保健福祉に関する問題解決に寄与することだろう。したがって，何らかの問題が生じているとすれば，その問題の実態を解明し，その問題の解決を目指すことになる。

　ただし研究では，個々の事例の問題解決を目指すのではなく，同じような問題を抱える人びとに対して，共通して提供できるような支援の方法の開発を目指している。能力の高い保健や福祉の専門職であれば，このようなことは経験のなかで，ある程度自然にできている部分もあるだろう。しかし，それは一種の名人芸のようなものであり，だれにでも可能なものではないし，そのような知見は，多くの専門家の間で共有されるべきものである。

さらに言えば，経験的な判断というのは主観的なものであり，客観的に評価してみると，実は誤った判断を行っていることも少なくない。そこで必要になってくるのが，科学的な根拠に基づいて行われる問題解決である。

医療の世界ではEBM（Evidence-Based Medicine；根拠に基づく医療）の重要性が叫ばれるようになって久しい。この考え方は保健福祉のさまざまな分野に広がっており，EBN（NursingまたはNutrition），EBHC（Health Care），EBHP（Health Policy），EBSW（Social Work），EBP（Practice）などの言葉も生まれている。言い換えれば，このような科学的根拠＝エビデンスを見いだすために研究が行われるのである。

(2) 研究法の分類

保健福祉学の研究方法は，視点によって何通りかの分類のしかたが存在する。ここではまず実験研究と観察研究に大別し，観察研究をさらに質的研究と量的研究に区分して説明を進めていく。ただし，これは概念的な区分であるため，実際にはオーバーラップする部分もあり，すべてがこのように区分できるとは限らない。

(3) 実験研究と観察研究

「実験」という言葉を広辞苑（第六版）で引くと，「理論や仮説が正しいかどうかを人為的に一定の条件を設定してためし，確かめてみること」と記されており，「観察」については「物事の真の姿を間違いなく理解しようとよく見ること」であると記されている。実験も観察も，ともに真実を知ろうとするための手段であるが，実験では研究者がさまざまな「条件設定」を行って生じる結果を観察するのに対して，観察は「ありのままの姿」を観察するのが最大の違いといえよう。

「ある化学物質Xの長期的な摂取によって，将来におけるある種のがんYに罹りやすくなる」という仮説を確認したいとする。この場合，観察研究であれば，Xの摂取の有無別に，将来のYの発生率を比較することになるが，Xの摂取群が非摂取群に比べてYの発生率が高かったからといって，ただちに「Xの摂取がYの発生率を押し上げる原因になっている」ということは言えない。なぜなら，別の因子Zが，Yの発生率を押し上げるような場合，Xの摂取とZに関連があれば，実際にはXの摂取とYの発生に関連がなくても，見かけ上，関連があるように見えるからである。このような場合のXとYの関連を「疑似相関」といい，疫学ではこのZのような役割をするものを「交絡因子」とよぶ。

一方，実験研究においては，諸条件を研究者がコントロールするために，Zの影響を取り除いて，Xの摂取とYの発生の関連を検討することができる。また，諸条件のコントロールが行われるために，同様の状況を他の研究者が再現して確認することが可能であるが，再現性の存在が，近代科学においては科学的な研究の要件でもある。

このような観点からは，実験研究のほうが観察研究に比べて優位であるようにみえる。しかし，人間の健康に対して負の影響を与える因子を研究する場合，人間以外の実験動物を用いたり，人間の組織や細胞を取り出したものを用いたりして実験することになるが，

このようにして得られた結果は，当然，そのまま人間に当てはめて考えることはできない。

保健福祉学は人類の健康と福祉に貢献することを目的とした学問であるため，最終的に人間についてのエビデンスが求められる。その観点から言えば，実験研究のみで保健福祉学の研究を完結させることは不可能であり，人間そのものを研究する観察研究もまた重要な研究法で，実験研究が観察研究に比べてすべてに優位であるわけではないのである。

(4) 質的研究

質的研究とは，研究対象の質的側面に注目した研究方法ということになるが，実際は量的研究との対比による表現であり，量的研究とはよばないような研究方法全般を包括した概念といえよう。そのため，質的研究の形態はさまざまで，インタビューによるものでも，個別か集団か，あらかじめ質問内容を決めておくか，回答者の反応をみながら自由に質問をしていくかなどさまざまな形態がある。また，単にインタビューをするのではなく，研究対象の行動全般を観察する方法もあるし，研究対象と行動をともにしながら観察を行うような方法もある。さらには，映像として記録したものを分析したり，研究対象者の書いた日記や手紙などのドキュメントを分析したりする場合もあり，その方法は非常に多彩である。

分析方法にも特に決まりがあるわけではない。研究対象者に対して個別にインタビューしたものを，研究者の印象によってまとめただけのものでも質的研究である。ただ，このような分析方法は，研究者の主観に強く左右されるため，ある程度の客観性を確保するために，KJ法やグラウンデッド・セオリー・アプローチ（GTA）などの分析方法を流用する場合が多い。KJ法やGTAの詳細については他の成書を参照してもらいたいが，これらの分析方法を使用するにしても，異なる分析者が同じデータを分析しても同じ結果が得られる保証はない。さらに言えば，データ収集の方法にも決まりがないので，同じ対象者について研究を行っても，同じようなデータが集められる保証もない。要するに，質的研究には得られた結果の再現性がないのである。

しかしながら，質的研究はその研究方法自体に対する制約の少なさゆえに，さまざまな問題を研究対象とすることができる。後述する量的研究では，研究の対象となるものは測定可能なものだけで，解明しようとしている問題について何らかの予想や仮説が必要となる。そのため，問題が漠然としていて，具体的な問いが設定できないような段階においては，まず，質的研究を行い，問題解明の手がかりを得る必要がある。複雑な人間の行動の理解が不可欠である保健福祉学では，質的研究もまた重要な研究手法の1つである。

(5) 量的研究

量的研究とは，研究対象の量的側面に注目して対象を定量的に把握，分析し，数値により結果を記述する研究方法である。一般的には，あらかじめ用意された選択肢から当てはまるものを選んだり，何らかの数量を記入したりすることで回答するように設計された同一の質問紙を用いて，多数の者を対象とした調査を行い，統計学的な手法によって分析を

行うものである。また，研究全体の枠組みとしては，保健分野であれば疫学，福祉分野であれば社会調査の量的調査の手法に則って行われることが多い。

そのため，前述したように，量的研究で研究可能な内容は限定されることになるが，質的研究に比べれば客観性や再現性が確保される。ただし，実験研究ほどの高い客観性・再現性が確保されるわけではないため，1つの研究結果で結論が出されることは稀で，一般には，同種の複数の研究結果が同じような研究結果を導き出すことによって，研究結果の妥当性が確認される。しかし，そこで導かれる結論は，直接人間について当てはまるものであり，保健福祉学におけるエビデンスとしての価値は他の研究法よりも高い。もっとも量的研究でも，偏りあるいはバイアスとよばれるものの存在により，誤った結論にいたることがある点には注意が必要である。

量的研究における測定値には誤差が含まれており，その誤差については，偶然誤差と系統誤差がある。偶然誤差は方向性のない誤差で，この誤差が小さいことを精度（あるいは信頼性）が高いという。偶然誤差の主要な部分を占めるのが標本誤差であるが，標本誤差は統計学的な手法により，その大きさの推定が可能である。

系統誤差は，偏りあるいはバイアスともいわれ，この誤差が小さいことを妥当性が高いという。この系統誤差は，研究対象に偏りがある，質問紙の回収率が低い，回答者がまちがえたり嘘を答えたりする，質問のしかたに問題があるなどさまざまな理由によって生じるが，その大きさを定量的に推定することは困難であり，研究の一つひとつの段階において，注意を払うことが重要である。また，前述の交絡因子もバイアスをもたらすものであるが，事前に交絡因子が判明していれば分析段階において制御することは可能である。さらに，無作為化比較試験（RCT: Randomized Controlled Trial）という方法を用いると，未知の交絡因子を制御することも可能であるが，倫理的な問題のために適用可能な場面は限定される。

量的研究では，数値として得られた研究結果をもとにして，研究者が結論へと導くが，ここは多少なりとも研究者の主観的判断が入る部分である。量的研究といっても，完全に客観的であるということはあり得ないため，他の専門家を十分納得させることができるよう，既知の知見や論理的整合性に基づいた考察が必要となることは言うまでもない。

（6）研究方法の選択

保健福祉学の研究方法は1つではない。このことは，どの方法にも長所と短所があり，どれかが圧倒的に優れているのではないことを示している。したがって，それぞれの方法の特徴を理解して，適切に選択していくことになる。すでに多数の有望な仮説があるのに質的研究を企画してみたり，何も手がかりのない段階でいきなり量的研究を行ったりすることは慎むべきであろう。また，保健福祉学研究は研究対象となる人びととの協力によって成り立っている。研究の実施に際して，学問的・社会的利益よりも，研究対象となる人びとの人権が優先されることを忘れてはならない。

第2部

実践・展望編

第3章

保健福祉支援による問題解決

● 1節 研究は現場の問題解決に役立っているか

1．問題解決に資する研究の現状

　研究手法を量的研究と質的研究に分類してみると，学術誌に掲載される論文の多くが量的研究によるものである。実際，「日本保健福祉学会誌」に掲載された最近5年間の「原著」「研究ノート」「資料」における研究法に着目し概観してみると，量的研究による実証研究（尺度開発論文を含む）が明らかに多いことが見て取れる。さらに，これらの量的研究を「横断的研究」「縦断的研究」「介入研究」に分類してみると，横断的研究が最も多く，次に縦断的研究，そして介入研究と続くが，介入研究はきわめて稀である。このような傾向は，他の保健医療福祉に関連する学会においても同様であろうと思われる。

　横断的研究や縦断的研究は，健康問題の頻度分布を明らかにするとともに，その健康問題の原因を特定しようとする問題分析的で観察型の研究である。得られたデータに基づき統計学的な処理を経て，健康問題の原因を推測することに役立つ。しかし，得られた結論が，現場での問題解決のために示唆を与えてくれてはいても，その問題の解決にどの程度有効であるかは不明である。そこで，原因と思われる要因を取り除いたり，予防することによって，実際に問題解決に有効か否かの介入研究が求められることになる。このような手続きを経て，初めて実践に応用できる結論（エビデンス）が得られるのである。しかし，すでに述べたように実践的なエビデンスを検証しようとする介入研究が少ないのが現状である。仮に，ある健康問題の解決のための介入研究により，有効な結論が得られた場合でも，その介入対象に類似した地域や特性を有する集団には応用できても，地域特性の異なる集団にまで応用できる保証はない。

　さらに厄介なことに，介入研究を実施する研究者の関心は，介入による効果（影響）評価に偏りがちである。極端に言えば，研究結果を提示するのが研究者の役割であり，研究結果を実用化するのは，研究者の仕事ではないとすら思っている研究者が多いことも確かである。したがって，おのずと介入研究による論文は，効果評価に視点を当てたものにならざるを得ない。介入方法（プログラム）については，研究方法の項で記述されることに

なるが，その記述に基づいて現場の実践家が問題解決に役立てようとしても，細かなことまでは不明であり，すぐには役立たない。介入研究のもう一方の評価の枠組みであるプロセス評価に視点を当てた論文も必要であろうし，今後に期待したい。その介入プログラムの実施の過程で脱落者が出た場合，何が問題であったのか，参加者は提供されたプログラムにどの程度満足していたのか，参加者からみてプログラムに問題があるとすればどのような点か，また，実際にプログラムの実践に携わった行政や専門家の視点からみてそのプログラムは予定通り進んだといえるか，あるいは改善が必要であるとすればそれは何か等についてさまざまな視点からのプロセス評価を行うことである。そのことが，他の地域で同様の問題解決にその介入プログラムを応用しようとする場合に大いに参考になるはずである。

　このような研究の現状からみて，多くの研究が現場の問題解決に直接役立つものにはなっていないことがわかる。

2．量的研究の限界

　フリック（Flick，2007）による『質的研究入門〈人間の科学〉のための方法論』では量的研究には限界があるとして以下のような点を指摘している。「社会が急速に変化し，その結果，生活世界が多様化することによって，心や社会を扱う研究者の前には，これまでにないような新しい社会の文脈や視界が現れてきている。こうした状況においては，これまで研究者たちがあたりまえのように用いてきた演繹的方法（既存の理論モデルから研究の設問と仮説を導き出して，それらを実証的データと比較し検証する）は，研究対象の多様性に十分対応できなくなってきている」「社会諸科学の研究結果が政治や社会制度の現場で生かされるという期待は現実には満たされていない」「社会諸科学の研究成果が日常生活のなかでめったに受け入れられても，活かされてもいない」などである。その理由として，「方法論的な基準を満たそうとするあまり，肝心の日常生活において意味のある問題から研究がかけ離れてしまっている」ことをあげている。したがって，複雑さを増す社会のさまざまな関係性をときほぐすうえで，質的研究の意義が出てくると主張しているのである。

　また，『臨床の知とは何か』を著した中村（2012）によれば，自然科学をモデルにした社会諸科学は人びとの心をとらえきれなくなってきており，現実とのズレは否定しがたいという。つまり，普遍性（理論の適用範囲が広く，例外なしにいつ，どこにでも妥当する），論理性（主張するところがきわめて明快に首尾一貫している），客観性（あることがだれでも認めざるを得ない明白な事実としてそこに存在しているということ。個々人の感情や思いから独立に存在しているということ）という3つの特性を有する近代科学（社会諸科学）によってとらえられた現実は，具体的な現実をとらえてはいないということである。

　このように研究領域で当然のこととして用いられてきた自然科学をモデルにした量的研究は生活の場で起きている問題を理解したり，解決するうえでの優位性が揺らいできているといえよう。一方で質的研究にも問題がないわけではない。その手法の確立に向けた努

力は緒についたばかりであり，データの収集，分析のしかた，結果の解釈のしかたやその質をどのように高めるのかなど，その知識・技術の集積が求められている。

認識論的観点からいえば，量的研究は実証主義的立場で，客観的な社会事実は研究者とは切り離されたものであるという考えに基づいているのに対し，質的研究は解釈的立場で，社会的事実は現象にかかわる人びとの主観的な意味づけを通して構成されるという考えに基づいている（Pope & Mays, 2006）。したがって，認識論や方法論的原則が異なる質・量研究の両立は不可能とする意見もあるが，筆者の立場としては，質的研究をさらに活性化させるとともに，量的研究と補完的に組み合わせることにより現場で起きている問題の解決を多角的・学際的に進めることにつながると考えている。それと同時に，質的研究が量的研究に劣る研究方法であるとする研究者の意識改革も必要である。

2節　保健福祉政策における当事者主体の欠如

「保健活動への住民の主体的参加」が強調されて久しい（丸地・松田，1981）が，行政における健康づくり事業においては，いまだに当事者である住民の主体的参加は進んでいない。

表3-1は，全国の介護予防事業における二次予防事業の対象者および参加者の推移を示したものである。高齢者人口に占める二次予防事業の対象者の割合は，2006（平成18）年度の0.6％から2011（平成23）年度の9.4％へと増加し，自治体におけるスクリーニング方法に工夫がみられたことが見て取れる。しかし，肝心の二次予防事業への参加者は，実数としては増えているものの，二次予防事業対象者に占める割合は，平成23年度で見ると8％ときわめて低い値にとどまっている。逆に言えば，さまざまな工夫をして要支援・要介護のハイリスク者をスクリーニングしても，その9割以上の人が行政の参加呼びかけに応じていないことになる。

その大きな原因の1つに，住民の主体性の欠如があげられる。介護予防事業に限らずこれまでの地域での健康づくり事業は，内容・方法の企画から実施までそのほとんどを行政

表3-1　二次予防事業の対象者及び二次予防事業の参加者の年次推移

	平成18年度		平成20年度		平成23年度	
	人数（人）	高齢者に占める割合	人数（人）	高齢者に占める割合	人数（人）	高齢者に占める割合
高齢者人口（年度末）	26,761,472		28,291,360		29,748,674	
二次予防事業の対象者	157,518	（0.6％）	1,052,195	（3.7％）	2,806,685	（9.4％）
二次予防事業の参加者	50,965	（0.2％）	128,253	（0.5％）	225,667	（0.8％）

出典：「厚生労働省老健局　平成23年度介護予防事業（地域支援事業）の実施状況に関する調査結果」より作成

が主体となって引き受け，住民はそれに参加するだけというトップダウンの方式で行われることが多かった。したがって，いつになっても住民の主体性は芽ばえることがなく，どこか他人事のように思っている人が圧倒的に多いことに起因してはいないだろうか。

今まさに行政から住民への一方向的なアプローチから，当事者（住民）が主体となり行政の支援を受けながら双方向的に健康問題の改善に取り組み，ともに健康長寿を目指そうとする健康づくり事業の展開が求められているといえる。

●3節　コミュニティにおける問題解決的研究手法としてのアクションリサーチ

科学的根拠に基づく当事者（住民）主体の健康づくりプログラムの具体例があまりにも少ない現状において，住民のニーズを取り入れた健康づくりプログラム開発の試みが研究者や行政に課せられているといっても過言ではない。つまり，住民参加型で生活者の視点に立脚したアクションリサーチ（参加型行動研究）へのパラダイムシフトが必要であると考える。行政や研究者が主体となったプログラム提供から行政，研究者，住民との協働による活動計画の生成とその実践，評価へと内容をシフトしていくことが重要である。なお，本書におけるコミュニティとは，保健福祉支援が行われる場としての地域，職場，学校，病院，組織等をさしている。

保健福祉支援における理論や科学的根拠を見いだすための方法として，研究者や実践者が決めた援助方法を現場で実践し，結果の一般化を図るために量的研究に頼ることが多かった。しかし，これまでの量的研究は，すでに述べたように真の意味での問題解決に役立たないことが多かった。このような反省に立って，実践（action）と研究（research）の両者を結びつける方法としてのアクションリサーチが注目されることとなった。

アクションリサーチの創始者はグループ・ダイナミックス（集団力学）研究で知られる社会心理学者レヴィン（Lewin, 1948）であり，「アクションリサーチと少数者の諸問題」において初めてアクションリサーチに言及している。しかし，日本の保健・医療・福祉領域におけるアクションリサーチによる実践的な研究はまだ緒に就いたばかりであり，参考とすべき論文も少ない。

アクションリサーチに関する定義は，①参加型であること，②民主的な動機があること，③社会科学と社会の双方へ貢献することの3つの要素が含まれていることが多いという（Pope & Mays, 2006）。つまり，アクションリサーチは研究者も現場の人たちとともに対等の（民主的な）立場で問題解決に参加し，社会（現場）に変化をもたらし改善することを目指している。

アクションリサーチはこれまでの伝統的な実証主義的研究に求められてきた妥当性，信頼性，客観性，一般化とは一線を画した新しい世界観を持つ研究デザインであり，特定の現場に起きている特定の出来事に焦点を当て，そこに潜む課題に向けた解決策を現場の人とともに探り，状況が変化することを目指す研究デザインである（江本，2010）。

また，ストリンガー（Stringer, 2007）は，アクションリサーチを構成する基本的要素として「見る（情報収集，状況の記述）」「考える（分析，解釈）」「行動する（計画，実行，評価）」をあげ，これら一連の活動が完了すると，再度「見る（再び見る）」「考える（再分析する）」「行動する（行動を修正する）」のプロセスを繰り返しながら循環するプロセスをたどることをその特徴として示している。したがって，アクションリサーチにおいては，結果評価というよりも，むしろ一連の活動がらせん状に変化するプロセスそのものの評価に力点が置かれているといっても過言ではない。問題解決にかかわった研究者が，活動のプロセスを第三者にわかるように記述・分析して公表することにより，他の集団における問題解決への取り組みの参考にしてもらおうとすることに価値を置いている。このようなアクションリサーチの手法は，実践の知を科学しようとする保健・医療・福祉の領域ではきわめて有用であると考えられる。

ところで，従来の事例研究や実践報告などの質的研究とアクションリサーチはどのように異なるのであろうか。他の質的研究は，第一に，研究者が問題解決の関与者ではなく，非参与的な観察者である場合が多い。アクションリサーチにおいて，研究者は問題解決の当事者であり，積極的な関与者である。計画，実施，ふり返りのすべてのプロセスに主体的にかかわり，分析，解釈する参与観察者の役割を取る。第二に，従来の研究では，研究者が問題解決の当事者であったとしても，現場の人たちや問題を抱えている人たちとともに進める民主的な協働作業を意図してはいない場合が多い。その点，アクションリサーチは，すべての関与者の協働による問題解決を大切にしている。第三に，従来の研究は，問題解決のプロセスを後追い的に分析データとして収集することが多い。たとえば，住民ボランティア活動がどのような経緯で開始され，現在にいたるまでにどのような活動を展開してきたのか，その活動を促進する要因や阻害要因はどんなことだったのか，参加することによるボランティア自身のメリットは何だったのか等を関係した人びとに対するグループインタビューにより明らかにする等がその例としてあげられる。その点，アクションリサーチは，課題解決のための活動の開始期から計画，実践，評価のプロセスを前向きに取り組むとともに，その経過に沿ってデータ収集し，分析することに特徴がある。

●4節　アクションリサーチの展開

以下では地域で進めるアクションリサーチについて，筆者が考える展開例を概説する。

1．ステークホルダーとの問題意識の共有と介入前調査

地域における参加型のアクションリサーチは，研究者がその地域の関係者と協働して問題の解決に取り組む実践的な研究活動である。研究活動を開始するにあたり研究の準備段階で想定した行政，医療機関・団体，住民代表および住民組織等のステークホルダー（以下，関与者）に，研究の背景や地域の課題，研究の目的，進め方，実施期間などについて十分時間をかけて説明することから始まる。従来の伝統的な問題解決・改善は，行政や研

究者が企画した実践プログラムを住民に説明し，その計画への参加を促すことであり，住民は受動的に参加するのみであった。しかし，アクションリサーチは，計画，実践，見直しの段階のすべての協働参加を要請するものである。当然のこととして，このような新たな取り組みへの，関与者の不安や疑問，参加することへのためらいは少なくない。十分時間をかけて話し合い，その趣旨を理解してもらうことにより，不安や疑問を解消しておくことは，研究者との信頼関係を構築するうえで必須である。

取り上げるべき地域の課題について関与者間で共通理解を得ておくことが必要であるが，計画の立案にあたり，研究者や一部の関与者（たとえば，行政組織やキーパーソンなど）が問題として認識していても，他の関与者が，必ずしも一致した認識を持っているとは限らない。

研究の準備段階で想定した関与者に対する個別インタビューやグループインタビューを通じて，地域が抱える課題や地域の特徴をどのように認識しているかについての情報を収集する。このことを通じて，研究者は，その地域の関与者が考える課題を知ることにもなる。少なくとも，研究者が研究計画で設定した課題が，関与者も地域の解決すべき重要な課題であると認識していることを確認しておくべきである。このような共通認識なくして，アクションリサーチは始まらないといっても過言ではない。

また，研究者は，研究対象地域を設定する段階でその地域に関する既存資料等の分析から，その地域が抱える課題やそれを取り巻く背景要因については検討済みである場合が多い。しかし，その検討に用いた資料は必ずしも，研究目的に視点を当てて収集されたものではない。その意味で，具体的な介入実施前に，これから取り組もうとする課題に焦点を当てて地域の実態把握をしておくことが望ましい。その方法としては，地域全体の実態を浮き彫りにするための量的調査（アンケート調査）と課題を抱える当事者に焦点を当てた質的調査（インタビュー調査）の両面が考えられる。

アクションリサーチによる介入実施前のベースライン調査は，研究期間終了時の追跡調査と組み合わせることで，課題解決にかかわる地域への影響や効果評価をすることにつながる。調査の準備は，研究者が中心的な役割を担うことになるが，調査内容の決定にあたっては，地域の関与者にもその原案を提示するとともに，関与者の思いや意見も取り入れて調査票を完成させることが大切である。地域の実態調査にあたり，行政の協力を得ることはもちろんであるが，関与者の力を借りながら，回収率を上げるための工夫をすることも重要である。関与者は，地域のオピニオンリーダーであることが多く，これらの人びとによる口コミの広報活動はかなり効果的である。この場合，関与者は，単なる調査の協力者・支援者ではなく，協働実施者であることが強みである。

また，量的調査に加えて地域の解決すべき課題を抱えて暮らしている住民やその家族などの当事者を対象とした質的調査（個別，またはグループインタビュー）をベースライン調査として設定することもある。当事者の視点でとらえた問題の大きさ，問題に対する思いや理想の姿などを整理しておくことは重要である。

2. 住民の思いの抽出

　地域の課題解決策の検討に入る前に，まず，課題解決に向けた最も身近な実践者である住民との間で情報を共有することが大切である。そのためには，すでに実施済みのベースライン調査の協力に対するお礼を兼ねた結果報告会を開催し，地域が抱える課題を具体的に共有していくことから始めるのが理想である。その機会に，課題解決策の具体的な検討会（ワークショップ等）への参加を広く呼びかけると効果的である。

　このようにして住民の参加協力が得られた後に，いよいよ研究者を含む関与者と住民が協働して，解決すべき課題を具体的に検討する段階となる。住民の思いを広く抽出し，方向づけしていくための手段として「ワークショップ」が適しているといわれている。ワークショップはこれまでにも住民主体のまちづくりの方法論としてもしばしば用いられている（木下，2007）。

　この「ワークショップ」は，参加者の民主的発言や参加者同士の双方向の議論を基本とした，「参加体験型グループ学習」の手法として知られており，その起源は，グループ・ダイナミックスの創始者であるクルト・レヴィンにさかのぼるといわれている（中野，2012）。ワークショップは，ファシリテーターとよばれる司会進行役を中心に展開され，参加者同士の意見・思いを広く抽出するためにブレインストーミング（集団でアイディアを出し合うことによって連鎖反応や発想の誘発を期待する方法）の原則に則って進めることが望ましいとされる。ファシリテーターは，取り上げた課題やそれまでの経過に精通しており，なるべく利害関係の少ない人が望ましく，アクションリサーチにおいては，研究者がその役割を担うことが多い。

　ワークショップで出された膨大な意見は，そのままでは収拾がつかなくなるので，ある段階で意見をまとめることが必要となってくる。ファシリテーターが中心となり参加者との協働により，意見を視覚情報（図解）に落とし込んでいく方法がよく用いられている。

3. 課題解決策の決定と実行プログラムの検討

　課題解決に向けた住民の思いの抽出のためのワークショップは，1回で終わることは稀である。また，立場の違った多くの参加者を得ようとすれば，必要に応じて開催の曜日や時間を変えて何回かに分けて繰り返し行うこともある。このような手続きを経て抽出された多くの課題解決策のすべてを実践に結びつけることはとうてい不可能である。そこで，次の段階として，解決策に優先順位をつけ，取り組むべき解決策を決定する（絞り込む）とともに，その具体化に向けて参加者と協働してプログラム化していくためのワークショップが必要となる。

　解決策を絞り込む方法の例として，実行可能性（できそう）と重要性のマトリックスで検討する方法が知られている。実行可能性（①できそう，②何とかできそう，③できそうにない）と重要性（①重要，②まあ重要，③重要でない）の3×3の分割表をホワイトボードまたは模造紙上に用意し，参加者に投票してもらう方法である。参加者全員に解決策

を記入した付箋紙（1つの解決策を1枚の付箋紙に記入）を配り，各自の判断で分割表のセルの中にカードをふり分けてもらい，実行可能性（①できそう）×重要性（①重要）のセルに分類された付箋紙の多い順に優先度が高いと判断する。

次は，いよいよ実行プログラムを決める段階である。準備段階で想定した中心となる行政，関係団体および住民組織等の関与者への参加要請はもちろんのこと，ワークショップに参加した発信力のあるキーパーソンにも声掛けし，参加してもらうようにすることが大切である。だれに声掛けするかは，研究者の一存で決めるのではなく，関与者との議論を経て決める。ただし，行政が中心となって課題解決のための事業を立ち上げたような場合は，当初から協力的なコアメンバーの内諾を得ていることが多く，会議（コアメンバー会議）の招集・開催はスムースに行くことが多い。

役割は，会議の参加メンバーだけで担うのではなく，広く地域の人的・組織的資源をリストアップしながら参加要請していくことが必要である。また，予算がどの程度あるかも具体的な計画に大きく影響する。研究者がかかわっている場合は，研究費の一部を活動費に割くことは可能であるが，研究期間が終了した時点でその活動が途絶えることのないように吟味を進めることも大切である。いずれにしても，具体的なプログラムが決まるまでには何回かの会議を重ねることになるが，決定にいたるまでの行きつ戻りつのプロセスが後で描けるように，会議での発言をICレコーダー等に記録しておくことはもちろんのこと，研究メンバー個々が感じたことをフィールド・ノートに書き留めておくことも大切である。

また，このコアメンバー会議は，プログラムが実行に移行した後も，定期的に開催され，ふり返りと修正が繰り返し行われることになり，これらの循環がアクションリサーチのプロセス評価の対象となる。

4．コミュニティへの広報活動

コミュニティの課題解決策やその実践プログラムの決定にかかわるのは，一部の住民である。ワークショップの開催案内やその様子をタイムリーに地域の人びとに情報提供することも同時進行的に進める必要がある。一度に多くの情報を提供するより，その都度，ワークショップの様子を伝える写真や話し合った内容，さらには，次回のワークショップやコアメンバー会議でどんなことを話し合うのかなども盛り込んだ1枚もののチラシとして，各戸配布することは，コミュニティの課題解決に向けての情報を地域の人びとと共有するためには有効である。決定した実践プログラムについても同様の方法で広報活動を進めることは地域の人びととの意識変革やプログラムへの参加を促す意味で重要である。

コミュニティの課題解決に向けた取り組みは，半年や1年の短期で成果が上がることは稀であり，継続的な実践が求められる場合が多い。地域への広報活動においても，時には情報がどの程度周知されているかなどのふり返りをアンケート調査などで行うことも必要である。問題があれば周知の方法についてコアメンバー会議等で議論し改善していくことになる。

5．トライアンギュレーションを可能にする情報

　地域における参加型のアクションリサーチは，研究者がその地域の関与者と協働して問題の解決に取り組む実践的・継続的な研究活動である。研究計画で収集すべきデータや分析方法があらかじめ決められている実証研究とは異なり，アクションリサーチにおいては，当初の計画では予想できない活動に発展したり，活動経過にともなってさまざまな人との出会いや出来事に遭遇する。そして，問題解決に当たる関与者間の関係性にも常に変化が生じている。課題解決にいたるプロセスやその成果を分析するにあたり，研究経過にともなった多様な情報源からのデータ収集を心がけることが必要となる。そのことがアクションリサーチにおける妥当性や結果の他地域への転用可能性を高めることに通じる。

　さまざまな方法やさまざまな関与者によって，または，さまざまな関与者に対して検討を重ねることによって，結果の確からしさを高める方法をトライアンギュレーションとよんでいる。つまり，アクションリサーチはさまざまな角度から複眼的に現象をとらえることによって，可能な限り真の姿（視点の偏りを避けようとする）に近づけようとするアプローチを必要としている。また，トライアンギュレーションは，単に妥当性を評価するのに役立つだけでなく，調査をより包括的にし，そしてデータを内省的に検討する（reflexive analysis）ための手段にもなり得る（Pope & Mays, 2006）。アクションリサーチにおけるトライアンギュレーションを可能にする情報源としては，以下のようなものが考えられる。

　　質問紙調査，エスノグラフィー，個別インタビュー，グループインタビュー，ワークショップ，文書（覚書，依頼文，実践計画など），リーフレット（広報活動用），活動の様子を記録した写真（ビデオ），計画の実践とふり返りの記録，打ち合わせ・プロジェクト会議等の議事録，電子メールの記録，フィールドノート

　エスノグラフィーは，現地調査（フィールドワーク）により集められた結果をまとめたものであり，人類学における研究手法としてよく知られている。アクションリサーチにおいても外部者である研究者がエスノグラフィー的な手法による地域把握を試みることはトライアンギュレーションの観点から意味のあることである。また，フィールドノートとは，研究者が調査・研究にかかわるなかで見聞したり，体験したことのメモ書き的な記録をさす。記録は，必ずしも文章とは限らず，図や絵でもよく，活動の様子を写真に撮り，それに説明書きを添えることもある。研究者がその場で感じたことや思ったことを簡単に書き記しておくことも有効である。アクションリサーチでは，複数の研究者が，協働して取り組むことが多いが，立場や専門性の異なる研究者が同じ現場に立ち会ったとしても感じ方や視点は必ずしも一致するとは限らない。これらの感じ方の違いは，他のデータの分析とつき合わせてみることで結果の多面的な理解を助けることにつながる。

● 5節　アクションリサーチとコミュニティ・エンパワメント

　先述の地域の課題解決に向けた関与者や住民との協働的な取り組みは，個人や組織，地域などコミュニティの持っている力を引き出し，課題解決へと結びつけるための実践活動にほかならない。すなわち，関係する人びとのエンパワメントを引き出すための取り組みと言い換えることもできる。中山ら（2006）は，住民や組織，地域が，集団としておかれた状況を批判的に分析し，共通の保健上の課題に気づき，その改善やwell-beingの実現に向けて，その原因となる社会のあり方（人との関係や社会資源，政策等）を変えるために行動を起こしていくプロセスであり，アウトカムを含むものであるとコミュニティ・エンパワメントを定義している。

　住民が連帯して共通の問題を論じ，計画を立て，問題解決の行動を起こすとき，次のようなエンパワメントのプロセスが生じるという（Kiefer, 2006）。

①コミュニティのメンバーは，自分が1人ではなく，地域には自分と同じ思いの人がたくさんいることを知る。
②一緒の活動を経験するにつれ，以前にもまして互いを信頼するようになる。それぞれが他のメンバーの支援や友情をありがたく思うようになる。
③意味ある活動を計画し実行することの成功体験が心地よいものになっていく。その結果，思っていた以上に自分たちには力があり，影響力を行使できるスキルもあることを認識する。
④彼らの価値観も変わりはじめる。皆にとってのコミュニティの健全さが重要性を増し，自己利益的関心はさほど重要ではなくなる。
⑤多くの場合，生活は住民たちにとってより満ち足りたものとなり，それまでよりも健康的になる。

　これらのプロセスは，まさに参加型アクションリサーチの経過そのものでもある。活動への主体的参加のもとで対話による相互作用により参加者の意識の変革と仲間との連帯感が高まり，地域の課題解決に向かうプロセスである。コミュニティにおけるアクションリサーチに携わる研究者は，このようなエンパワメントの拡大が起こるように，住民，組織，地域を支援することはもちろんであるが，同時にその経過を多面的に描けるようにデータを蓄積し分析することが求められている。

第4章

親子を支える保健福祉

● 1節　格差と親子の健康

1．格差と健康に関する研究にいたるまで

　社会経済階層（socio-economic status）によって母子の健康状態（maternal and child health）に差があることは以前より知られていた。その関連を示す研究は，1950年にはすでに行われていた。

　貧困（poverty）と母子の健康との関連が研究として取り上げられるようになったのは1960年代半ばである。貧困と母子の健康状態に関する研究は1967年には少なくとも3件発表されている。

　社会経済階層における富の偏在は，必然的に貧困層の存在を際立たせる。富の偏在に代表される格差（inequalities）の存在が，果たして社会的に公正なものであるかどうかの議論は，ヨーロッパにおいてすでに1800年代から始まっていた。その視点が健康にまで波及するのは，1970年代であった。

　大きな格差の存在は社会的公正を欠くものであるとの基本的認識のもと，格差と健康の関連について具体的な研究が始まったのは1990年代であり，特に世界にその研究が広がるのは2000年を待たねばならなかった。

2．社会的公正（正義）とは何か

　1978年，旧ソビエト連邦アルマアタの国際会議で世に出された「プライマリ・ヘルスケア」という考え方のなかに，すでに健康と社会的公正（social justice）の視点が取り入れられている。その視点から「すべての人々に健康を（Health for All）」という理念（idea）が導き出されている。

　公正と訳される justice は，しばしば正義とも訳される。ヨーロッパではギリシャ時代から，正義の女神（Goddess of Justice）の彫像や絵画（寓意：allegory）が多く存在するように，この公正・正義とは何かという議論の歴史がきわめて長い。

　正義の女神の寓意から最低限読み解けることは，①釣り合いをとること，②釣り合いを

判断するのは神ではなく人々である（女神が目隠しされている寓意が多い）ということであろう。つまり，時代や文化・社会を越えた正解や着地点はないといえる。ゆえに，社会的公正とは何か，あるいはどのような状況が公正であるのか，という議論は，ヨーロッパのあらゆる時代や文化・社会のなかで絶え間なく行われてきており，これからもそうあるだろう。

3．ヘルスプロモーションと格差

1986年，カナダのオタワにおいてヘルスプロモーションという新しい公衆衛生戦略（strategy）が立てられた。そのオタワ憲章の前文にあるとおり★1，ヘルスプロモーションそれ自体は理念（idea）ではなく，「すべての人々に健康を（Health for All）」という理念の追求戦略といえる。

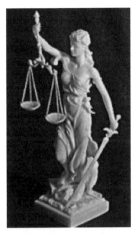

図4-1　正義の女神

> ★1　The first International Conference on Health Promotion, meeting in Ottawa this 21st day of November 1986, hereby presents this CHARTER for action to achieve Health for All by the year 2000 and beyond.

それゆえに，ヘルスプロモーションの対象は，人々（people）である。それはオタワ憲章におけるヘルスプロモーションの定義に示されている★2。

> ★2　Health promotion is the process of enabling people to increase control over, and to improve, their health.

ヘルスプロモーションはすべての人々の健康向上を目指す戦略であるがゆえに，社会的公正にこだわっている。まず，ヘルスプロモーションの定義のなかで，「平和」から始まる8つの前提条件を挙げている。そのなかに「社会的公正と平等（social justice and equity）」が取り上げられている。

さらに，アルマアタ宣言（プライマリ・ヘルスケア）では格差（gap）という表現は，南北間（先進国と開発途上国間）の健康格差に対して用いられていたのに対し，オタワ憲章（ヘルスプロモーション）では，それが社会の内部における健康格差に対しても用いられている★3。

> ★3　・to respond to the health gap within and between societies, and to tackle the inequities in health produced by the rules and practices of these societies;

ヘルスプロモーションにおいて強く打ち出された考え方は，これらの人々の健康や健康格差の課題を解消していくために最重要なことは，健康の視点を汲んだ公共政策の推進である。ここでいう公共政策は，健康政策というよりも，他の分野（たとえば，土木や交通等）の政策である。そこに求められるのが，世界の健康施策に関わる人々に欠けている唱道（advocate）と調停（mediate）という行動である。

これらから見えることは，すべての人々の健康を達成するためには，健康格差を縮小することが必要であることである。それは施策，すなわち事業・サービスのレベルだけではなく，政策，すなわち法整備を主とする政治的取り組みが重要であることを意味しており，議員等の政策決定者（policy makers）への関与も求められている★4。

> ★4　The aim must be to make the healthier choice the easier choice for policy makers as well.

4．健康の向上に関する新しいパラダイム

すべての人々に健康をもたらすためには，新たな考え方が求められている。

これまでは，個人に焦点を当て，住民一人ひとりの健康を向上させていけば，集団としても健康が向上するだろうというパラダイムが主流であった。これは，1950年代からの健康教育（health education）の流れのなかにある考え方である。健康教育とその関連学問（行動科学）は，これまで主として個人の行動変容に焦点を当てたモデルを見いだしてきた。

そこに2000年前後に世界的な疫学研究の知見より導き出された新たなパラダイムが加わった。それは，まずは集団の健康状況，特にそのなかの格差を把握し，その格差を縮小していくための施策等を展開するというパラダイムである。

これらの疫学研究の嚆矢の1つは，日本の健康状況を分析する研究であった。日本は乳児死亡率や平均寿命・健康寿命など，多くの健康水準指標において世界に冠たる状況にあった（今でもそうである）。まだ日本において格差が問題視されていなかった20世紀後半，世界の疫学研究者たちは世界の国々の健康状況を分析した。そこで得た知見の1つが，日本が世界に冠たる健康国である要因に，比較的均一な（格差の小さい）経済状況や人々の意識（「一億総中流」という言葉も存在した）があるというものであった。

個人の健康に焦点を施策を進めるにあたって，集団の健康状況とそのなかの格差の把握は必要条件ではない一方で，新たなパラダイムはそれらを必要条件としている。経済格差が問題視されるようになった日本では，新たなパラダイムをもって施策を展開していく時期に入っている。ちなみに日本の母子保健計画である「健やか親子21（第2次：2015年〜）」においても，この観点が強く打ち出されている。

5．経済格差の状況

経済格差をみる指標の1つにジニ係数がある。ジニ係数は，所得分配の不平等さを表す指標であり，所得の再分配前と後のデータが存在する。日本のジニ係数は，再分配前後ともにOECD平均を上回っている。ちなみに，ジニ係数0.4（以上）は社会騒乱多発のラインといわれている（図4-2）。

経済格差のなかでも貧困に焦点を当てた指標に，貧困率がある。貧困率には絶対的貧困率と相対的貧困率がある。絶対貧困に関しては世界銀行の定義や国際連合開発計画の定義がある。先進国である日本に関しては，絶対貧困に関する議論はわずかであり，相対的な

第4章■親子を支える保健福祉

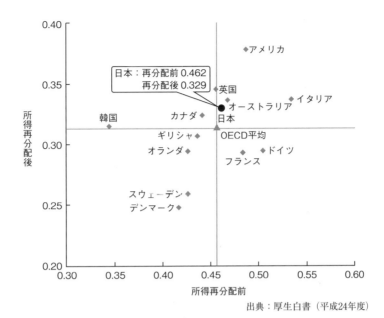

出典：厚生白書（平成24年度）

図4-2 ジニ係数（所得再分配前×所得再分配後）

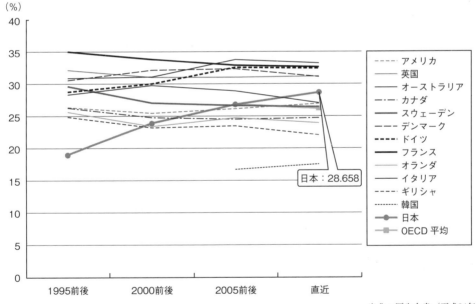

出典：厚生白書（平成24年度）

図4-3 相対的貧困率（所得再分配前）

貧困が議論されている。

相対的貧困率は，所得順にみて中位の人のさらに半分以下の所得しかない人の割合を示したものである。日本は，一貫して上昇傾向にあり，近年はOECD諸国の平均を上回るようになってきた（図4-3，図4-4）。日本では経済格差が拡大してきていると読み取ることができる。

55

第2部■実践・展望編

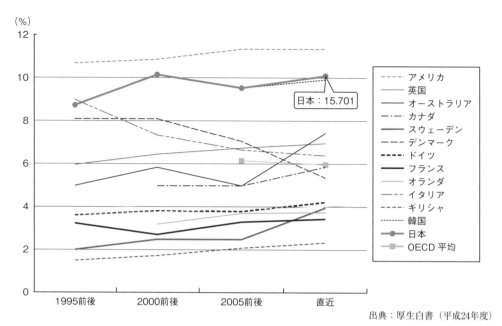

図4-4　相対的貧困率（所得再分配後）

出典：厚生白書（平成24年度）

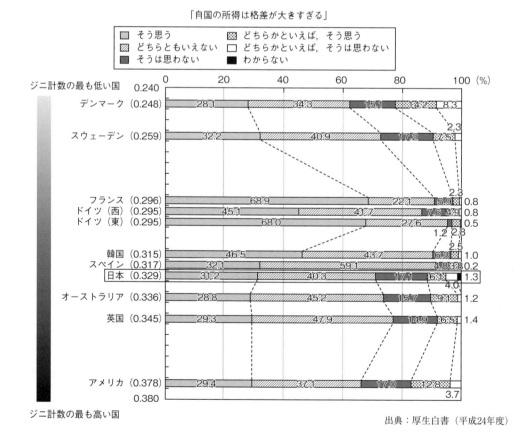

図4-5　自国の所得格差認識（再分配後所得のジニ係数との関係）

出典：厚生白書（平成24年度）

経済格差が拡大しているなか，人々の所得格差の意識については，現在約3割の国民が「格差が大きすぎる」と感じていることがわかる。世界各国との比較をみると，ジニ係数と格差意識には明確な関連はみられないが，日本の国民意識の推移を見守る必要がある（図4-5）。

健康格差は，経済格差のみならず，人々の格差意識にも影響を受ける。同じ貧困の状況にあったとしても，「まわりの皆も貧しい」と感じている状況と，「私の家だけが貧しい」と感じている状況では，メンタルヘルスも含め，健康への影響が異なるといえる。ゆえに，健康格差を縮小していくためには，経済格差の縮小のみならず，人々の格差意識の縮小にも取り組む施策が求められている。

6．希望格差の出現

経済格差が健康格差と関連することは知られていたが，それだけではなく，そこに「希望格差」というべき新たな格差が指摘されるようになってきた[★5]。

　　★5　経済格差　→　〈希望格差〉　→　健康格差

希望格差は，意欲の格差ともいえ，将来に対する態度がそこに関連する。将来に対する態度として代表的なものは教育に対する態度である。現在の日本では，経済格差が希望格差を生み，それが教育格差につながっている。それは再び経済格差を固定化することになる。

将来に対する態度は健康にも直結している。たとえば健診（検診）受診への態度等である。それが健康格差を固定化する可能性がある。

7．各種の健康格差

日本の人々を集団でとらえると，多くの格差が生じていることがわかる。

まずは性差である。平均寿命は戦後から比較すると，男女の格差が一貫して拡大してきている。男性の平均寿命は女性から大きく引き離される状況になっている。

都道府県格差も各種健康指標に表れている。平均寿命，死亡率，自殺率，離婚率などが代表的な格差である。これら健康水準の指標のみならず，がん検診の受診率にも都道府県格差があることが知られている。

母子保健の分野であれば，たとえば3歳児のむし歯の状況には，低率県と高率県では数倍の開きがあることがわかっている。環境整備の観点からみると，たとえば学校保健委員会の設置率にも都道府県で格差があることがわかっている。

8．今後の親子の健康を向上させるために

日本の母子保健計画である「健やか親子21（第2次：2015年～）」においては，10年後，すべての子どもが健やかに育つ社会の実現に向けて，格差の縮小と社会的なつながり（social capital）の醸成に向け，新たな枠組みを設定して取り組むことになった（図4-6）。

第2部 ■実践・展望編

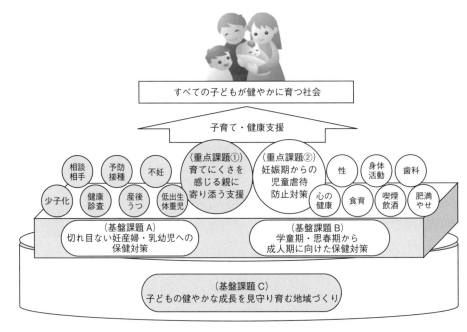

出典：健やか親子21（第2次）検討会報告書

図4-6　健やか親子21（第2次）

表4-1　「健やか親子21（第2次）」における課題の概要

	課題名	課題の説明
基盤課題A	切れ目ない妊産婦・乳幼児への保健対策	妊娠・出産・育児期における母子保健対策の充実に取り組むとともに、各事業間や関連機関間の有機的な連携体制の強化や、情報の利活用、母子保健事業の評価・分析体制の構築を図ることにより、切れ目ない支援体制の構築を目指す。
基盤課題B	学童期・思春期から成人期に向けた保健対策	児童生徒自らが、心身の健康に関心を持ち、より良い将来を生きるため、健康の維持・向上に取り組めるよう、多分野の協働による健康教育の推進と次世代の健康を支える社会の実現を目指す。
基盤課題C	子どもの健やかな成長を見守り育む地域づくり	社会全体で子どもの健やかな成長を見守り、子育て世代の親を孤立させないよう支えていく地域づくりを目指す。具体的には、国や地方公共団体による子育て支援施策の拡充に限らず、地域にある様々な資源（NPOや民間団体、母子愛育会や母子保健推進員等）との連携や役割分担の明確化が挙げられる。
重点課題①	育てにくさを感じる親に寄り添う支援	親子が発信する様々な育てにくさ※のサインを受け止め、丁寧に向き合い、子育てに寄り添う支援の充実を図ることを重点課題の一つとする。
重点課題①	妊娠期からの児童虐待防止対策	児童虐待を防止するための対策として、①発生予防には、妊娠届出時など妊娠期から関わることが重要であること、②早期発見・早期対応には、新生児訪問等の母子保健事業と関係機関の連携強化が必要であることから重点課題の一つとする。

※育てにくさとは、子育てに関わる者が感じる育児上の困難感で、その背景として、子どもの要因、親の要因、親子関係に関する要因、支援状況を含めた環境に関する要因など多面的な要素を含む。育てにくさの概念は広く、一部には発達障害等が原因となっている場合がある。

出典：健やか親子21（第2次）検討会報告書

　この新しい枠組みの根本では、2つの方向性が共有されている。1つ目は、日本全国どこで生まれても、一定の質の母子保健サービスが受けられ生命が守られるという地域間での健康格差の解消が必要であるということである。そして2つ目は、疾病や障害、経済状

態等の個人や家庭環境の違い，多様性を認識した母子保健サービスを展開することが重要であるということである。

このために，市町村において，母子保健計画を策定し，各種指標の目標値設定とともに評価の道筋を立て，そのなかで自治体内の格差への対応策を協議し，また，都道府県レベルでは，市町村間の格差への対応策を推進していくことが求められている（表4-1）。

2節　児童虐待予防の取り組み

児童虐待は，現在の日本において早急な解決が迫られている社会問題のひとつである。これまで，医療，保健，福祉，教育等の分野において，予防，早期発見，早期対応，被虐待児および虐待親のケア等に関する研究が行われ，実践の場でケアや治療等が実施されているが虐待件数は増加し続けている。児童虐待予防の取り組みとして，保健，医療，福祉，教育，心理，社会，経済，法律など，ヒューマンサービスの全領域による，柔軟性に富んだ「連携と協働」のアプローチが求められている。本項では児童虐待予防の取り組みについて，児童虐待の現状，児童虐待の定義，児童虐待対応と支援，児童および保護者への支援の現状を踏まえて整理する。

1．児童虐待の現状

地縁および血縁の希薄化，少子化，核家族化等，子育て環境の大きな変化にともない，保護者の孤立化や育児負担感が増大し，虐待等不適切な養育への移行が危惧される。厚生労働省によると2013（平成25）年度の児童虐待相談対応件数は，7万3,765件（速報値）であり，対前年度比110.5％を示した。虐待対応件数のうち，もっとも高い割合を占めていたのは学齢前児童（0〜6歳）43.2％であった（厚生労働省，2013）。母子保健領域のみならず地域の人びとも含めた他機関多職種の連携と協働による虐待の実態に即した新たな支援が期待される。

2．児童虐待の定義

2000年に制定された「児童虐待の防止等に関する法律」第2条の定義では，「児童虐待」とは，保護者（親権を行なう者，未成年後見人その他の者で，児童を現に監護するものをいう。以下同じ）が，その監護する児童（18歳に満たない者をいう。以下同じ）について行う行為であり，身体的虐待，性的虐待，ネグレクト（保護の怠慢），心理的虐待であると示されている。児童虐待は身近な大人（養育者）からの重篤な人権侵害であり，乳幼児期の成長や発達の可能性を妨げ，その後の人格形成に重大な影響を及ぼすのみならず，親となって世代間連鎖を引き起こすおそれがあり，早期発見，早期対応が喫緊の課題である。

3．児童虐待の対応と支援

児童虐待の対応は，児童福祉法に基づき，児童相談所は，専門的な知識や技術が必要な

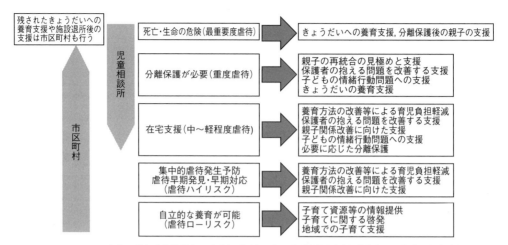

出典：子ども虐待対応の手引き（平成25年8月改訂版）厚生労働省雇用均等・児童家庭局総務課

図4-7　虐待の重症度と対応内容及び児童相談所と市区町村の役割

相談，立入調査，一時保護，施設入所等の措置および市区町村への援助を行っている。市区町村では，子育て家庭のあらゆる相談に応じるとともに要保護児童の通告先となっており，専門的知識や技術を要する相談は，児童相談所の援助・助言を求めることとされている。児童虐待の対応および支援については，図4-7のとおりである。自立的な養育が可能な虐待ローリスクから，死亡・生命の危険等の最重度虐待まで，児童相談所と市区町村の役割を明確化したうえで，事例のレベルに応じた具体的な対応および支援が示されている。

要保護児童対策地域協議会の支援対象として，特定妊婦，要支援児童，要保護児童がある。特定妊婦と要支援児童が虐待ハイリスクにあたり，要保護児童は虐待の重症度が軽度以上の場合となる。親子や妊婦にかかわる専門機関が連携を強化し，共通認識を持ち，情報共有することが求められている。

4．児童および保護者への支援の現状

虐待は子どもの心身に深刻な影響を及ぼすものである。脳科学の領域では，虐待が発達過程の脳に影響を及ぼす可能性が示され，回復に向けた治療やケアが行われている。被虐待児への支援として，子どもの情緒行動問題への支援や親子関係改善等に向けて，児童心理士による心理検査結果に基づく個別のカウンセリング，集団を対象にしたペアレント・トレーニング，セカンドステップ等が児童相談所や市町村，児童養護施設等で実施されている。

専門職による愛着障害の治療，脳の異常の改善のための認知行動療法，児童養護施設における「自己物語の再編集」やNET（Narrative Exposure Therapy），発達障害のある虐待事例へのペアレント・トレーニング，トラウマを受けた児童とその養育者の治療のためのTF-CBT（Trauma Focused Cognitive Behavioral Therapy），解離性同一性障害への

自我状態療法等がある。後遺症を含む深刻な虐待の影響に対し、専門的な治療やケアが提供されている（杉山, 2013）。

　保護者への支援としては、保護者の抱える問題を改善する支援や親子関係改善に向けた支援、子どもの情緒行動問題への支援として、個別のカウンセリング、地域での子育て支援として、子どもへの対応方法を学ぶコモンセンス・ペアレンティング、前向き子育てプログラムTriple P、孤立した状況で子育てをしている母親向けの親教育プログラムNobody's Perfect等がある。虐待予防事業等として全国的な規模で実施され、その効果が報告されている。

5．児童虐待予防への取り組み

　児童虐待予防の取り組みには、虐待の早期発見、早期対応が最重要である。虐待等不適切な養育にいたる前に、虐待の兆候をいかに早く把握できるかが、児童にかかわる専門機関および専門職の課題といえる。図4-7の自立的な養育が可能な虐待ローリスクの段階での発見、対応が予防への取り組みを可能とする。

　児童や養育者の言動、状況、家庭環境等に注目し、虐待にいたる可能性のある要因が確認できた場合には、家庭訪問や個別面接、子どもが所属する機関や地域の民生委員等からの情報収集、保健領域の事業を活用した家庭訪問等の実施、リスクアセスメント指標を活用したアセスメントの実施等、あらゆる手段を駆使した実態の把握が求められる。実態の確認後は、早急に市区町村や児童相談所へ情報提供（必要あれば通告）を行う。専門機関および専門職としての対応の指示に基づき、児童および保護者への適切な対応（支援）を実施する。

　妊娠期や出産早期からの支援は、虐待予防の効果が高い。双方の信頼関係の構築に向けて、適切な専門職による家庭訪問を繰り返すなかでアセスメントを実施する。効果的な支援の提供、婦人科医、小児科医等との連携、社会資源の活用等を通して、虐待発生を予防する取り組みが求められる。さらに現在、行方不明児の調査が大きな問題になっており、性的虐待の実態把握も困難な状況にある。

　今後の児童虐待予防の取り組みは、従来の保健福祉領域のみの対応では十分ではない。保健学や福祉学からのアプローチに加えて、医療、教育、心理、社会、経済、法律等、ヒューマンサービスの全領域の専門職によるアプローチとともに、地域住民をも巻き込んでの柔軟性に富んだ「連携と協働」が求められる。児童を取り巻くすべての人びとの持つ力を最大限に引き出し、エンパワメントに基づく当事者主体の包括的な支援の実現が期待される。

3節　親のメンタルヘルスと親子支援

1．親子のメンタルヘルス

(1) メンタルヘルス

　メンタルヘルスとは，精神面の健康のことであり，心の健康，精神保健などと称される。おもに精神的な疲労やストレスなどの軽減や緩和等のサポートを行い，心の健康を害することの予防や早期発見・早期介入（治療），リハビリテーションの実施など，精神疾患の発生予防や精神的健康の保持および増進に努めていくことである（厚生労働省，2014a）。

(2) 親のメンタルヘルスに関する現状

　昨今，少子高齢化や女性の社会進出，核家族化の進展にともない養育者の育児環境が大きく変化してきた。以前は，育児や家事を祖父母や親戚などの支援を得られる機会が多かったが，核家族化の進んだ現代では，そういった支援が得られない状況にある。このような状況のなか，妊娠・出産・育児に加えて家族の世話など母親にとって大きな負担やストレスとなる場合が少なくない。母親の大きな負担から父親の育児参加の促進が強調され，男性の育児休業制度利用の促進やイクメンプロジェクト（育MEN）なる事業が展開されている。しかしながら，政策的な義務化の色合いが弱く労働環境の改善不足により，男性の育児休業取得率は，1.89％（平成24年）（厚生労働省，2012）と女性の83.6％と比較して低率を示している。これら現状において父親の育児参加が求められ，また母親の育児の孤立による育児不安などのストレスが起因となり，父母ともにメンタルヘルスの悪化に影響している可能性がある。

(3) 周産期・乳幼児期の親のメンタルヘルス

　周産期における母親の心理的問題として次のような発生要因があげられている（中野，2005）。

①妊娠中のストレス：不安，妊娠・分娩・育児に関する知識不足，サポートの不足，日常生活上のストレス，妊娠経過における妊婦の異常など
②分娩中のストレス：不安，産痛，分娩室などの環境，サポートの不足，妊婦の生命の危機など
③育児中のストレス：出産体験のわだかまり，育児知識の不足，児への愛着不足，児の気質などから生じる扱いにくさ，睡眠や食事がままならない，家事が思うようにいかないなど日常生活上のストレス，話し相手がいない，息抜きができない，児の病気など

このようなストレスは，母親のメンタルヘルスにとどまらず児の健康状態にも大きく影響する。特に日本における産後うつ病の発生頻度は10％前後となっており（厚生労働省，2013）母親の心身双方へのサポートが重要となる。一方，これまで父親のメンタルヘルスに関する研究は数少ないが，妊娠中，パートナーである父親のうつ病発症率は15％前後とされており，母親と同程度とする海外の研究報告がある（Raskin et al., 1990; Buist et al., 2003）。したがって，家族すべてを考慮した支援が必要となる。

（4）思春期の親のメンタルヘルス

近年，日本における子育て支援は母子に焦点が当てられ，おもに乳幼児とその母親に対する支援が中心であった。しかしながら，思春期や成人期を迎えた子どもに関しても子育ては継続している。この時期の子どもは，心身の発達上さまざまな課題を克服しなければならず，親にとっても対応についての不安やストレスが多い。最近では，進学問題やいじめ，引きこもりやニートなど乳幼児期にはなかったさまざまな問題が生じ，どのように対処したらよいのかを悩む親も多い。過剰な不安やストレスを抱いてしまう場合，親のメンタルヘルスの悪化につながることも少なくない。このように乳幼児期に続いて，思春期における子育て支援もまた重要となってくる。ただし，思春期における親のメンタルヘルスに関する研究は数少ないのが現状である。

2．親子支援

現代の子育ては，少子化や核家族化の進展，ライフスタイルの変化などにより，兄弟姉妹を持てず育児体験がないなど，多くの親は初めての育児という経験をする場合が少なくない。初めての体験に不安を抱え相談相手も少ない状況では，育児本やインターネットから情報を取得するも内容が多様で正しい情報かどうかも判断できず，さらに不安が増加する。このような現状のなか，周産期から思春期にかけての支援に関しては，個別対応にとどまらず子育てを支援する地域づくりもまた重要となる。親子を取り巻く環境が複雑化・多様化する現代においては，周産期から子育中の親子とその家族が自らの健康に関心を持つとともに，お互いを支え合う環境の促進が求められる。さらに学校や企業なども含めた地域社会全体で子どもの成長や親の子育てを見守り，子育てにおける親の孤立を避けるよう暖かく見守り支え合う地域社会づくりが必要である。

（1）親子支援に関する施策の動向

戦後，1947（昭和22）年にはすべての子どもの養護や福祉についての基本的方向性を示した「児童福祉法」が制定され，さらに妊娠前から一貫した女性の健康の管理と促進のための母子保健対策を示した「母子保健法」が1965（昭和40）年に制定された。その後，少子化への対策として数々の施策が策定され，2003（平成15）年には「少子化社会対策基本法」と「次世代育成支援対策推進法」が制定された。一方，2000年には21世紀初頭における母子保健活動の方向性を示した「健やか親子21」が示され2014（平成26）年が計画最終

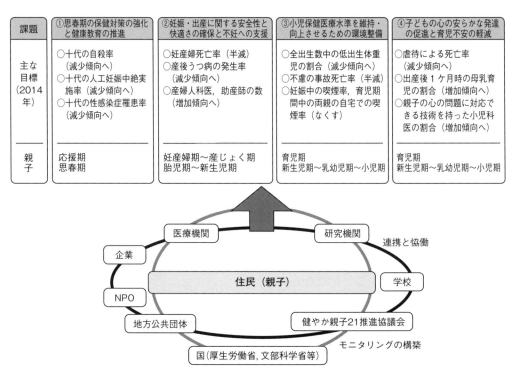

出典：健やか親子21公式ホームページより抜粋（http://rhino.med.yamanashi.ac.jp/sukoyaka/abstract.html）

図4-8　健やか親子21：21世紀初頭における母子保健の国民運動計画（2001〜2014年）

年，2015年より今後の10年間の計画として「健やか親子21（第2次）」が予定されている（厚生労働省，2013，2014b）。

「健やか親子21」は，21世紀の母子保健の主要な取り組みを提示するビジョンであり，かつ，関係者，関係機関・団体が一体となって推進する国民運動計画である。安心して子どもを産み，ゆとりを持って健やかに育てるための家庭や地域の環境づくりという少子化対策としての意義と，少子・高齢社会において国民が健康で元気に生活できる社会の実現を図るための国民健康づくり運動である健康日本21の一翼を担うという意義を示している。主要な4課題として，①思春期の保健対策の強化と健康教育の推進，②妊娠・出産に関する安全性と快適さの確保と不妊への支援，③小児保健医療水準を維持・向上させるための環境整備，④子どもの心の安らかな発達と育児不安の軽減である（図4-8）。現在の子育ておよびその家族支援として「健やか親子21」による保健対策，また社会的支援として「次世代育成支援対策推進法」をあわせた取り組みが行われている。

（2）親子のメンタルヘルスへの取り組み

「健やか親子21」の最終評価（厚生労働省，2013）からは，今後の課題として次の7つをあげている。

①地域間格差解消に向けた国・都道府県・市町村の役割の明確化

②思春期保健対策の充実
③周産期・小児医療・小児在宅医療の充実
④母子保健事業間の有機的な連携体制の強化
⑤安心した育児と子どもの健やかな成長を支える地域の支援体制づくり
⑥「育てにくさ」を感じる親に寄り添う支援
⑦児童虐待防止対策の更なる充実

特にメンタルヘルスの支援に関しては，②の思春期保健対策の充実，⑤の安心した育児と子どもの健やかな成長を支える地域の支援体制づくり，⑥の「育てにくさ」を感じる親に寄り添う支援，⑦の児童虐待防止対策の更なる充実があげられる。
具体的な支援の検討は以下のとおりである。

・孤立しがちな子育て世代の親に対し，地域あるいは民間団体やNPO等による子育て拠点やピアサポート等を活用し，子育てについて親同士で対話する機会や，育児不安について子育て経験者と一緒に考える機会を設けることで，育児に関する負担感を親だけで抱えず，地域全体で子育てを支援する。また方策として，IT時代を考慮して，インターネット等の活用による育児相談等の支援を検討する。
・親が感じている子どもの「育てにくさ」に気づき，「育てにくさ」の要因の所在を見きわめ，親の不安な気持ちに寄り添いながら適切な助言・指導を行い，相応な支援サービスに結びつけるかかわりを促進する。また，安心した子育てを可能とする家庭や地域など親子を取り巻く環境整備に努める。
・十代の自殺，児童虐待は多くの原因が複雑に絡み合って起こるものであり，その対策には多職種による連携したアプローチが必要である。養護教諭や校医だけでなく，スクールソーシャルワーカーやスクールカウンセラー，精神科医，産婦人科医，助産師など地域のさまざまな関係者の協力のもと，教育機関の場でかかわる仕組みづくりの促進を検討する。また教育機関と行政との間での情報共有や管理とそれを親子の支援につなげる必要がある（厚生労働省，2013）。

4節　非行立ち直り支援の取り組み

1．少年非行の定義と歴史

現在，日本において，少年非行について定義しているのは少年法であり，以下のように分けられている。

(1)「犯罪少年」：14歳以上20歳未満の罪を犯した少年
(2)「触法少年」：14歳未満であって刑罰法令に触れる行為をした少年

(3)「虞犯少年」：次の①から④の事由があって，その性格又は環境にてらして，将来，罪を犯し，または刑罰法令に触れる行為をするおそれのある少年
　①保護者の正当な監督に服しない性癖のあること。
　②正当の理由がなく家庭に寄り附かないこと。
　③犯罪性のある人若しくは不道徳な人と交際し，またはいかがわしい場所に出入すること。
　④自己又は他人の徳性を害する行為をする性癖のあること。

　少年非行を歴史的に見ると，少年非行は社会の大きな動きとともに増加しており，3つの大きな波がある（法務省，2013）。図4-9は少年による刑法犯の検挙人員の推移である。これによると，まず第一の波は戦後荒廃期の1951年の16万6,433人をピークとする時期であり，次に高度経済成長期の1964年の23万8,830人をピークとする第二の波，そしてバブル経済期の入口であった1983年の31万7,438人をピークとする第三の波である。それ以降は若干の増減を経て，2004年からは減少の傾向にある。直近の2012年は10万1,098人となり，少年による刑法犯の検挙人員は1946年以降で最も少なかった。

　少年による刑法犯の検挙人員の推移の人口比（少年人口10万対）も，2004年から毎年減少している。直近の2012年は前年をさらに120.1ポイント下回る848.3となったが，近年の少子化の影響により，第一の波のころとほぼ同等の割合となっている。

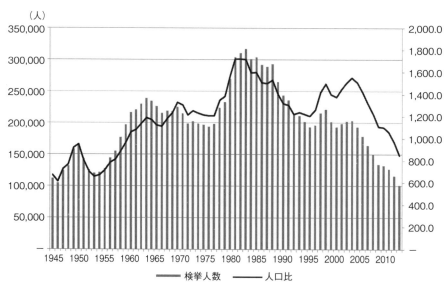

注）・触法少年の補導人員を含む。
　　・昭和45年以降は，自動車運転過失致死傷等による触法少年を除く。
　　・少年の「人口比」は，10歳以上の少年10万人当たりの刑法犯検挙人員である。
出典：法務省「平成25年版 犯罪白書」

図4-9　少年・成人の刑法犯検挙人員・人口比の推移

2. 少年非行の範囲と現状

(1) 一般刑法犯

表4-2は，2012年における少年による一般刑法犯の罪名別の検挙人員および少年比である。罪名別の構成比では，窃盗が59.7％と最も多く，次いで遺失物等横領が16.4％であり，これらで全体の76.1％を占める。また，少年比が高いのは，順に住居侵入が47.1％，恐喝40.1％，遺失物等横領34.7％，窃盗29.3％，器物損壊28.3％であった（法務省，2013）。

表4-2　2012年における少年による一般刑法犯の罪名別の検挙人員および少年比

罪名	総数	（構成比）	少年比
殺人	48	(0.1)	5.3
強盗	643	(0.8)	26.2
傷害	5,714	(7.1)	23.3
暴行	2,046	(2.6)	8.5
窃盗	47,740	(59.7)	29.3
詐欺	919	(1.1)	8.3
恐喝	1,281	(1.6)	40.1
横領	13,178	(16.5)	33.8
遺失物等横領	13,143	(16.4)	34.7
強姦	147	(0.2)	16.9
強制わいせつ	524	(0.7)	19.9
放火	174	(0.2)	25.3
住居侵入	2,812	(3.5)	47.1
器物損壊	1,911	(2.4)	28.3
その他	2,828	(3.5)	17.4
総数	79,965	(100.0)	26.5

注）・犯行時の年齢により，また，触法少年の補導人員を含む。
　　・遺失物等横領は，横領の内数である。
出典：法務省「平成25年版 犯罪白書」

(2) 特別法犯（薬物等）

少年による特別法犯（薬物犯罪，銃刀法，軽犯罪法等）の送致人員は，1983年の3万9,062人をピークに，近年では減少の傾向にあり，2012年は6,578人となっている。罪名別では，過去，薬物犯罪が特別法犯の大半を占めていたが，現在は薬物犯罪より軽犯罪法違反の人員が多くなっている（法務省，2013）。

少年による薬物犯罪においては，シンナーの乱用による送致人員が圧倒的多数を占めてきたが，1982年の2万9,254人をピークに，以降は激減し，2012年は99人であった。また，覚せい剤取締法，大麻取締法，麻薬取締法の違反による送致人員も最近は減少傾向にある（法務省，2013）。

(3) 家庭内での暴力

少年による家庭内暴力認知件数は図4-10のとおりである。1988年以降，増減を見せながら，2012年は近年では最も多い1,625件となった。この2012年の家庭内暴力の対象は，

第2部■実践・展望編

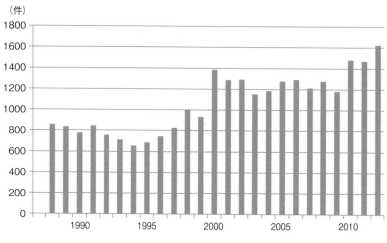

出典：法務省「平成25年版 犯罪白書」

図4-10　少年による家庭内暴力認知件数の推移

母親が935件（57.5％）と最も多く，次いで，家財道具等291件（17.9％），父親152件（9.4％），同居の親族122件（7.5％），兄弟姉妹119件（7.3％）であった（法務省，2013）。

（4）学校での暴力行為

文部科学省による調査によると，全国の小学校，中学校および高校の児童生徒による学校内における対教師暴力，生徒間暴力，対人暴力，器物損壊について，2012年度の発生件数は5万265件，加害児童生徒数は4万7,718人にも上っている。このうち，中学校における発生件数は3万4,528件，加害生徒数は3万1,204人であり，全校種に占める中学校の割合は，発生件数，加害生徒数ともに6割以上と際立っている（文部科学省，2014）。

図4-11に発生件数の推移を見ると，現在は，発生件数が最も多かった2009年度から若

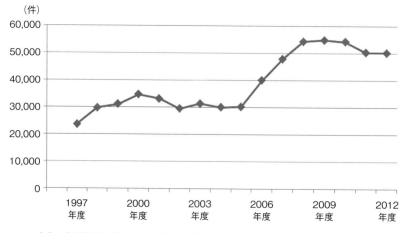

出典：文部科学省「平成24年度児童生徒の問題行動等生徒指導上の諸問題に関する調査」

図4-11　学校内における暴力行為発生件数の推移

68

干減少しているものの，現在の調査方法となった1997年度に比べ約2倍にまで増加している（文部科学省，2014）。

3．非行の要因

　従来から非行の要因の1つとして，保護者の不適切な養育態度等，家族関係が指摘されている。たとえば，内閣府が一般少年および非行少年の中・高校生らを対象に実施した調査によると，親子関係について，「親から愛されていないと感じる」「親がきびしすぎると思う」「親は家の中で，暴力をふるう」と答えた者の割合は，中・高校生ともに一般少年より非行少年のほうが高いという結果が示されており，一方，家庭の雰囲気について，中学生で，「家庭の雰囲気は暖かい」「親は私のことを信頼している」と答えた者の割合が非行少年より一般少年のほうが高いといった結果もある（内閣府，2010）。

　非行行為のうち，増加している暴力行為の要因として，文部科学省は，児童生徒の成育，生活環境の変化，児童生徒が経験するストレスの増大，感情を抑えられず，考えや気持ちを言葉でうまく伝えたり人の話を聞いたりする能力の低下等をあげ，その背景として，規範意識や倫理観の低下，人間関係の希薄化，あるいは映像等の暴力場面に接する機会の増加やインターネット・携帯電話の急速な普及にともなう問題など，児童生徒を取り巻く学校，社会環境の変化にともなう多様な問題について指摘している（文部科学省暴力行為のない学校づくり研究会，2011）。

　さらには，近年，非行行為の要因として指摘されているのは，発達障害との関連である。

　障害と非行行為との関連を論じることは慎重であらねばならないし，障害は非行行為の直接的な要因ではなく，非行行為は障害の二次的な課題として派生しているものと考えられているが，とりわけ，非行行為と発達障害との関連では，暴力行為と注意欠陥多動性障害との親和性を言及するものが多い（斎藤，原田，1999；松浦，2003）。

　学校現場をはじめとして，非行少年に対する支援の場面で，発達障害が疑われる子どもに対しては，その障害の特性を考慮した対応が必要となることが考えられるが，とりわけ杉山は，広汎性発達障害と司法事例に及んだ非行行為との関連に言及したうえで，発達障害という生来の障害に，きちんとした教育的，医療的対応がなされていない場合に「犯罪という形で不適応が噴出する場合がある」としている（杉山，2005）。すなわち発達障害の二次的な課題としての非行を防止するという視点から，支援のあり方を考えることが重要であるといえる。

4．非行少年への支援：立ち直り支援

　非行行為は，子どもと子どもを取り巻く環境側の問題が複雑に作用して発生している。このため，家庭，学校，地域などの連携の下に，総合的な非行防止と立ち直り支援を推進していく必要がある。

　その1つとして，学校，警察，児童相談所，保護観察所といった関係機関により構築されるサポートーチームがある。各機関が連携し，役割分担の下に非行少年の支援にあたる

ものである。

　また，学校と警察の連携も進められている。校内暴力等の非行行為への対応とともに日頃からの子どもたちの健全育成を目的に，警察署の管轄区域や市町村を単位に，すべての都道府県で学校警察連絡協議会が設置されている。2014年現在，全国の小学校，中学校，高校の約97％が参加し，約2,700組織の学校警察連絡協議会が存在している。

　さらに学校と警察の連携においては，スクールサポーターを警察署等に配置し，学校からの要請に応じて派遣している。スクールサポーターは「警察と学校の橋渡し役」として，学校における子どもの非行行為への対応や，巡回活動，相談活動，安全確保に関する助言を行っている。2014年現在，43都道府県に約800人が配置されている。

　非行少年の立ち直り支援を実施している専門機関に，全国の都道府県警察に設置している少年サポートセンターがある。近年，少年サポートセンターを中心に，大学生ボランティア等と連携して各種体験活動や学習支援などを行う「少年警察ボランティア」による立ち直り支援が実施されており，効果を見せている。

◉5節　思春期における不登校児童生徒の支援

1．「不登校」の用語の歴史と定義

　日本における「学校に行けない」あるいは「学校に行かない」子どものとらえ方とその呼称は時代とともに変化している。1960年代より以前は，子どもが学校に行かない状況は「怠学」と位置づけられ，子ども個人やその環境にある要因については考慮がされない時代であった。その後，1960年代以降，怠学による欠席とは異なり，登校に際し大きな不安を抱え，心理的な問題で学校に行けない子どもたちの存在が指摘されるようになり，「学校恐怖症」の呼称が用いられるようになった。1970年代ごろからは，学校だけを恐怖症という神経症の対象ととらえることへの疑問から「登校拒否」と称されるようになる。現在の呼称である「不登校」が用いられるようになったのは1980年代ごろからであり，それまでの「拒否」という言葉が学校に行きたくても行けない子どもにもの状態像にそぐわないことから，「不登校」が用いられるようになった。

　「不登校」の呼称が用いられるようになった当時，文部省による不登校の見解は，「特定の子ども」において起こる問題としていたが，1992年には，不登校は「どの子どもにも起こりうるもの」との見解が示され，現在，文部科学省による不登校の定義は，「何らかの心理的，情緒的，身体的あるいは社会的要因・背景により，登校しない，あるいはしたくともできない状況にあるため年間30日以上欠席した者のうち，病気や経済的な理由による者を除いたもの」としている。

2．不登校の現状

　図4-12は不登校児童生徒数の推移である。小学校はほぼ横ばいで推移し，中学校は

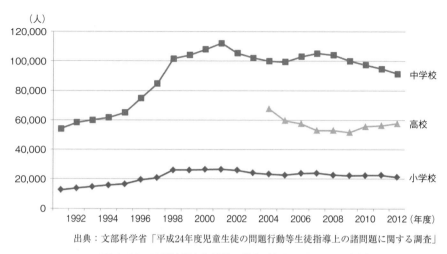

出典：文部科学省「平成24年度児童生徒の問題行動等生徒指導上の諸問題に関する調査」

図4-12　不登校児童生徒数の推移（年間30日以上欠席者）

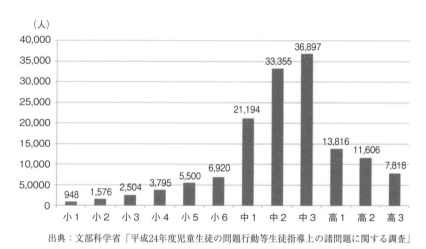

出典：文部科学省「平成24年度児童生徒の問題行動等生徒指導上の諸問題に関する調査」

図4-13　2012年度における学年別不登校児童生徒数

　2001年をピークに近年は漸減の傾向，高校はデータを取り始めた2004年以降漸減傾向であったがここ数年は微増傾向にある。直近の2012年度の不登校児童・生徒数は，小学校2万1,243人，中学校9万1,446人，高校5万7,664人と，全国で17万人以上もの児童生徒が不登校の状態にある（文部科学省，2014）。
　また，学年別の不登校児童生徒数を図4-13に見ると，小学校では学年が上がるとともに徐々に増加し，中学1年生で急増，その後学年とともに増加し，高校1年生で大きな減少を見せ，学年とともに減少している（文部科学省，2014）。とりわけ，小学6年生から中学1年生にかけて，不登校児童生徒数が約3倍になる急増を「中1ギャップ」と称し，各自治体の教育委員会や中学校において問題視され，対策が講じられている。
　一方，この中1ギャップについて，中学1年生で不登校になった生徒の8割近くが，小学4年生から6年生までに，年間30日までの欠席はないものの15日以上の欠席がある，欠

席の多い児童であったことが示されており，必ずしも「ギャップ」というほどの突然の急増とはいえないという指摘もある（国立教育政策研究所生徒指導・進路指導研究センター，2014）。

　中1ギャップの原因として，小学校から中学校への環境の変化があげられることが多い。しかし，中1ギャップを小学校時代に解決できなかった課題が，中学校に入ってから不登校として顕在化したものと考えると，その解決策は生徒の環境への適応のあり方について考えるだけではなく，小学校からの継続性のなかで，よりていねいな個別のかかわりが求められているといえよう。

3．不登校のきっかけと継続の理由

　さて，不登校の要因はどのようなところにあるのだろうか。文部科学省は，全国の学校を対象に，不登校児童生徒が不登校になったきっかけと考えられる状況をまとめているが，小学校，中学校，高校いずれも不安や無気力などの本人にかかわる状況が多いとされている（文部科学省，2014）。

　一方，興味深いのは，不登校生徒に関する追跡調査研究会（2014）による調査結果である。この調査は，2006（平成18）年度に中学3年生に在籍していた不登校生徒1,604人に対して，5年後に追跡調査を実施し，当時の不登校のきっかけについて問うたものである。その結果は表4-3に示す通りであり，上位5つのうち4つが学校にかかわる状況を不登校のきっかけとしている。さらに，同調査における不登校が継続した理由を表4-4に見ると，多くが本人にかかわる状況をあげている。これらの結果から，不登校のきっかけと不登校

表4-3　追跡調査に見る不登校のきっかけ（上位5項目）　　　　　(n=1,604)

項目	回答数	割合
友人との関係（いやがらせやいじめ，けんかなど）	849	52.9%
生活リズムの乱れ（朝起きられないなど）	548	31.2%
勉強が分からない（授業がおもしろくない，成績がよくない，テストがきらいなど）	500	26.2%
先生との関係（先生がおこる，注意がうるさい，体罰など）	420	20.8%
クラブや部活動の友人・先輩との関係（先輩からのいじめ，他の部員とうまくいかなかったなど）	366	22.8%

出典：不登校生徒に関する追跡調査研究会「不登校に関する実態調査 平成18年度不登校生徒に関する追跡調査報告書」

表4-4　追跡調査に見る不登校継続の理由（上位5項目）　　　　　(n=1,604)

項目	回答数	割合
無気力でなんとなく学校へ行かなかったため	699	43.6%
学校へ行こうという気持ちはあるが，身体の調子が悪いと感じたり，ぼんやりとした不安があったりしたため	688	42.9%
いやがらせやいじめをする生徒の存在や友人との人間関係のため	652	40.6%
朝起きられないなど，生活リズムが乱れていたため	537	33.5%
勉強についていけなかったため	432	26.9%

出典：不登校生徒に関する追跡調査研究会「不登校に関する実態調査 平成18年度不登校生徒に関する追跡調査報告書」

が継続している理由には差異があることがわかる。不登校児童生徒を支援する際には、これらきっかけと継続理由を分けてとらえる必要がある。きっかけだけを見て、それが不登校の要因のすべてととらえると、子どもたちはさらに学校内に居場所を失ってしまうことにつながりかねない。

4．不登校の対応

(1) 不登校児童生徒

「不登校」とは欠席日数を中心とした条件による定義であり、その状態像は多様である。よって不登校児童生徒本人への対応は一人ひとり異なる。たとえば、不登校になったばかりの遊び非行型不登校の子どもといじめが原因で部屋に閉じこもっている子どもとでは、同一の対応が困難であることは容易に想像できる。

不登校児童生徒本人への対応において重要となるのは、多視点から不登校状態を理解することである。本人側の要因として、疾病や心理、性格、障害等を見ながら、その周囲の学校、家族、地域との関係、さらに不登校出現時の状況や過程、きっかけ、継続の理由、現在の不登校の経過等によって不登校をとらえる必要がある。

本人への具体的な対応方法の1つとして登校刺激の与え方が話題となることが多いが、登校を促す直接的な刺激から、ただ学校を想起させるだけの間接的な刺激まで、本人の状態に合わせて刺激の与え方を選択したほうがよい。ときおり、不登校児童生徒には登校刺激はしないほうがよいとする支援者がいるが、刺激をなくしてしまうと子どもは所属意識を失ってしまうので、一人ひとりの状態に合わせた対応を心掛けたい。

(2) 不登校児童生徒の家族

家族、とりわけ保護者は不登校児童生徒とともに大きく揺れていることが多々ある。わが子の不登校の出現に大きなショックを感じ、その原因探しを始める。そのなかで、子どもが怠けているように感じて子どもを責めてしまったり、学校側に批判的な対応をして学校と溝ができたり、あるいは自分の養育態度を責めたり、家族内で責任転嫁をすることもある。それでも具体的な原因にたどり着かないことはしばしばあり、その後無力感や焦り、抑うつやイライラの状態に陥ってしまう。

家族への対応として、まず家族の何とかしたいとする思いや態度を評価することから始め、とまどいや焦り、抑うつ感を理解することが肝要である。よって、家族会などのセルフヘルプ・グループで、同じ苦悩を分かち合うことは、効果のある支援方法のひとつである。

また、家族をシステムとしてとらえることで、不登校を子どもだけではなく家族全体の問題として考えることも大切である。家族が落ち着くことで、子どもの不登校によい影響を及ぼすこともある。

(3) 学校

不登校児童生徒を担任する教師もまた早期解決への焦りや無力感などにさいなまれてい

ることが多い。不登校の原因を不登校児童生徒本人や家族に求め，関係が悪化したり，また教師集団から孤立していることもある。とりわけ，担任教師は支援者として機能しにくいという場合もあり，学校全体や他機関との連携を図って対応していくことが求められる。

何より，前述の不登校のきっかけからもわかるが，不登校は，学校という環境のなかに子どもが不快に感じてしまう出来事が存在し，それを乗り越える，あるいは乗り越えさせる力が子ども本人や周囲に不足しているときに起こる。この点を考えると，学校はまず，不登校の未然防止策として，すべての子どもにとって学校生活が充実したものとなる取り組みが必要となる。

●6節　いじめ防止に向けた取り組み

1．いじめの定義

2013（平成25）年9月に施行された「いじめ防止対策推進法」（後述）において，いじめを「児童生徒に対して，当該児童生徒が在籍する学校に在籍している等当該児童生徒と一定の人的関係にある他の児童生徒が行う心理的または物理的な影響を与える行為（インターネットを通じて行うものを含む。）であって，当該行為の対象となった児童生徒が心身の苦痛を感じているもの」と定義している。

2．いじめの現状

(1) いじめの認知件数・いじめ発見のきっかけ

文部科学省（2013）によると，2012（平成24）年度におけるいじめの認知件数は，小学校11万7,383件（前年度より8万4,259件増加），中学校6万3,634件（同3万2,885件増加），高等学校1万6,274件（同1万254件増加），特別支援学校817件（同479件増加）の合計19万8,108件（同12万7,877件増加）と大幅に増加している。また，平成24年度の学年別のいじめ認知件数では，小学1年生は1万5,026件と1万5千件を超え，学年が進行するにつれて増加がみられ3，4，5年生では2万件を超えている。そして中学校以降では中学1年生の2万9,524件をピークに件数は減少している。

いじめ発見のきっかけとしては，小学校では「アンケート調査など学校の取り組みにより発見」が6万8,841件（構成比58.6％）と最も構成比が高い。また，中学校・高等学校・特別支援学校においては「本人からの訴え」（中学校21.4％，高等学校17.7％，特別支援学校23.4％）による発見が高くなっている。しかしながら2011（平成23）年度と比べ「アンケート調査など学校の取り組みによる発見」は増加（平成23年度28.3％，平成24年度53.2％）しているものの，「本人からの訴え」（平成23年度23.4％，平成24年度15.9％）や「学級担任が発見」（平成23年度18.1％，平成24年度12.8％）はいずれも減少している。

（2）いじめの態様

　文部科学省（2013）は，いじめに関して7つの態様をあげているが，そのなかで小学校・中学校・高等学校・特別支援学校ともに「冷やかしやからかい，悪口や脅し文句，嫌なことを言われる」（小学校63.1％，中学校66.7％，高等学校63.2％，特別支援学校62.7％，計64.3％）[★6]が最も多く，次いで「仲間はずれ，集団による無視をされる」（小学校23.2％，中学校18.7％，高等学校18.2％，特別支援学校13.7％，計21.3％）や「軽くぶつかられたり，遊ぶふりをして叩かれたり，蹴られたりする」（小学校23.1％，中学校18.7％，高等学校19.1％，特別支援学校25.6％，計21.4％）となっている。また，「パソコンや携帯電話等で誹謗中傷や嫌なことをされる」（小学校1.4％，中学校5.8％，高等学校14.8％，特別支援学校9.2％，計4.3％）は増加傾向にある。

　　　★6　（　）内の数字は構成比であり，各区分における認知件数に対する割合を示す。

（3）子どもの自殺

　文部科学省（2013）によると，2012（平成24）年度に自殺した児童生徒数（学校から報告のあったもの）は，小学校6人（前年度より2人増加），中学校49人（前年度より8人増加），高等学校141人（前年度より16人減少）の合計196人（前年度より6人減少）であった。自殺した児童生徒が置かれていた状況として「いじめの問題」があった生徒は6人（前年度より2人増加）との報告がある。

　一方，警察庁（2013）によると，2012（平成24）年中の児童生徒の自殺者数は小学校8人（男子5人，女子3人），中学校78人（男子56人，女子22人），高等学校250人（男子158人，女子92人）との報告がある。いじめを自殺の原因・動機としているものは中学生で2人（男子1，女子1人），高校生で1人（男子1人），また学友との不和は中学生で3人（男子1人，女子2人），高校生で8人（男子4人，女子4人）となっている。

　このように，調査報告により人数の差があるものの300人あまりの子どもたちが自殺している現状がある。

3．いじめ防止への取り組み：いじめ防止対策推進法

（1）いじめ防止対策推進法の概要

　2011（平成23）年に滋賀県大津市で起きた中学生のいじめ自殺事件をきっかけに，いじめが大きな社会問題となるなかで，2013（平成25）年6月28日に「いじめ防止対策推進法」が公布され，3か月後の9月28日に施行された。以下はその概要である。

・いじめ防止対策の基本理念，いじめの禁止，関係者の責務。
・国，地方公共団体，学校による「いじめの防止等のための対策に関する基本的方針」の策定（国と学校は義務，地方公共団体は努力義務）。
・地方公共団体は，学校，教育委員会，児童相談所，法務局や地方法務局，警察その他

の関係者により構成されるいじめ問題対策連絡協議会を置くことができる。
・学校は，複数の教職員，心理・福祉等の専門家その他の関係者により構成される組織を置く。
・学校の基本的施策：①道徳教育等の充実，②早期発見のための措置，③相談体制の整備，④インターネットを通じて行われるいじめに対する対策。
・国・地方公共団体の基本的施策：①いじめの防止等の対策に従事する人材の確保，②調査研究の推進，③啓発活動など。
・個別のいじめに対して，学校が講ずべき措置：①いじめの事実確認と設置者への結果報告，②いじめを受けた子どもやその保護者に対する支援，③いじめを行った子どもに対する指導やその保護者に対する助言，④いじめが犯罪行為として取り扱われるべきものであると認められるときの警察との連携を実施。
・学校の設置者や学校は，重大事態に対し，同種の事態の発生の防止に資するため，速やかに適切な方法により事実関係を明確にするための調査を行う。そして，いじめを受けた子どもとその保護者に対し，必要な情報を適切に提供する。重大事態が発生した旨を地方公共団体の長などに報告し，その長が必要と認めるときは，その調査の再調査を行うことができ，また，その結果を踏まえて必要な措置を講ずる。

（2）いじめ対策の総合的な推進

　文部科学省は，2014（平成26）年度より以下をはじめとするさまざまな取り組みにより，いじめ問題に対する取り組みを総合的に推進するとしている。以下はその概要である。

・幅広い外部専門家を活用していじめ問題などの解決に向けた調整，支援する取り組みの促進（学校ネットパトロールへの支援など）
・未然防止（道徳教育地域支援事業，体験活動の推進など）
・早期発見・早期対応（スクールカウンセラー・スクールソーシャルワーカーの配置拡充，生徒指導推進協力員・学校相談員の配置，24時間いじめ相談ダイヤルの周知徹底など）
・教職員などの配置改善の推進・教員研修の充実
・これらに関する実践的な取り組みの調査研究を実施

4．子どもたちの「ちから」をひき出す取り組み

　教職員のための研修プログラムとしては，東京都教育委員会のいじめ防止教育プログラムやオルヴェウスいじめ防止プログラムなどがあるが，子どもたちを対象にしたものとしては，学校におけるメンタルヘルス教育やストレスマネジメント教育が行われている。また，いじめにおいて暴力が問題となることも多く，暴力の引き金となる怒りの感情をコントロールするためのアンガーコントロールトレーニングやアンガーマネジメント・プログラムなど多種多様な子どもたちの「ちから」をひき出す取り組みが行われている。

5. まとめ

近年、いじめ問題に関しては、いじめ自殺事件から「いじめ防止対策推進法」の施行と急激な変化を遂げている。また、携帯電話やスマートフォンなどの使用によるいじめ問題も大きく浮上してきている。現代社会の問題を含みながら、いじめによる自殺の減少と新たな不幸を招かないために、さまざまいじめ防止に向けた取り組みの成果が期待されている。

●7節　医療的ケアを必要とする子どもと親の支援

1.「医療的ケア」とその歴史的変遷

ノーマライゼーション理念の浸透や医学・医療技術の進歩、疾病構造の変化や在宅医療の推進によって、医療的な行為を必要とする子どもたちは在宅での生活が可能となり、地域で成長・発達し、そして地域の学校へ就学したいというニーズが高まってきている。

子どもたちは、病院での必要な治療が終われば地域へと帰っていき、摂食ができなければ経管栄養を、呼吸がスムーズにできなければ人工呼吸器を使用し、痰を出すことができなければ吸引器を用いながら生活している。医療的ケアとは、このような治療を目的としたものではなく、生活行為として障害のある子どもの生命維持や健康の維持・増進のために日常的に行っている医療的な介助行為を医師法上の『医療行為』と区別し『医療的ケア』とよんでいる。

医療的ケアは、生体への侵襲を及ぼす可能性があるため、生命のリスクをともなうケアであり、医師や看護師、保護者だけが行えるものとされていた。1998（平成10）年から2004（平成16）年までの文部科学省の実践研究およびモデル事業や厚生労働省に設置され

表4-5　医療的ケアの歴史

年度	事業名等
平成10年度～12年度	「特殊教育における福祉・医療との連携に関する実践研究事業」
平成15年～	「養護学校における医療的ケアに関するモデル事業」
平成15年7月17日	「ALS（筋萎縮性側索硬化症）患者の在宅療養の支援について」
平成16年5月～	「在宅及び養護学校における日常的な医療の医学的・法律学的整理に関する研究会」
平成16年9月17日	「盲・聾・養護学校におけるたんの吸引等の医学的・法律学的整理に関する取りまとめ」報告書
平成16年10月22日	厚生労働省・文部科学省「盲・聾・養護学校におけるたんの吸引等の取扱いについて（初等中等教育長通知）
平成17年～	「盲・聾・養護学校における医療的ケア実施体制整備事業」
平成17年3月24日	「在宅におけるALS以外の療養患者・障害者に対するたんの吸引の取扱いについて」
平成17年7月26日	「医師法第17条、歯科医師法第17条及び保健師助産師看護師法第31条の解釈について（通知）」
平成22年4月1日	「特別養護老人ホームにおけるたんの吸引等の取扱いについて」
平成23年12月9日	「特別支援学校等における医療的ケアの今後の対応について（通知）」
平成24年4月	「社会福祉士及び介護福祉士法の一部を改正する法律の施行」

た研究会において，看護師が配置された特別支援学校では，たんの吸引，経管栄養等の行為は，教員が行うことが許容されるものとなった。さらに，2012（平成24）年4月には社会福祉士及び介護福祉士法の一部を改正する法律の施行にともない，教員を含む介護職員等が，認定特定行為業務従事者認定証を得て限定された医療的ケア（特定行為）を実施できるようになった。特別支援学校では，看護師と連携しながら教員が医療的ケアを実施している。このように，障害のある子どもの諸情勢は大きく変化してきている（表4-5）。

2．特別支援学校における医療的ケアを必要とする子どもの現状とケア実施者

医療的ケアを必要とする子どもの数の推移について，特別支援学校における医療的ケアが必要な幼児児童生徒数の推移（表4-6）では，医療的ケアを必要とする子どもは年々増加していることがわかる。小学部に在籍率が高いことから学童期に占める割合が多い。また，2013（平成25）年においては，全国の特別支援学校の在籍者数12万7,520人のうち，医療的ケアを必要とする幼児児童生徒数は7,842人であり全体の6％を占めている。

2013（平成25）年5月現在で看護師が配置されている特別支援学校は486校，配置されている看護師数は1,354名である（表4-7）。平成21年の配置数は925名であり，増加の一途をたどっている。また，平成24年度の制度改正にともない，認定特定行為業務従事者として医療的ケアを行っている教員数は，3,493名であり看護師の2.5倍以上になっている。

表4-6 医療的ケアが必要な幼児児童生徒数の推移

年度	在籍数	医療的ケアが必要な幼児児童生徒数（名）					
		幼稚部	小学部	中学部	高等部	計	割合
平成21年	111,858	45	3,569	1,699	1,668	6,981	6.2%
平成22年	116,674	48	3,696	1,737	1,825	7,306	6.3%
平成23年	115,270	45	3,736	1,779	1,790	7,350	6.4%
平成24年	124,868	43	3,861	1,780	1,847	7,531	6.0%
平成25年	127,520	36	3,952	1,930	1,924	7,842	6.1%

※ 岩手県・宮城県・福島県・仙台市は調査対象外である。対象外地域の数値が含まれるため，単純な比較はできない。
出典：平成21年～平成25年に文部科学省が実施した「特別支援学校医療的ケア実施体制状況調査」より作成

表4-7 特別支援学校における医療的ケアの必要な幼児児童生徒数と実施者

調査年度	医療的ケア対象幼児児童生徒		看護師配置校数（校）	看護師数（名）	医療的ケアを行っている教員数[2]
	在籍校数（校）	幼児児童生徒数（名）			
平成21年	600	6,981	412	925	3,520
平成22年	607	7,306	436	1,049	3,772
平成23年	580	7,350	420	1,044	3,983
平成24年	615	7,531	473	1,291	3,236
平成25年	615	7,842	486	1,354	3,493

※1 岩手県・宮城県・福島県・仙台市は調査対象外である。
※2 平成24年度からは認定特定行為業務従事者として医療的ケアを行っている教員数
出典：平成21年～平成25年に文部科学省が実施した「特別支援学校医療的ケア実施体制状況調査」より作成

3．医療的ケアを必要とする子どもの保護者の背景

　在宅で生活すること，家族と一緒に過ごすことは，子どもとその家族にとって，とても大きな喜びであり自然なことである。しかし，医療的ケアが必要な子どもが安全・安心して日々過ごしていくために，家族が気を抜くことができない現実もある。

　塩川ら（2006）は，医療的ケアを必要とする子どもやその家族が，社会資源を利用するうえで，必要な情報が入手しにくい状況や制度やシステムに制約があることを報告している。

　また，医療的ケアを必要とする子どもたちは増加しているものの，保育園への入園や児童デイサービスへの通園・レスパイト（親の休養のための一時預かり）など，その家族を支援するための行政の支援策は十分ではない。

　家族のなかでも医療的ケアの担い手は，母親に任されることが多く，子どもの育児と介護は母親の肩に大きくかかっている。飯野（2008）は，調査結果のなかで，家族にとって今の生活はよくないとする理由として，睡眠不足や慢性的な疲労感等身体的・精神的高負担，常に介護の時間に追われゆとりがない等の時間的な制限，医療的ケアの対応があるためヘルパーが介護できず，急に出かけたいときも預ける場所がないこと等介護者（ヘルパー）の不足や支援サービスの不足，本人の呼吸が不安定な時の頻回な吸引や夜間の介護等医療的ケアの増加や本人の健康上の変化等について報告している。このように，医療的ケアを必要とする子どもの保護者や家族は，さまざまな思いや不安を抱えつつ，子どもとの生活を継続していくために日々奮闘している背景がある。

4．医療的ケアを必要とする子どもと保護者への支援

　文部科学省による研究事業の成果のまとめで，医療的ケアの「教育的効果」として，①子どもの精神的成長がみられ，母子分離ができたこと，②生活リズムが確立し欠席日数が減少したこと，③授業中に保健室に連れていくことがなくなり授業の継続性が保たれるようになったこと，④さまざまな活動に参加できるようになり，表情が豊かになったこと，⑤発達に応じた自立心が芽ばえてきたことを報告している（北住ら，2012）。

　医療的ケアを必要とする子どもが学校へ登校することで，友だちや学校の教職員，医療スタッフ等，さまざまな人とのかかわりを通じて多くの刺激を受けることができる。それは，子どもたちの好奇心や発想力を豊かにするだけではなく，知識や思考する力を身につけることにつながり，探求心など学習の基礎が培われる。そして，教育現場で保護者ではなく教職員や医療スタッフが医療的ケアにかかわることは，子どもにとって教育的効果が得られるだけではなく，母親の負担軽減や家族のQOLが守られるなどの保護者への支援にもつながっている。教員や介護職員等が，認定特定行為業務従事者として限定された医療的ケアを実施するためには，指定された研修を受講し知識や技術を習得することが必要である。子どもたち一人ひとりの障害は異なっており，支援の内容も異なる。医療的ケアを必要とする子どもの安全・安心を守るためには，子どもにかかわるスタッフが医療的ケ

アに関する研修や勉強会で研鑽に努めることが必要になる。

さらに，医療的ケアを必要とする子どもの支援には，子どもにかかわる人びとの連携が重要である。保護者や教職員，介護職員，医療スタッフ等が，十分なコミュニケーションを行うこと，職種の異なる関係者との連携を意識したチームでの支援等，日常のなかで連携を図ることが，異常の早期発見・早期対処へとつながり，子どもたちが安全・安心に過ごすことができる体制を強化することになる。

●8節　DV被害者とその家族への支援

1．日本におけるDV被害者支援の歴史と被害実態

　古くより日本社会において夫婦喧嘩はあっても夫婦間の暴力はないとされてきた。しかし1992年に「夫・恋人からの暴力」調査研究会が設立され，日本で初めてDVの実態調査が実施された。この調査研究が契機となり，国内におけるDV関連の実態調査活動が活発になった。さらに1993年には国連が女性に対する暴力撤廃に関する宣言を制定し，1995年の第4回世界女性会議（北京会議）では「女性に対する暴力の根絶」がテーマとなった。こういった国内外の動きの影響を受け，日本国内におけるDVへの関心が高まり，2001（平成13）年4月に「配偶者からの暴力の防止及び被害者の保護に関する法律」（DV防止法）が制定された。これにより，潜在化していたDV問題が法規制の対象となり，それまでは草の根運動として広まっていたDV被害者支援が大きく展開していくこととなった。

　DV防止法制定以降，DV被害の実態調査が内閣府によって実施されている。DV被害者はその多くが女性であるが，近年，男性被害者もわずかながらに増加傾向にある（表4-8）。

表4-8　配偶者からの被害経験

年度	女性		男性		備考
	何度もあった	1，2度あった	何度もあった	1，2度あった	
2012年	10.6%	22.3%	3.3%	15.0%	女性n=1,403　男性n=1,195
2009年	10.8%	22.4%	2.9%	14.9%	女性n=1,358　男性n=1,077
2006年	10.6%	22.6%	2.6%	14.8%	女性n=1,283　男性n=1,045

出典：2006年，2009年，2012年の内閣府男女共同参画局による「男女間における暴力に関する調査報告書」のデータをもとに筆者作成

2．DVの定義と支援対象

　日本におけるDVは「家庭内暴力」として議論されている。元来，家庭内暴力とは，おもに夫婦間の暴力や親子間（子が親に振るう暴力，親が子に振るう暴力），祖父母・孫間の暴力等，家庭のなかで発生している暴力全般をさすものであった。しかしこれらは2000年以降の各対策法制定の影響もあり，DV，児童虐待，非行，高齢者虐待等に細分化され

てきている。

　DV防止法の規制対象は，配偶者間や，元配偶者間（婚姻の届出をしていないが事実上婚姻関係と同様の事情にある者を含む）の暴力であり，暴力の範囲は，「生命又は身体に危害を及ぼすもの」と，「これに準ずる心身に有害な影響を及ぼす言動」を総称して「身体に対する暴力等」としている。加えて近年，恋人関係において発生している「デートDV」の増加・深刻化への指摘を受け，2013（平成25）年のDV防止法改正により「生活の本拠を共にする交際関係」における暴力も対象となった。以上にあげた暴力の被害者がDV防止法における支援対象といえる。

　一方，アメリカにおけるDVの定義は，各州や各法律等によって一様ではなく，支援運動のなかで法改正を繰り返しながらその定義を広げてきている。現在，アメリカのDV法が規制対象としているのは，配偶者・前配偶者・同居人・前同居人・血姻族・子どものいる者同士等の身分関係にある者への虐待行為をいい，虐待行為とは，おおむね身体的利益の侵害およびその未遂，脅迫，嫌がらせ，ストーキング，性的暴行，子どもの略取誘拐，住居侵入としている。また，アメリカの被害者支援現場では，大人または10代の若者がその配偶者や恋人等の親密な関係にある者に対して，身体的，性的，心理的攻撃を含む暴力を繰り返し振るうことと定義され（対象が「親密な関係にある者」とされて），法律よりも広くとらえられている。

　このように見ると，日本のDV防止法におけるDVの定義は限定的であり，支援対象範囲も狭いことがわかる。デートDV被害者の保護も同居が条件とされているため，多様な交際関係において発生しているDVの被害者が，十分な支援に結びつきづらい状況を生み出していると考えられる。よって，DV防止法におけるDVの定義と，支援対象範囲のさらなる見直しが課題といえる。

3．日本におけるDV被害者とその子どもへの支援の現状

　被害者支援を行う機関・組織は，配偶者暴力相談支援センター，婦人相談所，警察，市（区）町村福祉事務所等が公的な相談窓口となっている。また，民間団体においても相談支援を実施している他，病院を受診したDV被害者が医師や看護師に相談をして支援につながる場合もある。

　DV被害による危険性・緊急性が高い場合には，婦人相談所に設置されている一時保護所や民間シェルターに被害者とその子どもを保護する。これらの施設はあくまでも一時避難の場であり，元の住居へ戻るという選択をした被害者へは，多面的なアセスメントに基づき危険から身を守る具体的な方策を確認し合う支援や，相談支援を継続する等し，DV被害者と支援者側とのネットワークが途絶えないようにすることが求められる。被害者が元の住居を離れ加害者から逃げる選択をした場合は，新たな住居と生活基盤の確保が必要となる。被害者は着の身着のままで逃げてくることも少なくないため，生活費確保のために生活保護制度や貸付金制度，児童扶養手当制度に関する情報提供を行い，必要に応じて申請のための同行支援等も行う。住居は，民間の住宅や公営住宅への入居を目指す場合が

多いが，一時保護所やシェルター後の住居がない母子や，暴力が身近にあった生活環境の影響が深刻な母子，育児支援の必要な母親とその子ども等は，母子生活支援施設を利用することもできる他，女性のみの場合は婦人保護施設を利用することもできる。そして，施設退所後の生活基盤の確保を目的として，ハローワーク（公共職業安定所）や，自立支援センター等における職業紹介，職業訓練等も活用することができる。

また，DV防止法には保護命令制度があり，被害者がさらなる暴力により生命又は身体に重大な危害を受けるおそれが多い場合，被害者からの裁判所への申請によって，①被害者への接近禁止命令，②被害者への電話禁止命令，③被害者の同居の子への接近禁止命令，④被害者の親族等への接近禁止命令，⑤被害者と共に生活の本拠としている住居からの退去命令を発することができる。

以上のように，住居と経済面，そして安全の確保のための被害者支援はいくつか展開されているが，これらの支援を提供するなかで特に重要なのが，被害者とその子どもへの精神的ケアといえる。暴力を受ける生活，もしくは暴力が身近にある生活環境に身を置いてきた被害者とその子どもは，心身ともに疲弊し傷つき，健康であればあたりまえにできることもできずに，親戚や友人，地域，社会とのつながりが希薄になっていることも少なくない。そして暴力を受ける環境から脱出できたとしても，新たな環境が本当に安心・安全であるのかについて常に不安を抱いていることも多い。また，DVを目撃した子どもは心身のみならず，他者とのかかわりや学校生活といった子どもの社会生活にも深刻な影響を及ぼすこともある。よって，精神的なケアを含め，被害者本人とその子どもへの包括的・総合的な支援が不可欠といえる。

4．DV被害者支援の課題

(1) 支援者と支援組織に求められる専門性の確保

DV被害者は身体的側面，精神的側面，社会的側面に多くの課題や困難を抱えている。なた，DVは被害者のみならず社会全体に深刻な影響を及ぼす社会問題であるといえる。よってDV被害者支援をする支援者には，DVに関する幅広い知識と高い技術を含む専門性が求められる。そのためには，支援者が所属する支援組織が，DV被害者支援に必要な専門性の重要さを謳い，専門性の保障に取り組むことが求められる。

(2) 二次被害の防止

被害者を支援する過程において，「子どものために離婚はすべきでない」という支援者個人の価値観の押し付けや，障害や精神疾患を理由に保護施設への受け入れを拒否する等，支援者が二次加害行動をし，被害者にダメージを与える二次被害が発生している。これが被害者に支援を受ける動機から遠ざける結果を生んでいるため，二次被害防止は喫緊の課題といえる。

(3) 社会全体で「暴力防止」という認識を高める

DV被害者支援を行う上で，地域の社会資源やネットワークの存在は不可欠といえる。DV被害者やその子どもが暴力のない生活環境を確保できるような，安心・安全なネットワークを形成していくためには，ミクロレベルからマクロレベルまでの啓発活動等を通して，社会全体がDVを含む暴力防止への認識を高めることが重要といえる。

●9節　働く母親への支援

日本では，「男は外で働き，女は家庭で家事育児」「良妻賢母」「内助の功」に象徴される，働く男性を内から支えるという性別役割分担が強調されてきたため，出産・育児期にある女性の就業率低下は当然のように考えられてきた。

1985年の男女雇用機会均等法の成立を経て，女性が能力を発揮できる職場環境の重要が指摘され，働く女性を社会が支援する方向へと，国の政策や企業の人事施策が進んでいる。具体的には，管理職への女性の登用「2020年30％」の達成，待機児童の解消，育児休業・短時間勤務の取得，職場復帰や再就職の支援等であり，日本経済の前進に向けた「日本再興戦略」の柱の1つに，女性の就業率向上を目指した女性の活躍・躍進を図る取り組みが掲げられている。

これらの背景には，日本の将来の高齢者数の増加と生産年齢人口の減少の「人口構造の変化」をともなう，本格的な少子高齢化到来による労働力不足という，国としての切迫した問題がある。1990年の「1.57ショック」とよばれる少子化現象に対する危機感から，1994年のエンゼルプラン，1999年の少子化対策推進基本方針，新エンゼルプラン策定，2003年の少子社会対策基本法，2004年の少子化社会対策大綱での「子ども・子育て応援プラン」というように少子化対策が講じられ，労働市場での子育て世代の女性の活躍への期待が高まっている。2015年4月，1980年代までの家事育児は女性の仕事という，専業主婦の子育てを重視する方向から，子ども・子育て関連3法（2012年8月成立）に基づき，子育て中のすべての家庭を支援することを目標に，子育て支援の新しい制度（子ども・子育て支援新制度）による取り組みが始まる。

1．働く女性の現状

(1) 日本の女性労働の特徴

厚生労働省の2012年の度就業構造基本調査では，女性の生産年齢人口15～64歳の就業率は2007年61.7％，2012年63.1％と年々増加していることが示されている。

年齢階級別にみると（図4-14），「25～29歳」（75.0％）と，「45～49歳」（74.5％）を左右のピーク，「30～34歳」（67.0％）を底とする，緩やかなM字型カーブを描いている。就業形態から多くの女性が結婚・出産期にさしかかる25～29歳以降で，正規雇用が減少して非正規雇用が増加する傾向がみられる。

国際的にみると，現在M字型カーブがみられるのは，日本，韓国などわずかな国となっ

第2部 ■実践・展望編

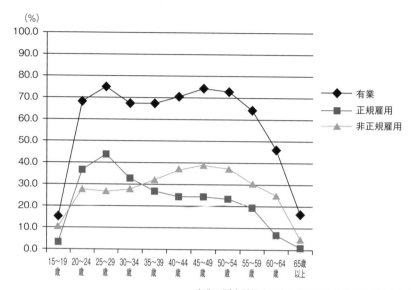

出典：厚生労働省平成25年度国民生活基礎調査より作成

図4-14　齢階級別女子就労率（2013年）

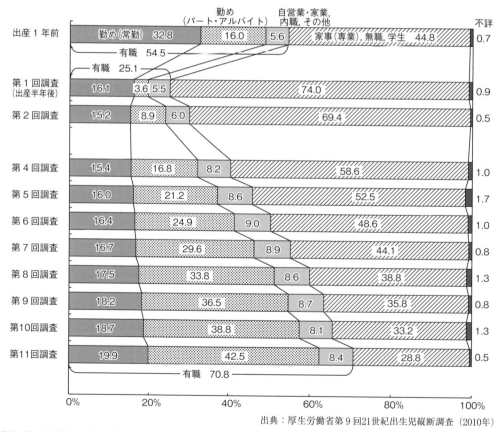

出典：厚生労働省第9回21世紀出生児縦断調査（2010年）

注）・第1回調査から第11回調査まですべて回答を得た者のうち，ずっと「母と同居」の者（総数28,235）を集計。
　　・第3回調査は母の就業状況を調査していない。

図4-15　母親の就業状況の変化

ている。日本は、男性の長時間労働という就労モデルを前提に、子育て、家事全般の責任が全面的に女性に課せられるため、女性の就業が進んでいない。一方、仕事と子育ての両立支援策の充実等、女性が働きやすい環境条件の整備されている欧州諸国では、M字カーブの底が消滅して逆U字カーブを示し、女性が働く割合、出生率ともに高くなっている。

(2) 母親の就業状況の変化

母親の就業状況が出産を契機にどのように変化するのか、21世紀の初年に出生した子の実態および経年変化の継続的把握を行っている「21世紀出生児縦断調査」の第11回調査でみると図4-15のようになる。出産1年前に就業していた割合は、「常勤」32.8%、「パート・アルバイト」16.0%、であるが、出産半年後の第1回調査では「常勤」16.1%、「パート・アルバイト」3.6%と低下している。逆に「家事（専業）、無職、学生」が44.8%から74.0%に上昇しており、多くの女性が仕事を辞め、家事等に従事する形に就業状況が変わったことが示された。「常勤」の割合は第2回調査で若干の低下がみられたが、その後は少しずつ上昇している。「パート・アルバイト」の割合は、第11回調査では42.5%となり、出産を機会に退職した母親は再就職先に「パート・アルバイト」を選択している。

妊娠・出産は女性の就業継続を難しくしているが、「現在無職」の子育て女性の8〜9割は、末子の年齢にもかかわらず「今すぐに働きたい」「今は働けないがそのうち働きたい」と回答し、就業意欲が高いという報告（JILPT子育て世帯全国調査2011）がある。

(3) 母子世帯（シングルマザー）の現状と問題

2010年の総務省の国勢調査では、シングルマザーのうち、母子世帯（未婚、死別または離別の女親と、その未婚の20歳未満の子どものみから成る一般世帯）は表4-9に示すとおりであり、この5年間では、微増（0.9%増）している。

厚生労働省の2011年の全国母子世帯等調査によると、母子世帯母親の就労状況は表4-10に示す通り80.6%就労のうち、約半数が「パート・アルバイ等」の非正規雇用である。

表4-9　全国世帯の区分別シングル・マザー数（2010年）

世帯の区分	実数（世帯）	割合（%）
母子世帯	755,972	69.9
他の世帯員がいる世帯	325,727	30.0
総数	1,081,699	100

出典：総務省2010年国勢調査

表4-10　母子世帯就労状況（2011年）

就業状況	80.6%
正規の職員・従業員	39.4%
パート・アルバイト等	47.4%
自営業	2.6%

出典：厚生労働省2011年全国母子世帯調査

厚生労働省の国民生活基礎調査（2013年）によると，母子世帯1世帯あたり平均所得額は234万4千円（稼働所得179万円）であり，全世帯の1世帯あたり（537万2千円）と比べて低い水準にあり，その84.8％が「生活が苦しい」と感じている。母子世帯は仕事・家事・子育て等のすべてをおもに母親ひとりで担うため，仕事と家庭の両立が容易でない現状がある。さらに，経済的な困難さも抱えており，母子世帯の貧困化が表面化している。

2．働く母親への支援

(1) 母親の就業継続への影響要因

就業を継続するための影響要因としては，「産休制度・育児休業制度の利用のしやすさ」「夫親の家事・育児参加，祖父母等高族の支援」「夫は外で働き，妻は家庭を守るべきという性別役割分業」「職場環境（仕事のやりがい・評価，職場の両立支援）」等があげられる。さらに，「多様な雇用形態や処遇」「弾力的な労働時間の導入」「正規雇用とパート・アルバイト等非正規雇用との賃金格差」も，母親の就業継続の影響要因となる。

(2) 働く母親への支援

「子どもと家族を応援する日本」重点戦略検討会議（2007年）で，「就労」と「結婚・出産・子育て」の「二者択一」的な構造の問題が指摘され，「働き方の見直しによる仕事と生活の調和の実現」と「仕事と子育ての両立と家庭における子育てを包括的に支援する枠組みの構築」を「車の両輪」とする「次世代育成支援のための新たな制度体系の設計に向けた基本的な考え」（2008年）が提示された。

働く母親への支援は，企業等の取り組みや家庭内の分業のあり方とともに，社会制度（保育・労働時間の短縮・経済的支援）と密接に関係している。また，子どもの養育環境の確保と併せて，親子の適切な関係づくりを踏まえた視点の保育の質の向上も重要となる。今後は，男性の長時間労働をモデルとして構築してきた働き方を転換し，家庭や地域のあり方を含めた支援が求められる。

第5章

高齢者を支える保健福祉

● 1節　高齢者虐待防止に向けた実践

1．高齢者虐待防止に関する資料

　高齢者虐待が社会問題として取り上げられるようになったのは，1970年ごろのアメリカやイギリスであった（Decalmer & Glendenning, 1993; Biggs et al., 1995）。アメリカでは，高齢アメリカ人法（Older American Act）のなかで高齢者虐待の発生予防や対策が明記されていた（多々良ら，1994）が，日本の高齢者虐待防止法のような独立した法律ではなかった。

　日本では，1990年ごろから高齢者虐待の報告がみられ，認知症の訪問調査を行った医師による報告（金子，1987），看護職による実態調査や取り組み（高崎ら，1998，2010），社会福祉領域での実態調査や取り組み（多々良，2001；日本高齢者虐待防止センター，2006），看護系と福祉系からなる研究会による提言（津村・大谷，2004，2006）が次々に出版された。2003年には，日本高齢者虐待防止学会が設立され，学術的および実践的活動の研究や教育が発展することを目指した。高齢者虐待防止は，看護系や福祉系の実践や研究から始まり，現在は，多職種が協働で取り組む課題となった。

　全国調査では2003年に「家庭内における高齢者虐待に関する調査」（医療経済研究機構，2004）が実施され，介護支援専門員が担当した高齢者虐待事例の実態が明らかになった。2006年4月に高齢者虐待防止法が施行されてからは，厚生労働省から各年度の高齢者虐待防止法に基づく虐待の実態および対応状況が報告されている。

　また，市町村の役割を詳しく示したマニュアルが紹介され，実践活動に役立てられている（厚生労働省，2006；日本社会福祉会，2011）。

2．高齢者虐待防止の法的根拠

　高齢者虐待防止は，2006年4月より施行された高齢者虐待防止法と同年に改正された介護保険法の地域支援事業に基づき実施されている。

　高齢者虐待防止法の正式な名称は，「高齢者虐待の防止，高齢者の養護者に対する支援

等に関する法律」である。この法律は、高齢者の権利や利益を擁護するため、虐待を受けている高齢者を保護することと、養護者による高齢者虐待を防止するための支援を行うためにつくられ、市町村の役割や具体的な支援の内容が示されている。

また、2006年4月から改正された介護保険法では、市町村が行う地域支援事業が定められ、そのなかに介護保険の被保険者の権利を擁護するため、虐待防止と早期発見の事業が位置づけられた。市町村は、地域包括支援センターを設置して、保健師、社会福祉士、主任介護支援専門員等の3職種によるチームアプローチで介護予防、総合相談、権利擁護、地域の支援体制づくりを行っている（厚生労働省、2007；長寿社会開発センター、2011；厚生労働統計協会、2013）。地域包括支援センターでそれぞれの職種の特色を生かした活動をする際、高齢者虐待防止を含む権利擁護の業務は社会福祉士が担当することが多い。

3．高齢者虐待の早期発見と対応

(1) 高齢者虐待とは

高齢者虐待防止法では、高齢者虐待を「高齢者が他人からの不適切な扱いにより権利利益を侵害される状態や生命、健康、生活が損なわれるような状態に置かれること」ととらえている★1（第1条）。虐待を受ける高齢者は65歳以上であり、虐待をする人は養護者（家族や親族など）と養介護施設従事者等（施設サービスや在宅サービスを提供する職員）に定めている（第2条）。高齢者虐待の種類は、①身体的虐待、②介護・世話の放棄・放任、③心理的虐待、④性的虐待、⑤経済的虐待の5種類である（第2条）。現在、法律上、高齢者虐待ではないが、高齢者自身が必要な介護やサービスの受給を拒否する自己放任や、介護者が行う身体拘束（身体拘束ゼロ作戦推進会議、2001）、悪質商法なども高齢者の権利が著しく侵害される状態である。

★1　虐待は人権が侵害された状態であり、発生してはいけないことである。

(2) 高齢者虐待の発見と通報

高齢者虐待防止法では、養護者または養護施設従事者等から虐待を受けていると思われる高齢者を発見した者は、市町村に通報しなければならない（第7条）。通報者は、市町村の守秘義務（地方公務員法第34条）や、解雇や不利益な取り扱いを受けないこと（第21条）により保護されており、だれが通報したかは公表されない。

(3) 高齢者虐待の対応

高齢者虐待の相談や通報を受けた市町村は、速やかに虐待を受けている高齢者の家や施設を訪問して、虐待の事実を確認し虐待の有無を判断する（第9条）。養護者から訪問を拒否された場合には、市町村は立ち入り調査を行うことができる（第11条）。

高齢者虐待がある場合には、市町村は地域包括支援センターと協力して虐待を受けている高齢者を保護し、虐待をしている養護者に対して虐待を解消するための支援を行う。高

齢者と養護者を引き離すことが必要な場合は，市町村の権限で施設入所や面会の制限などにより高齢者を保護することができる（第13条，第14条）。

そして，市町村は虐待がなくなったことを確認した後，地域包括支援センターに支援を引き継ぐ。今後は，地域包括支援センターが中心となり，高齢者が安心して生活を送ることができるための環境整備を行い，再び高齢者虐待が起こらないように継続的な支援を行う。

(4) 高齢者虐待の実態

2012年度の高齢者虐待防止法に基づく対応状況等に関する調査結果（厚生労働省，2012）は，以下のとおりであった。調査対象は，全国1,742市町村（特別区を含む）および47都道府県であり，2012年度中に新たに相談・通報があった事例と2011年度に相談・通報があり2012年度に事実確認や対応を行った事例の件数を示している。

養介護施設従事者等による高齢者虐待では，相談・通報は736件，そのうち虐待と判断

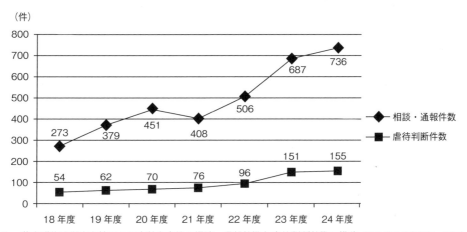

図5-1　養介護施設従事者等による高齢者虐待の相談・通報件数と虐待判断件数の推移（厚生労働省老健局，2012）

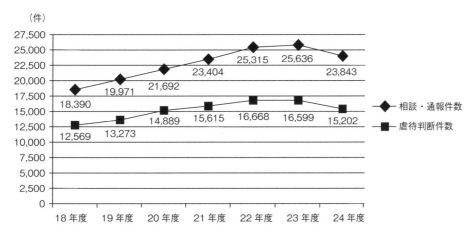

図5-2　養護者による高齢者虐待の相談・通報件数と虐待判断件数の推移（厚生労働省老健局，2012）

されたのは155件であり，年々増加している（図5-1）。相談・通報者は，当該施設職員が29.9％，次いで家族・親族が20.5％であった（複数回答）。虐待が判断された施設は，介護老人福祉施設29.7％，認知症グループホーム26.5％，介護老人保健施設9.0％の順であった。虐待の種類は，身体的虐待の56.7％が最も多く，次いで心理的虐待43.7％，介護等放棄12.2％，性的虐待7.2％，経済的虐待5.7％であった（複数回答）。虐待発生の要因には，教育・知識・介護技術等の問題55.3％，職員のストレスや感情コントロールの問題29.8％，職員の性格や資質の問題28.4％があった（複数回答）。虐待を受けている高齢者は，女性が71.1％，年齢は80歳代が49.5％，要介護度3以上が78.0％，認知症高齢者の日常生活自立度Ⅱ以上は74.1％を占めた。

養護者による高齢者虐待では，相談・通報は2万3,843件，そのうち虐待と判断されたのは1万5,202件であった（図5-2）。相談・通報者は，介護支援専門員32.0％，家族・親族11.9％，警察10.6％の順であった（複数回答）。虐待の種類は，身体的虐待65.0％，心理的虐待40.4％，経済的虐待23.5％，介護等放棄23.4％，性的虐待0.5％の順であった（複数回答）。高齢者の生命・身体・生活に関する重大な危険があったものは全体の9.9％であった。虐待の発生要因は，養護者の障害・疾病23.0％，養護者の介護疲れ・介護ストレス22.7％，家庭の経済的問題16.5％の順であった（複数回答）。虐待を受けた高齢者は，女性77.6％，80歳代42.3％，要介護認定者は68.0％であった。認知症高齢者の日常生活自立度Ⅱ以上は69.6％を占めた。高齢者からみた養護者の続柄は，息子41.6％，夫18.3％，娘16.1％，息子の配偶者（嫁）5.9％，妻5.0％の順であった。

4．高齢者虐待防止の支援体制

（1）それぞれの役割と支援体制

高齢者虐待防止法では，虐待の防止，虐待を受けた高齢者の迅速かつ適切な対応，適切な養護者への支援を行うため，それぞれの役割を明確にしている。

国および地方公共団体は，支援体制を整備すること，専門的人材確保や研修，広報や啓発活動を行うことが必要である（第3条）。国民は，高齢者虐待の理解を深め，国や地方公共団体が行う施策への協力が必要である（第4条）。また，養介護施設，病院，保健所などの団体およびそこで勤務する養介護施設従事者，医師，保健師，弁護士，高齢者福祉の関係者は，高齢者虐待を発見しやすい立場にあることを自覚し，早期発見に努めること，高齢者虐待防止の啓発活動や虐待を受けた高齢者の保護に協力することが求められている（第5条）。養介護施設事業者は，従事者に対する研修，利用者や家族からの苦情処理体制の整備などを行うことが必要である（第20条）。

さらに，市町村は，関係機関や民間団体との連携協力体制を整備することが求められている（第16条）。具体的には，地域包括支援センターが中核となり，①早期発見・見守りネットワーク，②保健医療福祉サービス介入ネットワーク，③関係専門機関介入支援ネットワークの3つの機能からなる高齢者虐待防止ネットワークの構築が必要である（図5-3）（厚生労働省，2006）。

第5章■高齢者を支える保健福祉

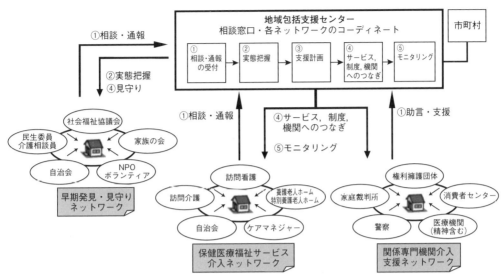

図5-3　高齢者虐待防止ネットワークの構築の例（厚生労働省老健局, 2006, p19)

(2) 支援体制の整備状況

　高齢者虐待防止法に基づき市町村の体制整備は徐々に進んでいる（図5-4）。高齢者虐待の対応窓口は2007年度にはほぼすべての市町村で設置された。2012年度の実施状況では,「高齢者虐待の対応の窓口となる部局の住民への周知」が80.8％と最も多く,「関係専門機関介入支援ネットワーク」の取り組みが48.9％と最も低かった。高齢者虐待を防止するためには,これらの支援体制を強化して,虐待の発生を予防すること,早期に発見し対応すること,虐待の再発を防止することが必要である。特に,国民と専門職に対する高齢者虐待を防止するための知識の普及,介護負担を軽減すること,市町村を中核とした高齢者虐

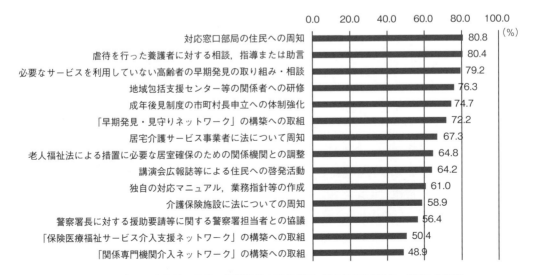

図5-4　全国の市町村における体制整備の実施状況（厚生労働省老健局, 2012より作成)

待防止の専門的な知識と対応技術の向上などが高齢者虐待防止に不可欠である。

2節　認知症高齢者の地域生活継続に向けた支援

1．日本における認知症対策

　日本では急激な高齢化が進行し，認知症高齢者は300万人を超えている。65歳以上の10人に1人が認知症であるといわれている厚生労働省の推計は，高齢者人口の増加とともに認知症高齢者が増加していくことを示しており，認知症高齢者が，生活の質を維持し，安心して生活できるための支援が課題となっている。

　認知症とは，「生後いったん正常に発達した種々の精神機能が慢性的に減退・消失することで，日常生活・社会生活を営めない状態」[★2]と定義されている。具体的な症状には，認知機能障害（記憶障害，見当識障害，判断力の低下，実行力の障害，失認，失行など）とよばれる「中核症状」と，それまでの人となりや人間関係，生活環境の変化，心理的なストレスなどが影響するとされる「周辺症状」がある。特に「周辺症状」は看護・介護をしていくうえで大きな問題になりやすい。

　　★2　厚生労働省　知ることからはじめよう みんなのメンタルヘルス 総合サイト：
　　　　http://www.mhlw.go.jp/kokoro/speciality/detail_recog.html（2014年12月26日閲覧）

　日本における認知症高齢者に対する支援の変遷を概観すると，1970年ごろ，高度成長期にともなって地域社会が変化し，核家族化が進行したことで，認知症高齢者を家族のみで介護することが限界となった。そのため，認知症高齢者は病院や施設など，なじみのない場で生活することが多くなった。認知症高齢者は，生活環境の変化や人間関係の変化が大きなストレスとなり，周辺症状等による問題行動が拡大化した。身体拘束や薬物の使用など人間としての誇りや尊厳が損なわれるような対応が行われることがあった。また，問題行動が顕在化してから対応するという，事後的，場当たり的なケアが中心でもあった。

　2000年以降介護保険制度が創設されるなど，新たな認知症対策が始まった。2004年にはそれまで「痴呆」としていた名称は，侮蔑的な表現である上に，「痴呆」の実態を正確に表しておらず，早期発見・早期診断の支障となることから，「認知症」と変更された（厚生労働省，2004）。介護人材の拡充，地域支援の展開，本人を中心とした各分野の協働体制づくりに焦点が置かれるようになった（永田，2008b）。また，成年後見制度が整備され，判断能力が不十分な人を保護し，支援する体制がつくられた。2013年からは，「認知症施策推進5か年計画（オレンジプラン）」が開始され，認知症を早期に発見し，ケアに結び付ける「早期発見機能」と，症状の悪化による長期入院などの「危機」を未然に防ぐための「危機回避機能」を整備する「早期・事前的な対応」が打ち出された（厚生労働省，2013）。

　認知症は発症から最期を迎えるまで約10年といわれ，長い人では20年かけて徐々に機能

低下していく疾病である。認知症を抱えつつも最期まで住み慣れた地域のなかで，その人らしく生活できるよう，早期発見・早期対応を行うとともに，認知症当事者の意思や人としての尊厳を尊重し，認知症高齢者を支えている家族を含めた体制づくりが，地域で積極的に行われていくことが期待される。

２．認知症高齢者が安心して生活できる地域づくり

　現在，地域で生活する多くの認知症高齢者が介護保険によるサービスを利用しているが，認知症高齢者は，環境の変化への適応が難しく，急激な環境変化が問題行動へとつながることも多い。住み慣れた地域で生活し，地域の人との交流を持ち続けるための体制づくりとして，「グループホーム（認知症対応型共同生活介護）」や「小規模多機能型居宅介護」「定期巡回・随時対応型サービス」などの地域密着型の介護保険サービスが創設された。昨今ではサービス利用者へのケアの充実だけではなく，周辺に居住する認知症高齢者や家族の相談支援等のさらなる充実が求められている（永田，2008b）。

　認知症高齢者および家族が地域のなかで安心して暮らしていくためには，本人および家族の努力，介護サービスだけでなく，地域住民の理解や協力が欠かせない。

　しかし，地域の現状は，住民同士の人間関係が希薄になっており，徘徊などの問題行動への対応など，大きな課題がある。さらに，地域住民のなかには認知症に対する偏見や誤解がいまだに根強くあり，2013年7月に発行された『厚生労働』（厚生労働省，2013）には，認知症に対する偏見の払拭と理解の促進の必要性が述べられている。

(1) 認知症に対する人びとの偏見や誤解

　認知症についての無理解から生じる偏見や誤解があり，状況を悪化させていると考えられる。

　本人および家族は，認知症であることを隠して地域のなかで生活していきたいと考える。そのような生活を送る背景には，社会的地位や，社会的役割を持って生活をしてきたことがあり，認知症になることで「何もわからなくなり問題行動を起こす人」と思われることに羞恥心を抱くことがある。その結果，認知症高齢者および家族は孤立するとともに，本人の問題行動や家族の負担感が増大し，危機的状態になるまで発見されないことが多い。認知症を恐れ，認知症というレッテルを貼られたくないという思いからも，早期発見，早期治療が困難になっている。

　認知症の人や家族を取り巻く社会においても，「何もできない人」「困った人」「危険な人」という認識が根強く，手を差し伸べることを躊躇している人も多数存在する。

　そのような背景の下，認知症を正しく理解するとともに，認知症の人や家族を温かく見守り，応援する認知症サポーターを養成する「認知症サポーターキャラバン」事業が全国各地で行われている。養成講座は，都道府県，市町村等の自治体，全国規模の職域団体・企業等さまざまなところで実施され，認知症サポーターは400万人を超えている（厚生労働省，2013）。認知症サポーターは，着実に増加し，支え合いの活動が始まっている。認

知症サポーターの活動を支援し，認知症の人を支えられる地域づくりが課題である。

（2）認知症高齢者を含むすべての人が安心して生活できる地域づくり
　核家族化により住民同士の関係性の希薄化が進行し，「隣にどのような人が生活しているのかわからない」という時代を迎えている。高齢者のみのひとり暮らしの世帯も急激に増加しており，高齢者の孤立化が深刻な問題となっている。
　日本には地縁社会のなかで「互酬性」という「お互い様」の文化が発展してきた背景がある。地域社会における助け合いは，人びとの生活に定着していた。しかし，人間関係の希薄化が深刻化し，「お互い様」には頼れない社会が訪れた。
　筆者がかかわったある日のエピソードを紹介する。

〈認知症Aさんと，お隣のBさん〉
　認知症のAさんは，昔から働き者で，畑仕事など楽しみにしていた。お隣のBさんとは昔からの顔なじみで，近所づきあいもよく，お茶飲みなどもする関係だった。
　ある日，Aさんは家族のために庭の畑にじゃがいもを植えたが，植えたことを忘れてしまい，せっかく植えた畑を掘り起こしてしまった。Aさんは混乱した。
　そんな，Aさんの様子を見て，Bさんはそっと，「どうしたの？」「大丈夫だから。一緒に植えましょう」とAさんに声をかけながら，一緒にじゃがいもを植えはじめた。畑にいるAさんBさんともに，とてもいきいきとした表情で作業をしていた。
　「昔からお茶飲んだり話聞いてもらったり，世話になっているし，お互い様だからね」とBさんに語った。

　この場面に遭遇した際，「お互いさまに頼れる地域は，認知症になっても安心して暮らせる」と筆者は痛感した。「家族のためにじゃがいもを育てる」というAさんは，家族への思いや役割意識を感じながら生活している。このようにAさんが安心して外に出られるまちづくりの重要性を実感した。
　これまでの認知症高齢者のケアは「保護される人・支援される人」であることを前提としたケアが中心に行われてきた。しかし，認知症高齢者は家族内外にも役割を持ちながら生活している。認知症でも「できること」があり，それを地域に積極的に活かしていく視点も重要ではないだろうか。永田（2008a）も認知症の人の力を活かす支援の重要性について報告しており，認知症の人と社会がともに暮らしを築いていくことこそが重要な視点であると述べている。
　しかしながら，認知症高齢者と地域で生活する住民とが互いに「支え・支えられる」関係の構築は，すぐにできるものではない。「信頼できる人間関係」や「みんなで安心して生活できる環境をつくり出そうという住民の思い」が大きな影響を及ぼしている。
　認知症高齢者の地域生活継続に向けた具体的事例として，N地域包括支援センターの活動例を紹介する。

■**活動の経緯**　中山間地であるA地域は農村独特の住民同士のつながりがある地域である。しかし，高齢化の進行，ひとり暮らし高齢者や高齢者のみの世帯の増加が，それまでの人間関係にも影響を及ぼし，地域住民は不安や心配事等を抱きながら生活していた。高齢者が住み慣れた地域で安心して生活していくために，地域住民や関係機関が相互に連携・協働しながらの支えあいの体制づくりが求められている地域であった。

　そこで，地域における高齢者等を「支えあう場の拠点」として『高齢者サロン』（以下サロンとする）の立ち上げを行った。

■**活動の内容**　サロンは，月2回とし，うち1回は地域包括支援センターの職員が参加した。独居高齢者や虚弱高齢者，認知機能の低下が気になる高齢者のみを対象にするのではなく，広く地域で生活する高齢者を対象としている。会場は，高齢者にとってなじみがあり，歩いて行ける地区内の公民館である。サロンではおしゃべりやお茶飲みのほか，時には健康チェックや介護予防，レクリエーションなども行っている。

　サロンは近隣住民の協力のもとで運営されており，お世話係とよばれる協力者の多くはA地区の高齢者自身である。サロン参加者も，参加すれば何らかの役割を担い，お茶出しの役割，みんなを笑わせる役割や話を傾聴する役割，気になる人を見守る役割など，それぞれ「できる役割」を持って活動している。

■**活動がもたらす効果**　サロンという「支えあう場の拠点」ができたことで，A地域ではサロン以外の場面にも以下のような変化がみられるようになった。

①サロンに参加している認知機能の低下が気になる高齢者Aさんのお宅に，近隣の住民が毎日お茶飲みに通うようになった。本人も安心でき，急激な認知機能低下の予防につながった。
②①のお茶飲みは，住民同士の新たな交流の場になり，さらに身近な助け合いの輪が自然と広がった。
③地域住民の認知症に対する正しい理解が深まっている。
④A地区の多くの住民が，「夜，電気がちゃんとついているだろうか？」「朝，窓を開けただろうか」など，住民による見守りが自然に行われるようになった。
⑤サロンをきっかけに「地域で気になる人がいる」とか，「認知機能の低下が気になる○○さんの様子がおかしい」など，心配ごとを相談するところ（＝地域包括支援センター）を理解し，住民からの相談が積極的に行われている。その結果，地域包括支援センターのみならず，行政や医療機関の理解にもつながり，住民と連携・協働して対応できるようになった。

　この事例では，「支えあう場の拠点」として機能するサロン開始をきっかけに，地域の人びと同士のつながりが深まり，住民意識の高まりを生じさせた。住民がみんなで安心し

て暮らせる地域を目指し，認知症高齢者もその他の高齢者も一人ひとりに役割があり，多くの住民が地域で起こっている問題や課題に積極的にかかわるようになっている。

認知症高齢者および家族が地域で安心して生活していくためには，これまで行われてきた介護保険等各種サービスの利用や相談窓口の充実，同じ悩みを持つ者同士で集う場を設けるなどの支援は非常に重要である。加えて他人に対しての無関心さが広がる昨今において，あらためて人びとの関係性のなかで自然と気兼ねなく「支え・支えられる」ことができるまちづくりを考えていくことが重要であると考える。

●3節　ひとり暮らし高齢者への支援

1．ひとり暮らし高齢者の生活と問題

（1）ひとり暮らし高齢者の現状

高齢化率が高い日本では，65歳以上のひとり暮らし高齢者の増加が男女ともに著しい。1980年には男性19万3千人（4.3％），女性68万8千人（11.2％）であったのに対し，2010年には男性138万6千人（11.1％），女性340万5千人（20.3％）となり，さらに2035年には男性260万8千人（16.3％），女性501万4千人（23.4％）となることが推計されている（図5-5）。

ひとり暮らし高齢者は，他の高齢者の世帯構成と比べて，「会話の頻度（電話やEメール含む）」（図5-6）が少ない人や「近所づきあいの程度」（図5-7）が低い人，「困ったときに頼れる人がいない人の割合」（図5-8）の高さは際立っている。特に男性のひとり暮らし高齢者は，「会話の頻度（電話やEメール含む）」で約3割の男性ひとり暮らし高齢者が「2日から3日に1回」「1週間に1回」「1週間に1回未満，ほとんど話をしない」と回答している。「近所づきあいの程度」「困ったときに頼れる人がいない人の割合」でも，男性ひとり暮らし高齢者が孤立しやすい様子がわかる。

（2）ひとり暮らし高齢者にかかわる社会的問題

孤立死（孤独死），閉じこもり，貧困，うつ，詐欺被害，災害時の避難や安否確認の問題などがひとり暮らし高齢者の増加と関連させてメディアで取り上げられている。たとえば孤立死（孤独死）は，ひとり暮らし高齢者が増加する現状と相まって年を追うごとに増加する傾向が認められ，特にひとり暮らし高齢者が死亡から1週間以上発見されなかった件数の増加には無念の思いを感じざるを得ない（図5-9，図5-10）。

これらの報道にふれるたびに，「なぜひとりで亡くならなければならなかったのか」「なぜ，死後長い間だれにも気づかれずに放置されてしまったのか」「なぜ詐欺被害は防げなかったのか」と強く心を痛め，未然に防ぐことができなかった理由を問う。一つひとつの事例を見てみるとその背景は異なり，さまざまな要因が複雑に絡み合っていることがわかるが，共通している点は「ひとり暮らしであること」だけではなく，「社会的に孤立して

第5章 高齢者を支える保健福祉

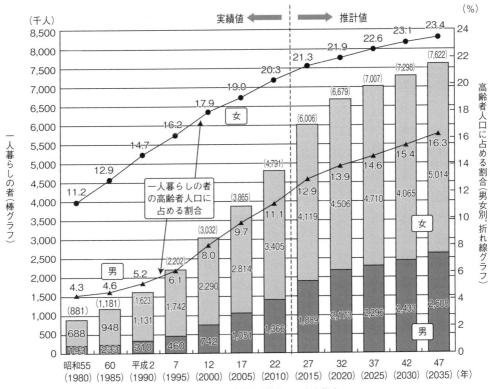

(注1)「一人暮らし」とは，上記の調査・推計における「単独世帯」のことを指す．
(注2) 棒グラフ上の（ ）内は65歳以上の一人暮らし高齢者の男女計
(注3) 四捨五入のため合計は必ずしも一致しない．
資料：平成22年までは総務省「国勢調査」，平成27年以降は国立社会保障・人口問題研究所「日本の世帯数の将来推計（平成25（2013）年1月推計）」，「日本の将来推計人口（平成24（2012）年1月推計）」

図5-5　ひとり暮らし高齢者の動向（内閣府，2014）

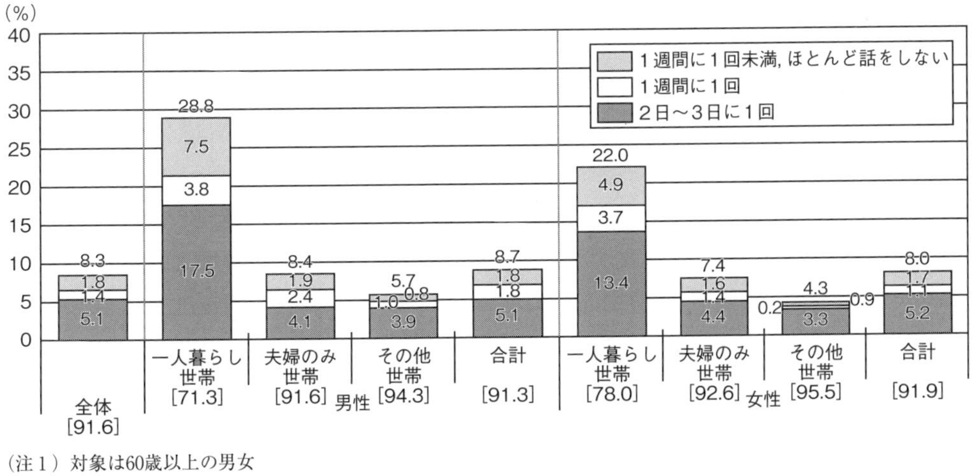

(注1) 対象は60歳以上の男女
(注2) 上記以外の回答は「毎日」または「わからない」
(注3) [ ] 内の数値は「毎日」と答えた者の割合

資料：内閣府「高齢者の経済生活に関する意識調査」（平成23年）

図5-6　会話の頻度（電話やEメール含む）（内閣府，2014）

第2部■実践・展望編

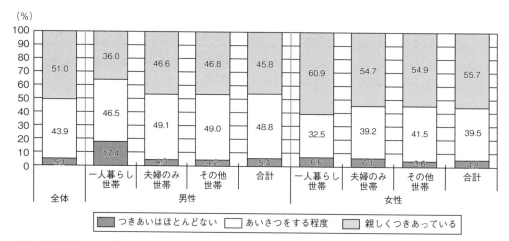

（注）対象は60歳以上の男女

資料：内閣府「高齢者の住宅と生活環境に関する意識調査」（平成22年）

図5-7　近所づきあいの程度（内閣府，2014）

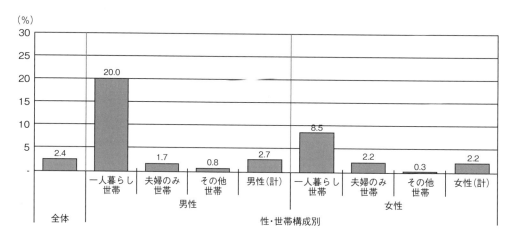

（注）対象は60歳以上の男女

資料：内閣府「高齢者の経済生活に関する意識調査」（平成23年）

図5-8　困ったときに頼れる人がいない人の割合（内閣府，2014）

いること」の問題が大きいことである。「地域のつながりの希薄化」「無縁社会」といった言葉に代表される地域社会のあり方に疑問が投げかけられている。

高齢者が社会的に孤立すること（家族や地域社会との交流が，客観的にみて著しく乏しい状態）によって起きる問題として，平成22年版高齢社会白書（内閣府，2010）では，①社会的孤立と生きがい（生きがいや尊厳といった高齢者の内面への影響），②孤立死の増加，③高齢者による犯罪の増加，④消費契約のトラブルがあげられている。これらは，高齢者個人の生き方や価値観の問題ではなく，社会的孤立を引き起こした環境的要因によるものである。

多様な生き方・暮らし方を受け入れることを前提に，ひとり暮らしであっても地域のな

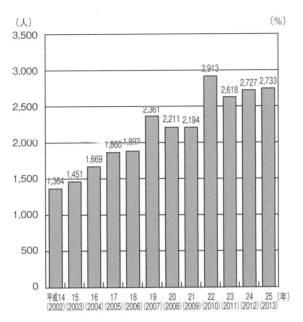

(注) 平成25年は速報値
資料：東京都福祉保健局東京都監察医務院「東京都23区内における一人暮らしの者の死亡者数の推移」

図5-9　東京23区内で自宅で死亡した65歳以上ひとり人暮らしの者（内閣府，2014）

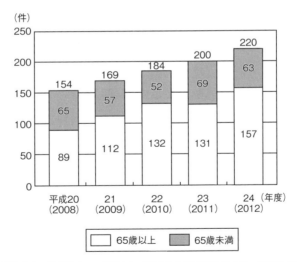

（独）都市再生機構が運営管理する賃貸住宅で，「団地内で発生した死亡事故のうち，病死又は変死の一態様で，死亡時に単身居住している貸借人が，誰にも看取られることなく賃貸住宅内で死亡し，かつ相当期間（1週間を超えて）発見されなかった事故（ただし，家族や知人等による見守りが日常的になされていたことが明らかな場合，自殺の場合及び他殺の場合は除く）」を集計したもの。

図5-10　単身居住者で死亡から相当期間経過後に発見された件数（内閣府，2014）

かで孤立せずに暮らしていけるように支えていくこと，本人がどのような状態であっても地域のなかで孤立せずに可能な限りその人らしく暮らせる環境や構造をつくっていくことが期待される。

(3) ひとり暮らし高齢者の孤立の背景

　ひとり暮らし高齢者が社会的な孤立状態にいたるプロセスは多様である。配偶者との離別・死別，子どもの転出により，それまで家族を通して得ていた社会的つながりが希薄化・消滅し，孤立を深めるケースもある。本人が長い間ひとり暮らしであったり，都市部のマンションや団地での生活が長かったりと，人とのつながりが希薄化しがちな環境で長期間を過ごしてきている場合には，仕事を退職することで社会的つながりを失い，孤立したひとり暮らしとなるリスクは高いだろう。また，さまざまな疾病や障がいに対する偏見や差別により，地域のなかで孤立せざるを得ない環境に置かれ，高齢期を迎えた人びともいるだろう。

　人づきあいの面では男性の孤立が目立ち，地域のサロン活動などを運営する人たちからは，男性の参加者の少なさが活動展開における課題としてあげられることが多い。しかし，男性に限らず，人とのつきあいが苦手で，人の集まる場への参加や人と接することを好まず，「ひとりでいたい」「ひとりにしていてほしい」という人もいる。地域では，「ひとりでいたいというのだから，本人の問題だ。こちらは関係ない」とつながりが切れてしまうことも少なくない。しかし，本人が希望したことを理由に地域とのつながりを切ることは必ずしも本人の利益になるとは言えず，その人がその人らしく生きるための自己決定を支援したことにはならない。個人の性格や価値観，疾病といった個の問題のみに孤立の原因を帰することなく，地域社会の問題として向き合うことが保健・福祉の専門職に求められている。

2．ひとり暮らし高齢者の生活を支える保健福祉的アプローチ

(1) ひとり暮らし高齢者支援の基本的視点

　ひとり暮らし高齢者の置かれている環境，希望する生活のあり方，本人の身体的精神的状況は多様であり，個別性が高い。ひとり暮らし高齢者が孤立しやすい環境にあり，特徴が明らかであることから，解決に向けて具体的な取り組みが保健・福祉の専門職に求められている。

　前述したように，社会的に孤立するプロセスは多様ではあるが，多くは予測可能であり，予防できる可能性はある。多様な生活のあり方を受け入れ，どのような状態になっても地域で安心して生活し続けられるようにひとり暮らし高齢者と現代の地域社会の関係のあり方にかかわり，問題解決につなげていくことが期待される。

　社会的な孤立は，ひとり暮らし高齢者だけの問題ではなく，地域でともに暮らすすべての人にかかわる問題である。地域全体のパワーに注目したコミュニティ・エンパワメントが，保健・福祉の専門職にとって大きな課題となるといえよう。

(2) ひとり暮らし高齢者の孤立防止に向けた地域包括支援センターの役割

　2007年の介護保険改正によって創設された地域包括支援センターは，まさに地域で生活するひとり暮らし高齢者の孤立防止に保健・福祉の専門職が協働して取り組む機関であり，あらゆる機会を用いて地域の高齢者の孤立防止に取り組む責任がある。地域包括支援センターが担当する地域の高齢者をおもな対象とした総合相談や高齢者実態把握，介護予防などの取り組みは，常に高齢者の孤立防止の視点を持って取り組まれるべきものである。

　保健・福祉専門職の訪問等による高齢者の実態把握は，ひとり暮らし高齢者の孤立防止に必須である。特に，外出することや他者の訪問を拒むひとり暮らし高齢者は，地域住民同士のつながり形成が難しく，地域の見守りが機能しにくいため，地域のなかで孤立する危険性が高い。本人を地域から排除することなく，保健師による健康づくりや介護予防の相談，訪問等による健康状態の把握，社会福祉士による総合相談，訪問等による生活状態の把握を通した信頼関係の構築に取り組むと同時に，だれもが利用できる居場所づくり，本人をそっと見守る近隣ネットワークの構築により，孤立防止に努める必要がある。

(3) 地域住民のエンパワメントに着目した地域包括ケアシステムの構築

　だれもが安心して，可能な限り地域での生活が継続できるシステムづくりは，地域包括支援センターの重要な使命である。専門職による支援や介護保険をはじめとする公的サービスのみによって地域包括ケアシステムを構築することはできない。ひとり暮らし高齢者の孤立を地域全体の課題ととらえたとき，その課題解決に向けた地域住民の力を高める，いわば地域住民のエンパワメントの視点は欠かせない。「『ひとり暮らし高齢者の支援』を頼まれると何ができるかわからないが，具体的に見守りを頼まれれば協力できる」という地域住民も少なくない。地域住民の力は，何らかの理由で発揮されずにいる。保健・福祉の専門職が，地域住民とともに住民参加促進に向けた働きかけを工夫することや地域住民が参加しやすい新しいアイディアを紡ぎ出していく働きかけは，それ自体が地域住民の力を高めることにつながる。

　ひとり暮らし高齢者本人が持っているつながりを活用することに加え，既存の施設や機関，団体，人材の力を引き出し高めること，地域のなかで力を発揮する機会がなかった施設や機関，団体，人材に働きかけ，その力が高齢者の孤立防止に向けていきいきと力を発揮できるよう促していくことが必要である。また，保健・福祉の専門職は，地域住民とともに地域の課題に向き合い，法律・制度，条例の創設・改正，必要なサービスの開発に働きかけていくことも必要である。

　地域包括ケアシステムの構築に向けて，これまでの人と人のつながりを再評価して維持することやつなぎなおすこと，人と人を新たにつないでいくことを地域住民のエンパワメントに着目して取り組んでいくこと，「ひとり暮らしでも，ひとりで暮らしていない」地域社会づくりが，ひとり暮らし高齢者の支援に求められる。

◉4節　高齢者の健康の維持増進

1．高齢者の健康観と健康づくり

　長寿社会を達成した日本では，健康寿命の延伸やQOL向上に対する関心が高まっている。健康の概念は多様であるが，今日では，高齢者の健康は生活機能の自立ととらえるのが一般的である。ところで，中高年自身は高齢者の健康をどのようにとらえているのであろうか。中高年者を対象にしたワークショップにおいて元気な高齢者のイメージを尋ねたところ，中高年者からは「社会活動への参加」「仕事などの役割」「友人との交流」などの社会とのかかわりに関する項目が数多く出された。すなわち，中高年者自身は健康観として身体的や手段的自立にとどまらず，Lawtonの階層モデル（図5-11）における生活機能のうち最も高次機能である「社会的役割」を重要視しているといえる。一方，健康日本21（第2次）における高齢者の健康づくりは，高齢者の要介護状態の予防とともに高齢者の社会参加や社会貢献の増進を目標として掲げ，個人の生活習慣の変容だけではなく，地域のつながりを強化することも目指している。したがって，高齢者の健康づくりや介護予防は，これまで中心に進められてきた身体的機能や認知機能の維持・向上に加え，社会参加を通じて地域のつながりを強化し，ともに支え合う地域社会づくりに寄与する健康づくりにも取り組む必要があると考える。そして，このような健康づくりは専門家や行政主導のアプローチではなく，オタワ憲章のヘルスプロモーション戦略に基づき，住民の主体的参加によって取り組むことにより，コミュニティ・エンパワメントを引き出すことが可能と

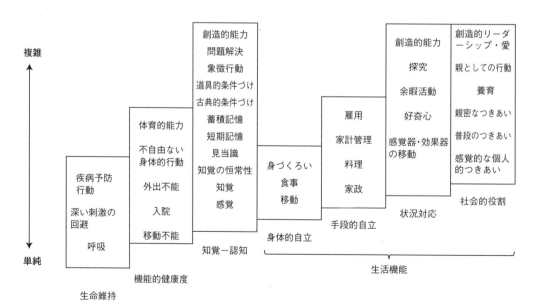

図5-11　Lawtonの階層モデル（安村・甲斐，2013，p.3）

なり，住民による主体的活動の継続が期待できるであろう。本節では，このような考え方に基づいて実施した北海道今金町における取り組みを紹介する。

2．高齢者における役割の見直しに基づく社会参加促進を目指した取り組み

(1) 地区の概要

今金町は北海道南西部，渡島半島北部に位置する水稲，馬鈴薯の生産を中心とする農業の町である。取り組みが開始された当初（2005（平成17）年）の人口は約6,400人，高齢化率約29％であった。今回の取り組みは3つの自治会（Y自治会，N自治会，T自治会）を選定して実施した。地区選定にあたっては，町の保健師から地区特性，人材，住民の関係性等をヒアリングし，地区への接近性や活動の実現可能性を考慮した。

(2) 取り組みの概要

高齢者の社会参加の減少の多くは，退職などに代表される役割の喪失に起因する。したがって，社会参加を促進するためには，地域社会において高齢者の役割を見直し，それに基づいて高齢者が担える，あるいは担ってもらいたい役割を数多く準備し，その実施に向けて環境整備をすることが必要と考えた。

取り組みは，長寿科学総合研究事業（代表芳賀博）による平成16～17年度厚生科学研究費補助金により実施した。取り組みは，①町の高齢者が担っている役割の実態調査，②地域で高齢者に担ってもらいたい役割を見直すワークショップ（座談会），③研究者と町保健師によるワークショップで出された意見に基づいた役割案の検討，④地区のキーパーソンとの役割案の検討と実施，⑤効果評価のための追跡調査を行った。取り組みでは，コミュニティ・エンパワメントが高まるように，対話と結果のフィードバックを絶えず繰り返した。

(3) ワークショップ

各自治会に対して地区の担当保健師から自治会長を通じ介入の了承を得た後，回覧板等での周知や各自治会のキーパーソンを参集し，各地区会館で数回実施した。参加者は，一般住民，自治会役員，民生委員，婦人会役員，老人会役員，特別養護老人ホームの所長，小学校の校長・教頭等であった。

ワークショップでは，最初に事前に実施した役割の実態調査結果，自治会の高齢化の現状と予測について説明した。その後，住民が高齢者に期待している役割や高齢者がみんなで取り組みたいと考えている役割などを話し合った。ワークショップで出された意見は，研究者と役場保健福祉課職員とで，重要性や実現可能性の観点から整理して役割案を作成した。そして，各自治会役員などのキーパーソンに役割案をフィードバックし，実施に向けて何度も議論を繰り返した（図5-12）。また，町保健師や研究者はキーパーソンに対して，効力感が高まるように支援を行った。

ワークショップでは，おもにブレイクスルー型グループワークや地域づくり型ファシリ

第2部■実践・展望編

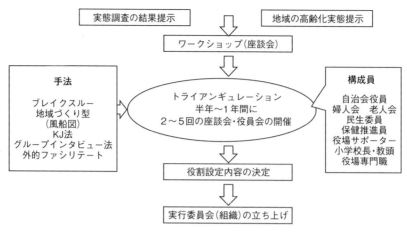

図5-12　地区への介入プロセス（芳賀，2006）

テート法を援用した。役場の保健福祉課職員はグループワークでの記録や司会を担当した。

（4）創出された地域活動と主体的活動への発展

　Y自治会では，退職者が多く趣味活動が活発である特性を生かし，住民相互が教え，学び合う学習事業「寺子屋やまと」が立ち上がった。講師は自治会内の特技を持った高齢者を中心に担当し，運営は自治会役員や高齢者が担った。周知は事前に回覧板を，また事業当日はスピーカーを設置した自治会役員の自家用車で，住民が主体的に参加を呼びかけた。「寺子屋やまと」は9回実施され，地区高齢者の4分の1の参加を得た。研究事業終了後，住民から活動継続の要望が多く寄せられたことから継続が決定し，自治会の事業として現在までの10年間活動が継続されている。

　N自治会では，今金町全体で展開されている環境美化活動「花いっぱい運動」の発祥地という特徴を生かした環境美化活動が立ち上がった。活動は「渡る通りは花ばかり運動」と名づけられ，高齢者を中心に自治会のメインストリートや会館の花壇整備に取り組んだ。住民の声やアンケートにより，花に興味を持ち花壇整備に協力する高齢者が増えたという結果が得られている。しかし，北海道の季節的な制約や準備と費用面の負担が大きく，住民の主体的な活動として継続はされなかった。一方，N自治会は公営住宅に住むひとり暮らし高齢者が多い地区であることから，「渡る通りは花ばかり運動」と並行して「語り部南栄」という交流事業も立ち上がった。高齢者が月1回地区会館に集い，レクリエーションや体操などのアクティビティと茶話会を実施した。運営はおもに婦人会と自治会役員が担った。周知は回覧板の他，婦人会メンバーが毎回ひとり暮らし高齢者を訪問して参加の呼びかけを行った。その結果，毎回15～20人程度の参加が得られた。研究事業終了後，事業の継続について保健福祉課と自治会とで話し合いが持たれ，「語り部南栄」は自治会事業として10年間活動が継続されている。

　T自治会では，自宅で倒れていた単身世帯高齢者の発見が遅れた体験から，近隣同士の

声かけや助け合いの必要性を感じていた。座談会では，住民からボランティアの客体と主体を結びつける仕組みづくりである「高齢者ささえあい地図」が提案され，自治会役員会において取り組むことが決定された。地図の作成にあたっては，自治会が全戸調査を実施し，高齢者のニーズと住民の協力可能なことを把握した。地図づくりの実行委員であった小学校長から単身世帯高齢者のニーズ調査を小学校の総合学習として実施したいとの提案があり，教員，PTA，民生委員，社会福祉協議会，保健福祉課職員と児童がペアとなり訪問調査を実施した。事前学習として，町保健師が児童を対象に高齢者疑似体験，取材訪問のロールプレイを行った。訪問では，近隣関係が疎遠な高齢者も児童の訪問を心待ちにし，児童の質問に対して快く回答した。一方，児童は多様な高齢者や高齢者の困りごと知り，高齢者理解につながった。調査後には，児童が再度高齢者宅を訪問し，高齢者にお礼と運動会への参加を呼びかけた手紙を届けている。このことをきっかけに，高齢者と児童が町で出会うと声をかけあうようになったとのことである。また，T地区では「高齢者ささえあい地図」の作成を通して，高齢者を地域で支えることに対する住民意識が高まり，そば打ち，百人一首，温泉入浴会，茶話会といった交流会が実施されるようになった。現在では「おたがいさま種川」と名づけられた年間250名以上が参加する自治会事業となっている。

(5) 高齢者の役割の見直しに基づく社会参加促進を目指した取り組みの効果

2年間の研究期間に事業が立ち上がったのは，Y地区の「寺子屋やまと」だけであった。取り組み前後に実施したアンケート調査により，Y地区の高齢者を「寺子屋やまと」参加群と非参加群とで取り組み前後の健康度，QOLを比較した。その結果，非参加群では，取り組み前後における手段的自立とQOLに有意な変化は認められなかったが，参加群では，手段的自立，QOLとも取り組み前と比較して取り組み後は有意に向上していた（図5-13）。

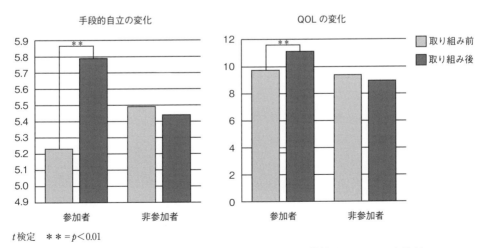

t 検定　$** = p < 0.01$

図5-13　Y自治会における取り組み前後の健康度・QOLの比較（芳賀，2006より作成）

（6）まとめ

今回取り組んだ3自治会とも住民主体による活動が10年間継続されており，高齢者の主体的参加によるささえあいの地域づくりへと発展している。すなわち，このような住民の主体的参加と対話による高齢者の社会参加促進を目指した取り組みは，高齢者の健康増進のみならず，ソーシャルキャピタルの醸成につながることが期待できる。

また，今回取り組んだ3つの自治会のうち2年間の研究期間に事業化されたのはY自治会のみであり，他自治会は研究事業終了後も町保健師が住民との対話を粘り強く継続して事業が立ち上がった。このように，住民との対話を繰り返しながら，コミュニティ・エンパワメントをはかる取り組みは一朝一夕にできるものではない。従事者は住民に寄り添いながらコミュニティ・エンパワメントの醸成を待つことが重要である。また，今金町では3地区とも自治会を通じて地域介入したが，自治会が機能していない地域も多い。地域介入する際には，地域の意思決定システムを把握して適切なキーパーソンを探し，地域とのチャンネルになってもらうこと，地域の人材や社会資源など地域の強みを生かすことも大切である。

●5節　高齢者の口腔保健

1．はじめに

口腔は摂食における咀嚼や嚥下，味覚といった重要な機能を持つだけでなく，会話によるコミュニケーションのための大切な器官である。健康で良好な口腔の状態を保つことは，見た目の審美性はもちろんのこと，摂食やコミュニケーションの機能を維持するだけでなく，全身の健康状態やQOLに対してよい影響を与えることが示唆されている（安藤ら，2003）。また，最近は歯周病と糖尿病，およびその合併症状との因果関係も明らかになっている（大田ら，2013）。特に高齢者においては，口腔の健康状態が全身の健康状態のみならず，生活機能やうつ，認知症と関連することが示されており（葭原ら，2008；多田ら，1999），口腔の状況は，とりわけ高齢者の健康にとって重要な要素の1つである。

日本においては1989年より，生涯にわたり自分の歯を20本以上保つことを目指した8020運動が推進されており，現在も継続中である。また「21世紀における国民健康づくり運動」（健康日本21）においても，この考え方に基づいて「歯の健康」にかかわる項目の目標値が設定されている。

高齢者の口腔保健に関する活動は，高齢者の口腔の状況や身体状況，介護度に応じてさまざまな内容が求められ，活動の場も歯科診療所や病院，施設，地域とさまざまである。最近は高齢者の口腔の健康状態が改善しつつあるなかで，一般高齢者を対象とした健康教育や歯科検診などの対策に加え，要介護高齢者等を対象とした口腔ケアサービスの充実など，総合的な活動を推進する必要性がある。

2．高齢者の口腔状態

　2011（平成23）年度歯科疾患実態調査の結果を見ると，8020達成者（80歳で20本以上の歯を有する者の割合）は38.3％であり，2005（平成17）年の調査結果である24.1％から増加している。各年齢においても，20本以上の歯を有する者の割合は増加傾向を示しており，特に50歳代後半以降，60歳から70歳代でその増加率の伸びは大きい傾向を示している（図5-14）。しかし，一方で残存歯数が増えたために，75歳以上では，歯肉に所見があるもの（および対象歯数のないもの）や永久歯のう蝕罹患が増加している。こうした現状から，今後は団塊世代の本格的な高齢化の進行にともない，歯周病の罹患者の増加が懸念されるため，多くの高齢者に対して歯周病予防に関する健康教育や定期的な歯科検診が必要となっている。また残存歯数の多い高齢者が入院，または介護を受けることになるため，こうした高齢者の口腔ケアに携わる専門職には，より専門的で具体的な内容や方法が求められるようになる。

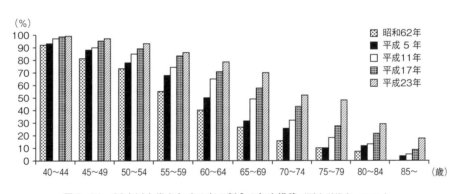

図5-14　20本以上歯を有する者の割合の年次推移（厚生労働省，2012a）

3．高齢者に対する口腔保健施策

　2011（平成23）年8月10日，歯科口腔保健の推進に関する法律（略称：歯科口腔保健法）が公布・施行された。この法律は歯科口腔保健に関する施策を総合的に推進するための法律であり，歯科口腔保健施策における基本理念や国地方公共団体，歯科医師会の責務が定められている。具体的には，歯科疾患の予防や口腔保健に関する調査研究をはじめとして，知識の普及啓発や国民が定期的に歯科健診を受けることの勧奨などを国および地方公共団体の必要な活動としている。

　なかでも，介護を必要とする高齢者が定期的な歯科検診や歯科医療を受けることができるよう，必要な施策を講じることを国や地方公共団体の責務とした意義は大きく，今後この法律に基づき，都道府県や市町村において，介護高齢者に対する定期的な歯科検診や医療の体制が整備されることが期待されている。

第2部 実践・展望編

表5-1 一般高齢者および要介護高齢者に関する目標 (厚生労働省, 2012b)

具体的指標	現状値	目標値
①60歳の未処置歯を有する者の割合の減少	37.6%	10%
②60歳代における進行した歯周炎を有する者の割合の減少	54.7%	45%
③60歳で24歯以上の自分の歯を有する者の割合の増加	60.2%	70%
④80歳で20歯以上の自分の歯を有する者の割合の増加	25.0%	50%

計　画
・普及啓発（歯周病と糖尿病・喫煙等の関係性，根面う蝕，口腔がん等に関する知識）
・歯科保健指導の実施（生活習慣，う蝕・歯周病の予防・改善のための歯口清掃方法，咀嚼訓練，義歯の清掃・管理，舌・粘膜等の清掃，口腔の健康及びう蝕予防のための食生活，歯口清掃等）
・う蝕予防方法の普及（フッ化物の応用，定期的な歯科健診等）
・歯周病予防，重症化予防の方法の普及（歯口清掃，定期的な歯科健診等）

具体的指標	現状値	目標値
①介護老人福祉施設及び介護老人保健施設での定期的な歯科検診実施率の増加	19.2%	50%

計　画
・普及啓発（歯科疾患，医療・介護サービス，摂食・嚥下機能，口腔ケア等に関する知識）
・歯科保健指導の実施（家族・介護者への口腔ケア指導，定期的な歯科健診等）
・要介護高齢者（介護老人福祉施設及び介護老人保健施設入所者以外の者を含む）の歯科口腔保健状況に関する実態把握及びこれに基づいた効果的な対策の実施

　また，歯科口腔保健法の第12条第1項の規定に基づき定められている「基本的事項」について，2012（平成24）年7月に厚生労働大臣告示がされ，「健康日本21」と関連する形で，10年後（平成34年）の目標値が示されている。そのなかで，一般高齢者の歯の喪失防止に関する目標と，要介護高齢者の定期的な歯科検診に関する目標が示されている（厚生労働省, 2012b；表5-1）。

　また，一部の市町村などでは成人歯科保健事業等が行われており，老年期においては，咀嚼機能の低下（義歯装着者急増）を歯科的問題とした保健対策として，義歯等に対する歯科保健指導や訪問口腔衛生指導などが実施されている。加えて，健康増進法に基づく健康増進事業として，歯周疾患に関する健康教育や健康相談，健康診査が実施されているものの，十分な実施状況にまではいたっていない。

4. 高齢者の口腔保健のための活動

(1) 一般高齢者を対象とした活動

　高齢者の介護問題が取りざたされてはいるが，高齢者のおよそ80％は健康な高齢者である。この高齢者が要介護状態になり，本人による口腔ケアの実施が不可能になるまでは，自立した口腔ケアの実践が重要である。このためにも高齢者自身の口腔ケアに対するリテラシー向上を目的とした健康教育の機会を多く確保する必要がある。

　これまで高齢者に対する歯科健康教育は，治療で歯科診療所を受診したときに個別に実施される以外は，市町村の健康教育や健診の機会にしか設定されていなかった。地域によっては歯科医師会や歯科衛生士会によって，町内会や自治会を対象とした出前講座等が実

施されてきたところもあるが，教育内容はそれぞれ担当する専門職に任されており，高齢者に必要な歯科保健知識が効果的に与えられてきたとは言いがたい。

今後は，行政と地域の歯科医師会や歯科衛生士会が協働した，歯科健康教育プログラムを高齢者に提供していくことが必要である。健康教育の場としては，これまでの行政の健診や健康教育の機会以外に，町内会や自治会，老人会といった地区組織はもちろんのこと，高齢者大学や市民大学など多くの高齢者が参加する生涯学習の場を利用することが効果的である。内容についても，う蝕や歯周病を題材とした画一的なものではなく，口腔と全身の健康状態に関する知識や，定期健診・かかりつけ歯科医の必要性なども含めた総合的なプログラムが求められる。

また，このような教育を受けた高齢者が中心となった歯科保健推進グループ（8020推進員等）の組織化を促進することも必要であろう。

(2) 要介護高齢者を対象とした活動

最近の高齢者は残存歯が多くなる傾向にあり，加えてインプラント治療などを施している場合もあるため，要介護高齢者が適切な口腔ケアを実施しなかったことにより，感染などから全身状況が悪化し重篤な状態に陥るなどの可能性がある。特に要介護高齢者の場合，口腔ケアの主体が高齢者本人から家族や医療・介護の専門職に委ねられるため，こうした関係者の口腔ケアの実施状況が，そのまま要介護高齢者の健康状態に反映するといっても過言ではない。

このため在宅介護にかかわる家族や専門職に加え，介護施設や医療施設（特に高齢者療養にかかわる病院）の専門職には，適切な口腔ケアに関する知識やテクニックの普及を急ぐことが肝要である。もちろん，訪問歯科診療や訪問口腔衛生指導など，直接的に歯科医師や歯科衛生士が高齢者介護・医療現場にかかわることも重要であるが，これらの活動には時間や場所，専門職の供給などの物理的な限界がある。まずは直接高齢者の介護や医療にかかわる関係者（家族・専門職）への教育体制の整備を急がなければならない。

5．おわりに：治療から予防へ

「ピンピンコロリ」とは高齢者が理想とする終末期のあり方ではあるが，なかなかそうはいかない。どんなに生活習慣に気をつけていても，結局のところ多くの人は介護が必要な状態となるのが現実である。

しかし歯はについては，ブラッシングなど適切な口腔ケアを実行したうえで，定期的に歯科検診を受診し，かかりつけ歯科医との適切なかかわりをもてれば，ある程度の口腔機能を死ぬまで維持することが可能である。つまり歯に関しては「ピンピンコロリ」が可能なのである。

このような観点からも高齢期だけに限らず，乳幼児期に始まるすべてのライフステージにおける口腔保健活動を充実することが必要である。とりわけ歯科医療には治療から予防への大きなパラダイムシフトが求められている。

◉6節　介護予防に向けた実践

1．介護予防とは

（1）介護予防の定義

　「介護予防」という用語が市民権を得て広く用いられている。2000（平成12）年に介護保険制度が創設されたわけであるが，それとともに介護予防は始まり，介護保険法第4条「国民の努力及び義務」において「国民は，自ら要介護状態となることを予防するため，加齢に伴って生ずる心身の変化を自覚して常に健康の保持増進に努めるとともに，要介護状態となった場合においても，進んでリハビリテーションその他の適切な保健医療サービス及び福祉サービスを利用することにより，その有する能力の維持向上に努めるものとする」と明記されている（辻，2006）。介護予防とは「要介護状態の発生をできる限り防ぐ（遅らせる）こと，そして要介護状態にあってもその悪化をできる限り防ぐこと，さらには軽減を目指すこと」と定義される（介護予防マニュアル改訂委員会，2012）。すなわち，①要介護状態にならないこと，②要介護状態の悪化をさせないことの2点を目指すことであり，それを通じて目指す最終ゴールは「生きがいをもって自立した生活を最後まで送ること」と考えられる。

（2）介護予防導入の課題

　2006（平成18）年に介護保険制度が「介護予防重視」へと改定されてから8年あまりが経過し，二次予防事業対象者（特定高齢者）への地域支援事業や要支援者への新予防給付にともなう新たなサービスが定着しつつある。しかし，いくつかの課題も指摘されており，それに合わせて見直しが行われてきた。そして，2011（平成23）年度の介護保険法の改正により，平成24年度から「介護予防・日常生活支援総合事業」が導入されることになった。その意義として『介護予防マニュアル改訂版』には「要支援・要介護者が従来高齢者人口の概ね15％であること，そして高齢者はそう遠くない将来のうちに終末期を迎えることを考えれば，残りの80％の高齢者も（リスクの程度に個人差はあるものの）要介護発生の予備群・介護予防の対象者と考えられる。これらの人々すべてが介護予防の取り組みを推進していけるようなポピュレーション・アプローチが求められている。それが一次予防事業なのである。その意味で，介護予防の一次予防事業と二次予防事業，予防給付が，地域の中で一体となって展開される必要がある」としている。厚生労働省は，要支援者について，現行の予防給付を段階的に廃止し，新総合事業のなかで実施を検討しており，2015（平成27）年から2017（平成29）年4月までに地域支援事業を段階的に移行するとしている（厚生労働省，2013）。

　より柔軟に，地域に暮らす高齢者の実情に応じたサービスを提供し，そして，いまだ元気に暮らし，社会資源として大いに活躍が期待される一次予防事業対象者（一般高齢者）

を巻き込み，主体的な取り組み（自主活動）を展開することを支援することによって，地域全体が「介護予防」に向けた意識を高く持ち，1人でも多くの高齢者が実際に活動している地域づくりが求められる。実際に，各自治体で介護予防のリーダーやサポーターの養成がさかんに行われ，彼らを介した自主的な介護予防活動にますます期待が集まることになろう。

2．包括的な介護予防事業の進め方

介護予防プログラムには，「運動器の機能向上」「栄養改善」「口腔機能の向上」「閉じこもり予防・支援」「認知機能低下予防・支援」「うつ予防・支援」の6つのプログラムが設けられている。しかし，二次予防事業対象者の多くは，これらのプログラムに複数該当する場合が多く，特に，運動器の機能向上・栄養改善・口腔機能の向上の3つの取り組みは三位一体であり，それぞれが密接にかかわっている。実際，運営上の効率性等を鑑み，これらのプログラムをすでに複合的に組み合わせて実施している自治体もあった（高戸ら，2009）。

そこで，2012（平成24）年からは，『介護予防マニュアル改訂版』のなかに各プログラムを単独で実施する内容に加えて，運動・栄養・口腔の3つのプログラムを複合的に実施する内容が掲載されている。運動器の機能向上プログラムは，従来から転倒予防事業として多くの自治体で取り組まれてきた経緯もあるため認知度が高く，その必要性は他のプログラムよりも理解されやすい。そこで，まずは運動器の機能向上プログラムへの参加をきっかけとしてアプローチを行い，それに併せて他のプログラムも実施していくことが効果的と考えられる。高齢期には老年症候群を有するリスクを少なからず抱えていることを考えれば，たとえ非該当のプログラムを実施したとしても，プラスの効果はあってもマイナスになることはないであろう。今後は，さらに複合プログラムの効果について，プログラムの組み合わせ方や実施回数などのプロセスに応じてアウトプットやアウトカムの評価が行われ，より効果的な実施内容の検討が求められよう。

3．地域全体に広がる介護予防の取り組み実践例

(1)「体操をつくる」ことによる介護予防

高齢者が行う運動の代表格として，「体操」「散歩」「ゲートボール」を上げる人が多い。東北の典型的農村部在住の高齢者のなかで，比較的身体機能が低いグループを対象として「運動やスポーツの実施状況や実践への意識」について調査したところ，継続して実施（週に3日以上）できると思う運動やスポーツについて，おおよそ9割が「体操」と「歩くこと」と回答していた。ところが，運動器の機能向上の効果が期待される「マシーン」や「ダンベル・セラバンド」を利用した筋力トレーニングについてはほとんど回答がなかった（植木，2010）。このことから，地域に潜在する虚弱ハイリスク高齢者の多くが，継続実施が可能な運動として「体操」と「歩行」を考えていることが理解できる。

介護予防に資する「体操」は全国の自治体で「ご当地体操」として生まれ，実践されている。

その多くは，自治体が運動の専門家に作成を依頼し，それを住民に広報し普及をはかるというものである。そうしたなかで，植木ら（2006）は，転倒予防に必要な脚筋力やバランス能力の維持・向上のための体操を作成するプロセスに，実践対象である高齢者を巻き込み，彼らの意見を尊重した「体操づくり」のプログラムを導入し，運動実践の意義を理解させ実施への意欲を高める方法として提案した。具体的には，後期高齢者のなかで転倒リスクが高い人に声がけし転倒予防教室を開催した（2回／月，計12回）。その際，教室をサポートする転倒予防推進員（60歳以上）も募集し参加してもらった。その前半7回の教室で，柔軟性の強化，脚筋力の強化，身体のバランス維持，つまずき防止の要素を勘案した体操動作30種類を紹介し，体験してもらい，その動作の実効性について4段階の評価尺度により得点化した結果に加えて，改良すべき点等について意見交換を行い，オリジナルの転倒予防体操を作成した（運動強度は3メッツ強でラジオ体操相当）（図5-15）。

作成した体操を自宅で実践してもらい，転倒予防推進員が中心となって各行政区の集会所で開催されるミニディサービスで活用されるように，リーフレットの配布や指導用ビデオの作成，町の広報を利用した紹介など，その普及・啓発に努めた結果，実施者の割合は，2年間で男性50％，女性65％に達した。さらに，その地域全体への波及効果として，この取り組みを実施した自治体では過去1年間の転倒率が，26.5％から23.9％へと低下し，逆に実施していない同様の自治体では23.2％から25.4％へと上昇した。また体力水準の変化

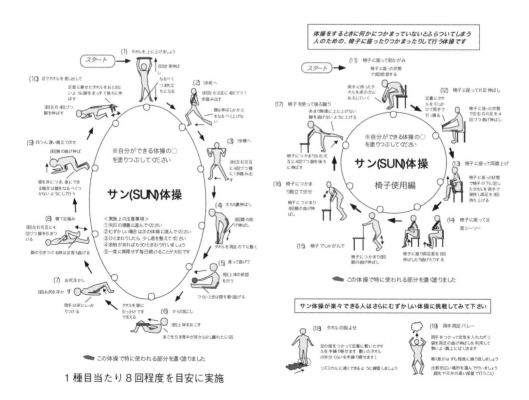

図5-15　高齢者の意見に基づき作成された転倒予防体操（植木ら，2006）

も，握力，長座位体前屈，最大歩行速度の低下幅は小さく，Timed Up & Go Test[★3]は改善傾向を示していた（芳賀ら，2003）。また，別の自治体を対照地区として地域全体への効果を検証した結果，実施地区では閉じこもりの発生や運動習慣がないというリスクが約半分に抑制されていた（伊藤ら，2008）。このように，高齢者ボランティアを中心に，「自分たちがつくった体操」を普及させる介護予防プログラムは，後期高齢者の転倒発生を抑制し，運動習慣の維持や閉じこもりの発生を予防する地域全体への効果が期待された。

★3 椅子から立ち上がり，できるだけ速く歩いて3メートル先の目標物を回って再び座るまでの時間を測定するテスト。

（2）「自身の体力をはかる」ことによる介護予防

　地域に潜在する虚弱ハイリスク高齢者をいち早く把握するために，介護予防事業においては「基本チェックリスト」が使用されている。これは25項目からなる質問紙であり，65歳以上の住民すべてに実施することが求められ，この判定をもとに二次予防事業対象者を決定することを可能としている。しかし，より早期に，しかも客観的にハイリスク者をスクリーニングすることができれば，早期対応が必要な人びとにサービスへの参加を促す際により信憑性の高い根拠として活用することができる。従来から，運動器の機能向上プログラムの効果評価として，各事業の事前事後のアセスメントとして，握力や歩行速度，開眼片足立ち，Timed Up & Go Testが測定されてきた。これらは簡易な測定項目とはいえ，複数の項目には人手と場所も必要で，実際には中央開催型の事業（健診や教室）でなければ測定は難しい。

　そこで，植木（2005，2006）は，高齢者自身が基本チェックリストに記入するように，気軽に家庭でも自身で測定ができる方法を提案している。それは，長座位の姿勢から，何もつかまらずに独りで立ち上がるまでの時間を指標として，運動機能が低下した虚弱高齢者をスクリーニングしようというものである（長座位立ち上がり時間，図5-16）。この測

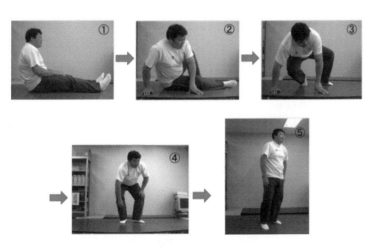

図5-16　「長座位立ち上がり時間」の測定

定は，畳一畳ほどの広さがあれば実施が可能で，使用する器具はストップウオッチのみである。そのため，特別な知識や技術がいらないので，高齢者がお互いに測定し合ったり，場合によっては自分ひとりで測定することも可能である。この測定値は，体格，肥満度，身体バランス能力，移動能力，股関節外転筋力，歩幅など複数の身体機能要素と関連しており，自立生活に必要な身体機能を総合的に評価する指標である。また，異なる験者が同時に測定した場合にも，測定値に有意差はない。しかし，繰り返し測定すると値が向上するため複数回測定する必要がある。この長座位立ち上がり時間の予測的妥当性については，立ち上がりが遅くなるほど転倒を起こしやすいこと（2.6秒未満に対して4.6秒以上かかると転倒危険度は約2.4倍）や要介護認定を受けやすいこと（2.3秒未満に対して4.9秒以上かかると新規要介護認定危険度は約14倍）が示されている。地域のなかで自主的に自身の体力を測ることで，状況を常に客観的にとらえて確認する姿勢を身につけることは，介護予防の意識を持つことに役立つはずである。

4．介護予防事業フォローアップの受け皿：地域の自主活動の広がりを重視する

　これまでは，どちらかというと，目標とする機能向上に効果の期待できるプログラムの開発に重きがおかれてきた。近年，注目を集める認知機能の低下予防については，読み書き，計算といったプログラムに加えて，有酸素運動やレジスタンストレーニングといったさまざまな運動の効果を示す知見が報告されている（Okura et al., 2013）。日本でも大規模な介入研究が実施され，特に「二重課題」をともなう運動の効果を示唆する知見が得られている（Suzuki et al., 2012）。

　しかし，どれほど有効なプログラムを提供できたとしても，それを受け入れ，実際に行動に移せなければその恩恵に預かることはできない。たとえば，介護予防を目処に処方された運動の効果は，運動学的な観点から考えることにとどまらず，より広い視野で考えることが求められている。それは，運動をする機会そのものが，地域の重要な交流の機会として機能し，運動プログラムは住民同士をつなぐバトンの役割を演じるという社会心理的な観点も重要とする考えである。

　これまでに効果が科学的に確認されたプログラムの効果を検討する際には，田中と重松（2010）は，Evidence basedの観点から無作為化比較試験（RCT）のデザインによる評価を最上位に位置づけるのではなく，実際の現場に適用するデザインとして，実施可能性を見据えた公衆衛生学的な健康支援研究デザインを用いた評価方法であるRE-AIM（Reach, Effectiveness, Adoption, Implementation, Maintenance）による検証が有効になることを指摘している。すなわち，科学的に効果が確認された知見に基づくプログラムを，いかに地域の健康づくりに広く展開しているかを検証することである。科学的根拠を求めてRCTによる評価に一喜一憂することには限界がみえている。これからは，有効なプログラムの浸透度を上げるための手立てに工夫を凝らしていくことに心血を注ぎ，それをしっかりと評価していくことが，介護予防の実践評価において主流になることが考えられる。

第6章

障害児者を支える保健福祉

● 1節　障害者の地域移行・地域定着に向けた支援

1. 精神障害者福祉から障害者総合支援法へ

　障害者の地域生活への移行と地域定着に向けた支援は，2013（平成25）年4月から，障害者総合支援法として包括的に取り組まれるようになった。ここでは，精神障害者福祉から障害者総合支援法への歴史的経緯について精神障害者の地域移行と地域定着を中心に概観する。

　2004年9月にまとめられた「精神保健医療福祉の改革ビジョン」は，「入院医療中心から地域生活中心へ」の基本的な方策を掲げた。精神障害者の社会的自立を促進する事業として，精神科入院患者で障害が安定し，「受け入れ条件が整えば退院可能な者に対して活動の場を与え，退院訓練を行う」ものとして精神障害者退院促進支援事業が2003年から都道府県などを実施主体として実施されてきた。

　2005（平成17）年10月に，障害者自立支援法が成立し，2006年10月に全面施行され，身体障害，知的障害，精神障害といった3障害の種別にかかわらず，一元的に利用できる障害者福祉サービスが構築された。

　2010年度からは，精神科病院への社会的入院は人権侵害であるという理念のもとに，「地域を拠点とする共生社会の実現」を目的として「精神障害者地域移行・地域定着支援事業」と名称を変更して実施されている。この事業は地域生活への移行後に地域への定着支援も行う事業見直し，さらにピアサポートの活用に対する助成や精神障害者と地域の交流促進事業を加え，精神障害者の退院後の住まいの整備を含め地域移行と定着に対して継続的支援を行うものとなった。

　2011（平成23）年8月には，改正障害者基本法が施行され，障害者の定義は，身体障害，知的障害，精神障害に，発達障害が加わり，その他の心身の機能の障害があり，障害および社会的障壁により継続的に日常生活または社会生活に相当な制限を受ける状態にあるものとされた。

　2012（平成24）年4月から，障害者自立支援法の改正にともない地域移行支援・地域定

着支援が追加され，都道府県から指定を受けた相談支援事業所に「地域移行推進員」が配置された。同年6月に公布された「地域社会における共生の実現に向けて新たな障害保健福祉施策を講ずるための関係法律の整備に関する法律」により，障害者自立支援法は2013（平成25）年4月から，「障害者の日常生活及び社会生活を総合的に支援するための法律（障害者総合支援法）」に名称が変わった。本法の目的規定で従来の「自立」という表現に代わり「基本的人権を享有する個人としての尊厳」と明記され，障害者総合支援法の目的の実現のため，障害福祉サービスよる支援に加えて，地域生活支援事業その他の必要な支援を総合的に行うようになった。

2013年6月に公布された「障害を理由とする差別の解消の推進に関する法律（障害者差別解消法）」（2016年4月施行）は，障害者基本法の「全て障害者は，可能な限り，どこで誰と生活するかについての選択の機会が確保され，地域社会において他の人々と共生することを妨げられないこと」（第3条第2号）という理念を実現するためには，障害者基本法第4条の「差別の禁止」の規定を具体化するものとして位置づけられている。その目的は障害を理由とする差別の解消の推進に関する基本的な事項などで障害を理由とする差別を解消するための措置などが定められ，差別の解消を推進することで，すべての国民が，相互に人格と個性を尊重し合いながら共生する社会の実現を目指している。

2014（平成26）年4月，障害者総合支援法が改正され，障害者の高齢化・重度化に対応するとともに，住み慣れた地域における住まいの場の確保の観点から，「共同生活介護（ケアホーム）」は「共同生活援助（グループホーム）」に一元化されることになった。グループホームに外部サービス提供（外部サービス利用型）による支援も行われるようになった。また，重度訪問介護の利用対象の拡大により，重度肢体不自由者から新たに重度の知的障害者および精神障害者も利用可能となった。また，従来の「障害程度区分」から，「障害支援区分」という名称が創設され，知的障害者および精神障害者の特性に応じて一次判定が行われる判定基準として見直しが行われている。地域における相談支援の中核的な役割を担う機関としては基幹相談支援センターがあり，障害者相談支援事業や成年後見制度利用支援事業などの業務が総合的に実施されている。

2．地域移行支援

地域移行支援は，6か月以内に地域生活への移行が見込まれる精神科病院の入院患者や障害者支援施設などの利用者に対して，移行にあたりなされる住居の確保などの支援である。具体的支援は，退院・退所後の住居の確保や地域生活に移行するための活動に関する相談，外出時の同行，障害福祉サービスの体験的な利用支援などである。利用対象の拡大により「地域における生活に移行するために重点的な支援を必要とする者」も追加された。新しい生活の準備などの支援を行うことで，障害者の地域生活への円滑な移行に向けて，次の3段階の流れが想定されている（図6-1）。

第6章■障害児者を支える保健福祉

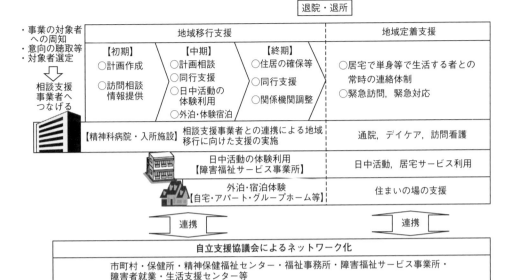

図6-1 地域生活への移行に向けた支援の流れ（イメージ）

出典：精神障害者の退院促進支援事業の手引き（平成19年3月日本精神保健福祉士協会）を参考に作成
厚生労働省ホームページ www.mhlw.go.jp/seisakunitsuite/bunya/hukushi_kaigo/shougaishahukushi/dl/sankou_111117_01-04.pdf（2014年8月13日閲覧）

　初期段階では，①精神科病院や入所施設などの利用者に対して，具体的な意向を聴取し，精神科病院などの関係者との個別支援会議の開催を踏まえ，地域移行支援計画を作成する。②地域移行支援に向けた対象者への訪問相談，利用者や家族などへの情報提供などを実施し，信頼関係を構築し，退院に向けた地域生活のイメージをつくる。

　中期段階では，①地域生活を行ううえで不安解消，退院への動機づけの維持など対象者への訪問相談を行う。②地域生活するうえで必要な社会資源や公的機関などの見学，障害福祉サービス（生活介護，自立訓練，就労移行支援，就労継続支援に限る）の体験利用など同行支援がある。③精神科病院や入所施設などとの個別支援会議の開催など，関係機関との連携・調整がある。④自宅への外泊，ひとり暮らしやグループホームなどの体験外泊により地域生活を具体的に体験して，生活実感を獲得する。

　終期段階では，①退院・退所後の地域の住居への入居手続きなど住居の確保の支援などがある。②退院・退所後に必要な物品の購入，行政手続きなどの同行支援がある。③退院・退所後の生活にかかわる関係機関などとの関係機関との連携・調整がある。

3．地域定着支援

　地域定着支援は前述の地域移行支援後の支援であり，居宅で単身の障害者が地域定着できるように，障害によって生じる緊急事態などの相談体制を常時できるようにすることである。対象は，①入所施設や精神科病院から退所または退院した者，②家族との同居からひとり暮らしに移行した3か月以内の者，③地域生活が不安定な者である。サービスの内

容は，①夜間職員の配置，携帯電話等による利用者や家族との常時の連絡体制の確保，②迅速な訪問，電話等による状況把握，関係機関等の連絡調整，一時的な滞在による支援など緊急時の対応である。

4．精神障害者のケアマネジメント

　精神障害者の地域移行・地域定着に向けた支援の方法として，ケアマネジメント（care management）が知られている。支援方法は関係者でチームを構成し，保健・医療・福祉サービスの統合的利用と，家族，親戚，近隣住民，友人，同僚，ボランティア，民間サービスといった社会資源を効率的に調整し，要支援者に結びつけていく手法である。ケアマネジメントには，緊急度の見きわめ，介入のきっかけや諸機会取り込みの判断，介入にともなう予測効果，他職種とのチームワークなどが十分考慮される必要がある。

　精神障害者へのケアマネジメントでは，基礎的な生活面（セルフケア，心身機能，健康，住環境，経済など）に関するニーズだけでなく，心理面，社会面（家族や友人とのかかわり，教育や就労，社会参加，地域社会とのつながり）など，QOLに関するニーズについても幅広く支援すること，つまり，障害者の自己実現を目指す支援が重要となってくる。ここでは仲介型ケアマネジメントモデル，ストレングスモデル，ACTモデルについて概観する。

（1）仲介型ケアマネジメントモデル

　2002年に障害者ケアマネジメントラインが厚生労働省から公表され，仲介型ケアマネジメントが標準的な手法となった。障害者ケアマネジメントとは，障害者の地域における生活支援をするために，ケアマネジメントを希望する者の意向を踏まえて，福祉・保健・医療・教育・就労などの幅広いニーズと，さまざまな地域の社会資源の間に立って，複数のサービスを適切に結びつけて調整を図るとともに，総合的かつ継続的なサービスの供給を確保し，さらには社会資源の改善および開発を推進する援助方法である，と定義されている。

（2）ストレングスモデル

　このモデルでは，人はだれでも学習，成長，変化する能力があるという認識の上に立ち，問題点や足りない点ではなく，人びとの長所，強み（ストレングス）に焦点を当てながら，現在何をしているか，何ができるか，これからの生活でしたいことや希望は何か，といったことを，対話を通して利用者が語れるようケアマネジャーが時間をかけて支援していく。

（3）ACTモデル

　ACT（Assertive Community Treatment；包括型地域生活支援）モデルは，特に重い精神障害のある人びとを対象とした包括型ケアマネジメント，すなわち，保健・医療・福祉のケアを多職種チームで集中的に支援することを想定したモデルである。ただし，チームで対応することから，必ずしも担当ケアマネジャーを1人に限定しなくても対応できる。チームのスタッフが利用者の多様なニーズに対応し，治療的介入や服薬管理・健康管理な

どの医療的援助，金銭管理や生活面の助言，リハビリテーションや就労支援，公的手続きの支援などの直接サービスを含む種々の援助を行う，アウトリーチ（家庭訪問）による援助である。多職種の専門家チームによる支援でコストもかかるが，評価研究では支援効果が高いことが実証されている。

精神障害者アウトリーチ推進事業は，2011年度よりモデル事業として実施されてきた。2014年度から精神障害者地域生活支援広域調整等事業として医療機関の活動が診療報酬化された。本事業は，各都道府県で，①受療中断者，②受診の意志のない在宅の精神障害者が，地域生活の継続ができるように，精神科病院などに，医療や保健，福祉サービスを包括的に提供する多職種チームによるアウトリーチチームの設置体制を構築して，新たな入院や病状再燃による再入院を防ぐことを目的とするものである。

2節　リハビリテーション

1．リハビリテーションとは

「リハビリテーション」と聞いて多くの人が連想することは，施設や病院で行われている，訓練やマッサージではないだろうか。つまり，運動・機能訓練としてイメージされがちである。

しかし，この解釈は，リハビリテーションのなかのきわめて狭い意味を示している。リハビリテーションとは運動・機能訓練だけではない。また，運動・機能訓練だけで機能は回復するわけではない。

リハビリテーション（rehabilitation）の語源は，reは「再び」，habilisは「適した」という語で，「その人らしく生きる権利の回復」という意味になる。そのために行われるすべての活動がリハビリテーションである。

2．リハビリテーションの定義

1982年の障害者に関する世界行動計画では，「リハビリテーションとは，身体的，精神的，かつまた社会的に最も適した機能水準の達成を可能とすることによって，各個人が自らの人生を変革してゆくための手段を提供してゆくことを目指し，かつ時間を限定したプロセスである」としている。

この定義からもわかるように，リハビリテーション領域は，機能回復・ADL（日常生活動作）の拡大を中心とする病院内での「医学的リハビリテーション」だけではない。障害者が生計を立てられるよう職業に就くことを支援する「職業リハビリテーション」，身体に障害のある子どもが年齢に応じて教育現場で行われる「教育的リハビリテーション」，障害者に適した町づくりや障害者が各種サービスを活用して社会参加できるように支援するなどの「社会的リハビリテーション」がある。

3．リハビリテーションにかかわる専門職

　医学的リハビリテーションは，医師，看護師の他，多くのリハビリテーション専門職が患者をサポートしている。

　医学的リハビリテーションは医師の指示のもとに行われる。したがって医師は医学的な診断・評価を行い，治療方針を立て，これにともなう生命管理上のリスクを担当者に伝え，治療を管理する責任を負う。

　看護師は病棟生活での活動能力を把握して，褥瘡等の二次障害防止のための体位変換，ADL維持・向上に向けての指導，家族への助言・指導，本人と家族への心理的支援を行う。

　リハビリテーション専門職のうち，おもに運動機能を担当するのは理学療法士である。運動療法や物理療法を用い，機能回復・維持を図り，座る・立つ・歩くなどの基本的動作などの再獲得を目指し，家庭復帰や社会復帰に向けて働きかける。

　作業療法士は，日常生活動作（食事，排泄，入浴等）や応用動作（家事，買い物，車の運転等）能力の獲得，さまざまな「作業活動」を活用し，家庭内外での「作業活動」が再び行えるよう指導・援助する。

　言語聴覚士は，「ことば」や「聞こえ」にかかわる障害（失語症，構音障害），食べることにかかわる障害（嚥下障害）などに対して検査・訓練を行う。高次脳機能障害や発達障害なども対象としている。

　臨床心理士は，心の健康を害した人たちに，心の悩みや問題を軽減，解決するため，臨床的な心理学の技法を用いて心理療法を行い，日常生活や社会復帰への適応能力について必要な援助を行う。

　医療ソーシャルワーカーは，身体障害者手帳の取得・介護保険サービスの手続き等の情報提供，また地域の医療・保健・福祉機関と連絡を取り合い，家庭復帰に向けての情報提供などさまざまな援助を行う。

4．リハビリテーションはチームで行われる

　一人ひとりの患者はさまざまな問題を抱えている。これらの諸問題に包括的な対応を行うために，複数の専門職により領域を越えて協力しあうことが大切となる。この複数の専門職の集まりを「リハビリテーション・チーム」とよぶ。

　最近は，脳卒中に専門的知識を持つ経験豊富なスタッフが携わる「脳卒中（ケア）ユニット」が注目されている（里宇，2007）。

　これは，神経内科，脳神経外科，リハビリテーション科などの専門医や看護師，リハビリテーションのスタッフである理学療法士，作業療法士，言語聴覚士，医療ソーシャルワーカーなど，多職種による専門チームにより，脳卒中の患者さんの治療やリハビリテーションなどにあたるものである。

　このような脳卒中ユニットによる医療により，「早期死亡率の低下」「在院期間の短縮」「自宅退院率の増加」「患者のADL自立度が高まる」などの効果があることが明らかにされて

いる。脳卒中急性期の治療のスタートにあたり脳卒中（ケア）ユニットが果たす役割は大きく，今後の拡大が期待されている。

5．医学的リハビリテーションの流れ：脳卒中を例に

　脳卒中は，脳の血管が詰まったり破れたりして，脳の機能が損なわれる病気の総称である。脳の血管が詰まる脳梗塞，細い血管が破れて脳の内側に出血する脳出血，太い血管が破れて脳の表面に出血するくも膜下出血の3つのタイプに大きく分けられる。

　脳卒中が起こると，脳の神経細胞の一部が障害され，その部分が担っていた機能が失われる。

　脳が障害を受けた部位により，顔や体の片側に力が入らなくなる「運動まひ」，感覚が鈍くなる「感覚障害」，言葉が出ない・ろれつが回らないなどの「言語障害」，片側の視野が欠ける「視覚障害」などの症状が現れ，多くの場合，後遺症が残る。後遺症のなかでも最も多いのが，運動まひで，重症度はさまざまである（上原，2012）。

　しかし適切な治療を受け，リハビリテーションを続けていくことで，後遺症の軽減が期待できる。一般的に脳卒中のリハビリテーションは，発症からの時期によって，3段階（期）に分けて行われる（上原，2012）。

　発症から約1か月（数日〜数週間）までの「急性期」には，脳卒中を発症して入院した医療機関で，治療と並行して早い時期に始められる。発症後，1〜6か月（180日）ごろまでの「回復期」には，おもにリハビリテーションの専門病棟や専門の医療機関に移り，本格的なリハビリテーションを行う。回復期以降（6か月以上）の「維持期」は，退院して，自宅などに戻り，これまでのリハビリテーションで回復した機能を維持しながら，社会復帰を目指す。

(1) 急性期リハビリテーション

　脳卒中の発症直後，機能は一時的に最低レベルまで落ち込む。この時期は，一般に全身状態が不安定なので，以前は「安静が第一」とされていた。

　しかし，この時期に患者を寝かせた状態のまま安静にしていると，急激に体の機能が低下してしまうことになる。おもなものは，「筋肉や骨の萎縮」，関節が固まって動かしにくくなる「関節拘縮」「心肺機能の低下」などがある。このような変化を「廃用症候群」といい，「褥瘡」や「誤嚥性肺炎」などが起こる場合もある。これらを防ぐために行うのが，急性期リハビリテーションである。

　体の機能が失われるのを最小限にとどめるためには，急性期のリハビリテーションを可能な限り早くから始めることが重要である。そのため，全身状態が安定していれば，入院した当日から，関節を動かす訓練が行われる。特に，麻痺側の関節は自分で動かすことができず，固まりやすいので，痛みに気をつけながら十分に動かすことが重要である。

　「座る」訓練は，意識レベル，脈拍，血圧，心電図などをモニターしながら，安定していれば発症当日，多くの場合，数日から1週間以内に始めることが重要である。「立つ」

訓練も，早い場合には発症後1週間前後から始められる。
　入院後，急性期リハビリテーションをできるだけ早い時期から行うことで，その後の回復が早くなり，入院期間の短縮にもつながることがわかっている。

(2) 回復期リハビリテーション

　病状が落ち着いて急性期の医療機関を退院した後，リハビリテーション専門の医療機関などに移り，在宅復帰を目的として回復期リハビリテーションを受ける。一般に，運動能力は，発症からしばらくの間は大幅に回復するが，発症から6か月が過ぎると，回復が難しくなる。そこで，発症後6か月までの間に集中して「高密度・高強度」のリハビリテーションを行い，機能をできる限り回復させることを目的としている。
　具体的には，歩行訓練や，階段の上り下りなどのほか，筋力を強化する運動や心肺機能を高める訓練，体の柔軟性を高めるストレッチなどが行われる。回復期には，日常生活でのさまざまな動作（ADL）を行えるように，食事や着替え，入浴，家事など，具体的な作業を行いながら，体の機能を高めるようにする。麻痺側の手の機能が順調に回復して，十分に使えるようになることもあるし，麻痺していない側の手の機能を高めて，麻痺側の手の代わりに使えるようにすることもある。

(3) 維持期リハビリテーション

　回復期のリハビリテーションを終えて退院したら，社会復帰や生活の安定化，生活の質の向上を目指した維持期リハビリテーションに移る。維持期リハビリテーションでは，回復期のリハビリテーションにより取り戻した機能が失われないようにする必要がある。特別な訓練をしなくても，食事，着替え，トイレなどの日常生活動作を積極的に自分で行うことも，効果的なリハビリテーションである。維持期リハビリテーションは，日常生活を送るための生活訓練といってもよい。
　維持期リハビリテーションは，患者さん自身が自宅で行うほか，通院や，通所，訪問サービスなどを利用し，体を動かす習慣を継続することが必要である。
　このようなリハビリテーションを継続するためには，地域の支援制度を利用することが望まれる。詳しくは住んでいる自治体の地域包括支援センターに問い合わせて，ケアマネージャーなどの専門家に相談するとよい。

● 3節　福祉用具による支援

1．福祉用具による支援とは

(1) 福祉用具の定義・概念

　福祉用具とは，「車椅子」や「杖」などに代表されるものであり，一般には利用者が抱える障害を代替・補完することにより，日常生活上の問題を解決することをおもな目的と

している。福祉用具の研究開発および普及の促進に関する法律（1993（平成5）年5月6日法律第38号，最終改正：2006（平成18）年6月2日法律第50号）第2条によれば，福祉用具とは，「心身の機能が低下し日常生活を営むのに支障がある老人又は心身障害者の日常生活上の便宜を図るための用具及びこれらの者の機能訓練のための用具並びに補装具」として定義づけられている。

このような法律用語としての「福祉用具」という言葉以外にも，概念的に類似した用語が多数存在している。具体的には，福祉機器，リハビリテーション機器，日常生活用具，補装具，自助具，治療機器，介護用品，共用品，支援技術（assistive technology）などがあげられよう。ここに列挙した用語の意味は，必ずしも明確に独立しているわけではない。それぞれが福祉用具あるいはその関連領域における用具の範疇をさし示し，共通領域あるいは境界領域を形成しつつ，概念づけられ，用いられている。

（2）障害児者にかかわる福祉用具支援の法制度

福祉用具の利用にあたっては，各種の法律に基づく公的な手続きを経ることにより，利用することが可能となる。障害者の福祉用具については，障害者総合支援法において補装具と日常生活用具が定められている。

そのなかで，補装具とは，「障害者等の身体機能を補完し，又は代替し，かつ，長期間に渡り継続して使用されるものその他の厚生労働省令で定める基準に該当するものとして，義肢，装具，車いすその他の厚生労働大臣が定めるもの」とされており，障害者自立支援法施行（2006（平成18）年10月）にともない，身体障害者福祉法および児童福祉法に基づく補装具給付制度が一元化され，補装具費支給制度となっている。具体的な補装具の種目としては，身体障害児者の補装具として，義肢，装具，座位保持装置，盲人安全つえ，義眼，眼鏡，補聴器，車椅子，電動車椅子，歩行器，歩行補助つえ（T字状・棒状のものを除く），重度障害者用意思伝達装置などが定められるとともに，身体障害児に限り，座位保持椅子，起立保持具，頭部保持具，排便補助具も対象としている。

他方，日常生活用具給付等事業は，障害者等の日常生活がより円滑に行われるための用具を給付または貸与すること等により，福祉の増進に資することを目的とした事業である。日常生活用具の具体的な品目についての規定はなくなったが，日常生活品として一般に普及していないもので，①介護・訓練支援用具，②自立生活支援用具，③在宅療養等支援用具，④情報・意思疎通支援用具，⑤排泄管理支援用具，⑥居宅生活動作補助用具（住宅改修費）などが支給の対象となっている。

2．福祉用具による支援の実際：有効活用に向けた選定のポイント

福祉用具の支援過程は，①ニーズのアセスメント，②目標の設定，③福祉用具支援計画の作成，④福祉用具の導入，⑤モニタリング，⑥事後評価，⑦終結，からなる。特に福祉用具は生活の一部として活用されるものであることから，その選定にあたっては的確なアセスメントが重要になり，身体機能を含めた幅広い視点が求められている。こうした福祉

用具を選定するうえでのポイントとしては5つに大別することができる。

1つ目は「利用者と福祉用具との適合」である。特に福祉用具は，身体機能を代替・補完することによって自立生活の維持・向上を支援するところに大きな特徴があるため，ADLやIADLなど，おもに障害児者の身体機能の状態を的確に把握することが重要である。加えて，利用者の操作能力の確認とともに，児童の発達あるいはリハビリ等により身体機能の改善が見込めるかどうか，あるいは難病等により著しく身体機能の低下が予測されるかどうかなども含め多角的に検討する必要がある。

2つ目は「目的を明確にすること」である。「なんとなく便利そうだから」といったような安易な考えではなく，生活のどの場面で必要になるのか，だれが使用するのか，継続的に使用できるのか，といったことをきちんと見きわめる必要がある。

3つ目は「介護者と福祉用具の適合」である。福祉用具を利用するのは，本人とは限らないだろう。特に老々介護の場合などは介護者自身の身体能力の評価とともに，その福祉用具操作に関する理解力を推し量る必要がある。また，福祉用具を使用したとしてもなお，介護者自身への身体的負担が大きい場合には，社会的な介護サービスの活用も含めて福祉用具の選定にあたる必要がある。

4つ目は「福祉用具と環境との適合」である。福祉用具はそれ1つだけでは有効に機能しない場合が多い。たとえば車椅子の導入を考えるのであれば，同時にベッド，ポータブルトイレといった周辺機器の利用を含めた検討が必要である。と同時に，その使用環境の整備も視野に入れておく必要がある。福祉用具を使用する環境としての住環境についても段差の有無や使用空間の確保などを検討する必要があり，福祉用具の利用と住宅改修は一元的な視点でとらえていくことが求められている。

最後に「使用現実性の検討」である。これまで述べてきたようなポイントについて十分に検討したとしても，実際に福祉用具を利用することで予測していなかったことも起こり得る。そのため，可能な限り事前に試用してみることが重要である。また，継続的に使用することからも保守点検・整備の必要性や，費用負担の問題・公的助成の有無など経済的な面も考慮に入れ，検討することが重要である。

以上の5点は福祉用具を選定するにあたってのアセスメント段階において十分に検討されるべきことがらであろう。しかしながら，福祉用具の導入前に利用者の生活像すべてを的確に予測することは困難である。むしろ，アセスメントだけで終わることなく，福祉用具導入後の生活を継続的にモニタリングし，必要に応じて調整していくことも，福祉用具の適切な利用を実現するための重要な視点である。

3．福祉用具の有効活用に向けた保健福祉学的視点

福祉用具は安全に利用されることが第一の要件であるにもかかわらず，近年では，消費者庁あるいは独立行政法人製品評価技術基盤機構（NITE）などから複数の重大事故事例が確認・報告されている。重大事故の内訳を見ると，電動車椅子と介護ベッドでの重大事故が圧倒的に多くなっている。ベッドの事故では「はさみこみ」が多く，たとえば，介護

ベッドと手すりの間に首がはさまった状態で発見され死亡が確認された事例，寝間着の襟元がグリップ部分に引っかかった状態で窒息状態となり死亡が確認された事例などが報告されている。そのほかにも，ベッドと手すりの間に腕あるいは足が入った状態で起き上がり，骨折した事例など重傷事例も多く発生している。他方，電動車椅子では，「転倒・転落」による事故が多発しており，傾斜のきつい下り坂で横転した重傷事例や，道路わきの側溝などに転落して死亡した事例などが報告されている。

　重大事故を防ぐには，適切なアセスメントから事故の防止に向けた取り組みが重要であるのは当然である。しかし実際のところ，こうした重大事故の裏では，日々の福祉用具利用のなかでヒヤリ・ハットが起きている。ヒヤリ・ハットとは，事故にはいたらなかったもののヒヤリとした，ハッとした事例のことであり，ハインリッヒの法則によれば，一件の大きな事故・災害の裏には，29件の軽微な事故・災害，そして300件のヒヤリ・ハットがあるとされている。それゆえ，大事故にいたらなかったヒヤリ・ハット事例を整理・分析し，事故の防止策を抜本的に検討していくことが保健福祉学的視点からも求められている。

4．保健福祉的支援としてのユニバーサルデザイン

　障害児者を取り巻く公的な福祉用具支援に含まれない福祉用具も存在している。たとえば，自助具や共用品といわれるものである。自助具（self-help device）とは，身体の不自由な人が日常の生活動作をより便利に，より容易にできるように工夫された道具のことである。自助具は福祉用具のなかでも可能な限り自分自身で容易に行えるように補助し，日常生活をより快適に送るための最も身近に使われる道具である。その一例を図6-2に示す。

　こうした自助具はおもに障害児者のみが利用するのに対して，共用品は「身体的な障害・機能低下のある人も，ない人も，ともに使いやすくなっている製品とサービス」とされている。共用品には，図6-3のようなものがあり，それらは，①おもに障害のある人のためにつくられた福祉用具が，一般の人にも利用されるようになったもの，②一般製品であるが，障害のある人にも利用しやすいように工夫されたもの，③障害のある人もない人も使いやすいように配慮されたもの，の3つに分類することができる。①の製品としては，ライターや温水洗浄機能付便器などがあげられる。ライターは戦争で片手を失った障害者がタバコに火がつけられるように考えられたものであるし，温水洗浄機能付便器なども障

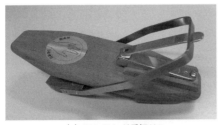
(a) ワンハンド爪切り

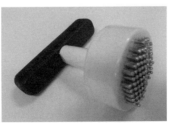
(b) カウンターハンドル

図6-2　自助具の例

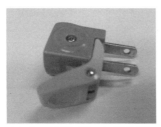
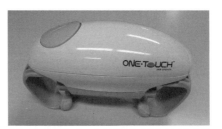

(a) テコの原理で弱い力でも簡単にプラグが抜ける製品（ユルプルグ）　(b) 自動でビンのフタを開封することができる製品（ビンアーク）

図6-3　共用品の例

害のある人のために開発されたものである。しかしながら，これらの製品は現在では一般の人にも広く利用されるようになっており，もはや福祉用具の範疇に含まれるとは考えられないだろう。②のようなバリアフリー製品としては，シャンプー容器やテレホンカードなどが代表的なものである。当初，シャンプーとリンスはボトル容器の形が同じで，視覚障害者には区別しづらいものであったが，現在ではシャンプーボトルのほうに凹凸をつけることに統一されたことにより，障害のある人もない人も利用しやすいものとなっている。

　福祉用具を狭義に扱えば，従来の身体障害に特化した公的給付制度の対象となる福祉用具のみとなろう。しかしながら，一般製品に用いられている技術を応用することで，あるいはすでにある製品に小さな工夫を行うことで新たな支援技術となり得る可能性が存在している。そうした広義の意味での福祉用具は，現行制度上は公的支援制度の対象外であることが多いものの，まちがいなく障害者の日常生活上に便宜を図る道具として位置づけることができる。福祉用具には，そうした生活の豊かさを支援する意味を多分に含んでいると考えられるからである。保健福祉的な視点で福祉用具支援をとらえるならば，障害者のみを対象とする製品を福祉用具としてとらえるだけでなく，あらゆる人が使いやすいユニバーサルデザインの製品も福祉用具支援として包含し，活用していく視点が求められている。

4節　障害者の就労支援

1．障害者雇用の現状と課題

　2013（平成25）年6月1日現在で，雇用されている障害者は40万人を超え，過去最高となった。しかし，18歳以上65歳未満の障害者を324万人とした場合の就職率を単純計算すると，12.3％となる。雇用された障害者40万8,946人の内訳は，身体障害者が30万3,798人，知的障害者が8万2,930人，精神障害者が2万2,218人である。特に精神障害者雇用の伸び率が高く，前年比33.8％増となっているが，雇用されている精神障害者の実数は全体的にみて依然として低いのが現状である。

　日本の障害者雇用政策は，障害者の雇用の促進等に関する法律を基本としている。この

法律で規定されている法定雇用率は，事業主が雇用する労働者に占める障害者の割合が一定率以上になるように障害者雇用を義務づけたものである。近年の大企業における障害者雇用の増加を受け，民間企業の法定雇用率は2013年4月から2.0％となった（国・地方公共団体等は2.3％，都道府県等の教育委員会は2.2％）。つまり，従業員50人のうち，1人は障害者を雇用する義務が発生するという意味である。常用労働者200人以上の事業主は，不足1人あたりにつき，月額5万円の納付金が徴収される（2015（平成27）年4月からは常用労働者100人以上企業が対象となる）。また，2016（平成28）年度より，法定雇用率の算定基礎に，ようやく精神障害者が加えられることになった（施行期日は2018（平成30）年4月1日）。これにともない，障害者に対する不当な雇用差別の禁止が徹底化され，障害特性を考慮した「合理的配慮」（reasonable accommodation）の提供義務が規定されることとなった。

　2013年6月1日時点での実雇用率は，1.76％と過去最高を更新したものの，民間企業には，障害者雇用の枠組みをさらに拡大する努力が求められている。大企業による障害者雇用が増加した背景には，企業トップの経営理念による意識改革がある。雇用率未達成事業主は納付金を支払うよりも，雇用率を達成して報奨金（超過1人あたり月額2万1千円）を得たほうが健全という考え方だ。2013年5月末現在で378社ある特例子会社（親会社に合算して実雇用率が算定されるもの）の増加も実雇用率の向上に寄与している。現在，法定雇用率達成企業の割合は全体の42.7％である。これをさらに向上させるためには，事業主を含め，社員，当事者，家族，一般市民，支援者は，障害があっても「働ける」という意識をあたりまえにすることが必要である。ちなみに，2008（平成20）年度障害者雇用実態調査による平均賃金は，「身体障害者は25万4千円，知的障害者は11万8千円，精神障害者は12万9千円」となっている（厚生労働省，2009）。

　日本の障害者雇用はヨーロッパの法定雇用率制度やアメリカ合衆国の障害者差別禁止法と合理的配慮の義務化という概念をそれぞれ日本文化に見合う形で導入し，発展を遂げてきた。障害そのものの定義が非常に広く，法定雇用率制度がないアメリカ合衆国との単純比較はできないが，アメリカにおける生産年齢人口（21〜64歳）で求職中の障害者は，2012年度統計によると10.2％であり，非障害者の27.5％に比べ少ない[1]。つまり，「機会さえあれば働きたい」と考えているアメリカの障害者は10人に1人ということになる。また，アメリカの障害者就職率は33.5％（非障害者の就職率は76.3％）であり，前述で単純計算した日本の障害者就職率12.3％に比べると高いが，障害概念の広さ（アメリカには日本のような障害者手帳制度はない）ゆえ，比較には注意を要する。

★1　Disability Statistics: Online Resource for U.S. Disability Statistics. http://www.disabilitystatistics.org（2014年7月30日閲覧）

2．障害者雇用の支援体制

　一般的に就職の流れは，①求人情報収集，②応募，③面接，④採用である。障害のある

人の就労支援も基本的な流れは同じだが，①〜④それぞれの場面で，職業的な障害のある人に対し，個別できめ細かい専門的な支援が職業リハビリテーションの枠組みにおいて提供される。

職業リハビリテーションの専門職・従事者は多様性を増しているが（八重田，2006）主たる専門職は，各都道府県にある障害者職業センターに勤務する障害者職業カウンセラー（高齢・障害・求職者雇用支援機構の職員）であり，主たる従事者は障害者就業・生活支援センター等のジョブコーチ（職場適応援助者）である。現在，地域における職業リハビリテーションの中核的な役割を担う障害者職業カウンセラーは全国に約400人いる。一方，ジョブコーチ（地域障害者職業センターに配置される配置型ジョブコーチ，就労支援を行う社会福祉法人等に雇用される協力機関型の第1号ジョブコーチ，障害者を雇用する企業に雇用される企業型の第2号ジョブコーチ）は，2009（平成21）年度末に約1,000人と推計されているが[★2]，重点施策実施5か年計画による目標数値は2006（平成18）年度で1,500人，2011（平成23）年度で5,000人である[★3]。2012（平成24）年5月時点における第1号ジョブコーチは769名，第2号ジョブコーチは116名と報告されている[★4]。

> [★2] 厚生労働省　職場適応援助者（ジョブコーチ）数の推移
> http://www.mhlw.go.jp/bunya/koyou/shougaisha/pdf/05a_3.pdf（2014年10月28日閲覧）
> [★3] 内閣府　重点施策実施5か年計画
> www8.cao.go.jp/shougai/suishin/5sinchoku/.../5year_plan.pdf（2014年10月28日閲覧）
> [★4] 障害者職業総合センター　ジョブコーチ支援制度の現状と課題に関する調査研究
> www.nivr.jeed.or.jp/download/shiryou/shiryou74.pdf（2014年10月28日閲覧）

3．人と仕事

障害者雇用は，職業カウンセリングの手法を基本とした職業リハビリテーションの制度によって成り立っている。職業カウンセリングは，個人と職業を結びつけるというカウンセリングの基本理論に基づいており，職業リハビリテーションカウンセリングは，障害のある個人と職業を結びつけるリハビリテーションカウンセリングの基本理論に基づいている。障害の有無にかかわらず，大切なことは，人と仕事のマッチング（適合）という概念である。この適合，すなわち「ジョブマッチング」（Morgan, 2008）がうまくいかないと，せっかく就職してもすぐ離職してしまうおそれがある。職場での人間関係の悪化，労働そのものに対する「働きがい」（Quality of Working Life：QWL）を失くし，職場不適応を起こして離職することが多いため，本人の好きで得意な分野で仕事を見つけるためのジョブマッチングを最適化することはきわめて重要となる。

ジョブマッチングの視点は，①自分の好きで得意なことを仕事にし，②できることを伸ばし，③必要なときに助けるというものである。図6-4は，この考え方を流れにしたもので，これは障害の有無にかかわらずいえることである。

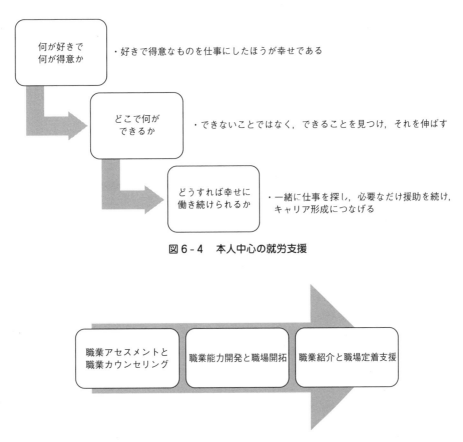

図6-4　本人中心の就労支援

図6-5　職業アセスメントから職場定着支援まで

　図6-5は，障害者職業カウンセラーとジョブコーチの協同作業の流れの概略をまとめたものである。まず，障害者職業センターの障害者職業カウンセラーがハローワークと連携し，①インテークを含む職業アセスメントで職業適性を判断し，職業カウンセリングを行い，障害者本人と家族の意向を反映した個別職業リハビリテーション計画を策定する。この際，職業能力開発校，特別支援学校，障害者就業・生活支援センターのジョブコーチと連携し，サービス調整を行う。次に，②本人の職業能力を開発し，職業訓練で伸ばし，それができる職場を開拓する（職場開拓を専門に行うジョブデベロッパーのような職種があれば活用する）。そして最後に，③ジョブコーチによる援助付きで就職し，ジョブコーチとともに職場定着に必要なだけ継続支援をし，事業主に対する障害者雇用管理とコンサルテーションを行う（八重田，2012a）。

4．保健・医療・福祉・労働の連携

　就労支援は，障害者職業カウンセラーやジョブコーチのみで行うよりも，保健・医療・福祉領域の多職種連携で行ったほうが，サービス効果が期待できる（八重田，2009）。
　たとえば，医療分野では，クライエントの病院から職場への復職支援において，就労関

連職種（障害者職業カウンセラーやジョブコーチ等）と，医療関連職種（医療ソーシャルワーカー，作業療法士，看護師，保健師，リハビリテーションエンジニア等）との連携があればサービスの効率性が期待できる。

　教育分野では，障害のある学生の学校から職場への移行支援において，特別支援学校の進路指導教員や特別支援教育コーディネーターとの連携があれば，職探し，就職，職場定着支援等が円滑に進む。

　福祉分野では，施設から職場への移行支援において，ケースワーカーやケアワーカーとの連携があれば，地域生活と職業生活を一体化した支援が可能となる。前述したジョブコーチ（特に協力機関型の第1号ジョブコーチ）は福祉と職業をつなぐ職種の1つである。医療ソーシャルワーカーに期待される就労支援の役割を分析した先行研究では，就労支援が主要な役割の1つとして抽出されており（Yaeda, 1996），2009（平成21）年度より社会福祉士養成カリキュラムに正式導入された「就労支援サービス」によって，ようやく福祉と雇用との連携が人材育成段階で開始されることになった。今後も福祉分野における就労支援の発展が期待されるところである。

　就労支援では，障害者を雇用する事業主に対する支援も必要である。障害を持って働く労働者の雇用管理（disability management）に対し，専門的に助言できるビジネスコンサルタントのような資質を有する人材が求められている。アメリカ，カナダ，オーストラリア等では，この雇用管理を担う人材育成が日本と比べ非常に進んでいる。

5．職業リハビリテーションのアプローチ

　障害のある人が企業で働き，職場仲間とともに生産的な社会活動を展開し，幸せに暮らしている姿をみると，たいへん勇気づけられる。その人は「障害者」ではなく「生産者」である。仕事を分かち合い，ともに働く大切な仲間である。

　職業リハビリテーションのアプローチでは，人間の働く動機と意欲を高め，働く機会を創出し，働く能力を開発し，繰り返し訓練し，障害に対する合理的な配慮をし，適切な支援を必要なだけサポートする。職業リハビリテーションとは，仕事を通して元気を取り戻すためのリハビリテーションである（八重田，2001）。職業リハビリテーションの目標は，就職することではない。就職した後の長い人生で，いかに幸せに生きるかである。

　人が自分の健康を保ち，地域社会で幸せに暮らしていければこれ以上のことはない。保健福祉学はまさしくそれを支えるためのサイエンスである。職業リハビリテーションは，こうした保健福祉の目標を支えることができる。では，保健福祉専門職は，職業リハビリテーションのアプローチをどのように応用できるだろうか。

6．保健福祉専門職に期待される就労支援

　保健・医療・福祉領域で活躍する保健福祉の関連専門職が，労働領域における就労支援あるいは職業リハビリテーションの視点を持つことによって，総合的なサービスの枠はさらに拡大される。たとえば，病院から職場への移行支援，施設から職場への移行支援とい

ったように，ある場所から別の場所へ生活の拠点を移そうとする場合に求められる移行支援（transitional services）には，多面的な視点が必要となる。

しかしながら，そうした移行支援を専門的に担う人材は日本できわめて不足している。社会福祉士養成課程において「就労支援サービス論」がようやく選択科目の1つとなったわけであるが，保健医療領域における専門職養成課程では，こうした科目はまだまだ少ないのが現状である。

たとえば，医療機関における作業療法士には，患者が退院した後の復職支援の役割が求められるし，理学療法士には，復職の際にはどのような機能回復が最適かを判断し，それを向上させる役割が求められる。言語聴覚士には，職場におけるコミュニケーション能力の向上が，そしてリハビリテーションエンジニアには，職場におけるバリアフリー環境の改善策や作業効率性を高めるための支援機器の研究開発が求められる。

このように，それぞれの専門領域を超えた保健福祉の総合的な支援体制が望まれている。そのためには，隣接領域の相互理解と，それぞれの専門職に対する役割期待を明確化し，目標を共有化しなければならない。同職種連携から多職種連携へ，多職種連携から多機関連携へと，連携の幅はいくらでも広げることができる。問題は，その連携自体をじょうずに計画し，実施し，評価し，改善するためのノウハウが蓄積されていないことである。そして，これは職種を超えた共通課題であり，エビデンスを継続的に積み上げ，検証すべきである。すなわち，保健福祉を含めたサービスの連携によって，どういった方法が効果的なのかを明らかにする研究の蓄積が必要ということになる。

7．障害者就労支援の国際動向

職業リハビリテーションの起源はギリシャ時代までさかのぼることができる（八重田，2012b）。就労支援は英語でワークサポート（work support）と訳すことができるが，国際的には職業リハビリテーション（vocational rehabilitation）という用語のほうが公汎的である。ソーシャルワークの領域における就労支援は，Occupational Social Work（OSW）という領域で展開されている（Bargal, 2000）。これは，日本の産業福祉や労働福祉領域では，障害のある人だけでなく，求職者すべてに当てはまる。母子家庭，ホームレス，被災者，移民，高齢者，犯罪者等を含めた就労支援・復職支援のあり方は，日本でも発展途上にあり，今後，国際的に発展することが予測される。

日本は，職業リハビリテーションを世界に先駆けて1920年に法制度化したアメリカのサービス体系と専門職制度を踏まえて発展を遂げたが，前述したように，ヨーロッパの法制度も柔軟に取り入れており，障害者雇用差別禁止と法定雇用率制度を掛け合わせた日本独自のシステムとなっている。それゆえ，その文化的背景に応じた就労支援施策と最良の実践を国際比較し，その効果を実証し，今後の政策につなげていく必要がある。

障害者就労支援は，保健，医療，福祉，労働といった領域の垣根を超えた継ぎ目のない「シームレス（seamless）」なサービス体系である。また，サービスを消費する個人の希望，ニーズ，注文に応じて雇用が提供される「カスタマイズ」されたものとして展開されつつ

ある（Griffin et al., 2008）。そのためには，就労支援の人材を拡大することが期待される。たとえば，病院を退院後の復職支援（リワーク；return to work）に特化した専門職養成は海外ですでに始まっており，医療と労働の連携を具体的な形にすることが日本でも求められている。保健福祉というシームレスな領域を担う専門領域の人材が，医療を含めた障害者就労支援の現場でも活躍することが今後ますます期待される。

5節　障害のある子どもと家族が直面する課題とその支援

1．障害・疾病を受け入れるということ

（1）障害受容と課題

　今日，周産期医療の目覚ましい発展にともない，出生前診断や胎児診断，さらには，胎児治療が可能となったことにより，妊娠時におけるかなりの早期に，親は子どもの状態像と向き合う機会が増加している。なかでも，染色体異常にともなう胎児の生命継続の判断は，生命をはぐくんでいる親に一任されており，非常に難しい決断を迫られることなる。2013年から開始された非侵襲的出生前遺伝学的検査（別称：新型出生前診断）は，母体血を採取し，その血液から胎児の染色体異常を簡便に判定することが可能となり，遺伝カウンセリングや判定を受けられる妊婦の条件は規定されているものの，多くの人びとが検査を受けたのである。検査導入から1年間で，検査を受けた人の総数は7,740名，そのうち，陽性判定を受けた人は142名，さらに陽性判定を受けた人の97％は，人工妊娠中絶を選択したという（朝日新聞2014年6月28日）。この事象の背景には，近代医療の発展とは裏腹に，「障害」のある子どもの生命予後や，生活実態の周知があまりにもおろそかになっていることが指摘できる。障害のある子どもの状態像が未知のものであり，親としての責任を担うことへの不安が優先されるといえるだろう。この不安を取り除くために検査前の遺伝カウンセリングが義務づけられているにもかかわらず，こうした結果が示されたことに，医療者や保健，社会福祉の専門職はきちんと目を向けなければならない。

（2）障害受容の過程における視点

　健康に生まれる存在として疑わなかった自らの子どもが，障害あるいは重篤な疾患を有する形で出産した場合，多くの家族はショックに包まれる。このショック状態にある家族への支援を適切に実施する必要があり，それには親自身の心身の状況を見きわめることが重要となる。
　ドロッターら（Drotar et al., 1975）は，出産後に先天奇形を持つ子どもの誕生を告知された親の反応について，次の5段階で説明している（図6-6）。第Ⅰ段階：ショック，第Ⅱ段階：否認，第Ⅲ段階：悲しみと怒り，第Ⅳ段階：適応，第Ⅴ段階：再起，といった過程を経て，親は徐々に子どもの状態を受け入れていくとされている。一方で，この障害受容の過程の時間的推移は，明確にされてはおらず，個人差もあることを理解しておかねば

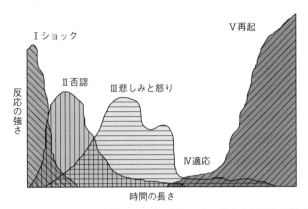

図6-6　先天奇形をもつ子どもの誕生に対する正常な親の反応の継起を示す仮説的な図 (Drotar et al., 1975)

ならない。

　また，障害受容の過程に影響を与える要因は，「子どもの生命の危険度，障害の程度，母親の産褥期の身体的な回復レベル，個人特性，夫婦の親密さと問題解決能力，家族構成員の反応と支援，および医療従事者の関わり」があげられる（松浦, 2004）。最後にあげられている「医療従事者の関わり」は，苦悩する家族へのかかわりであり，支援のあり方としては最も難しいものであるといえる。なかでも最初の関わりとなる親の出産直後の心身ともに不安定な状況における障害・病名告知は，どのような言葉を使うかということさえも慎重になる必要がある。

　日本において，「インフォームド・コンセント（十分な説明と同意）」という用語は浸透しつつあるものの，十分な説明が果たされているかという点には疑問が残る。「十分な説明」とは，病状，治療内容はもちろんのこと，生命予後や生活へのアフター・フォローまでを含めたことと患者は期待している。たとえば，出産直後に子どもが生命状態の危機に陥った母親による語りのなかで，「とにかく専門用語を並び立てての説明。私には何一つ理解できませんでした」（鈴木, 1999）という状況は，医学的には非専門家である患者・家族への説明姿勢として，不十分といわざるを得ない。インフォームド・コンセントの重要性が叫ばれるにつれて，以前に比べて医師の日常で「説明」に費やされる時間が増えたことはまちがいない。しかし，インフォームド・コンセントのなかにコミュニケーションという視点が抜け落ちているために，「説明」が一方的な情報提供に終わってはいないか。何よりも基本となることは，情報提供や質問への回答に十分な時間をとって話をよく聞き，患者・家族が納得することであり，情報は共有されてはじめて相互的な価値を持つのである（加部, 1999）。つまりは，障害のある子どもと生活をしていく家族のことを最初に慮ることのできる専門職であることを自覚し，支援していくことが重要なのである。

2. 障害のある子どもとその家族にとってのセルフヘルプ・グループ

(1) セルフヘルプ・グループの意義

　それまでごく一般的な社会の一員だった人が，ある日突然に無作為抽出された形で障害

のある子どもを持つ親になったときの動揺はたいへんなものである（島田，1998）。親たちは，子どもの障害についての情報収集を求めて，あらゆる手段を講じていくのである。その情報収集の場の1つとして，セルフヘルプ・グループがあげられる。セルフヘルプ・グループとは，「共通の問題をもつ当事者が，専門家の直接的援助を求めずに，仲間の共感を得つつ，自発的で対等な関係を保ちながら，共通課題に取り組むグループ活動」（石川，1998）をさす。「子どもの状態について何もかもがわからない」「ただただ不安でいっぱい」といった親の状態を，同じ立場にある，あるいは同じことを経験してきた親たちが支える，そういったグループがセルフヘルプ・グループなのである。

　また，障害のある子どもとその家族には，社会福祉サービスなどのフォーマルな支援が行われるものの，制度の狭間に陥る人たちも存在する。このような場合，医療者や社会福祉専門職者は，フォーマルなサービスという社会資源に固執せず，インフォーマルな社会資源を提供することを実施している。それは，セルフヘルプ・グループの有しているネットワークや情報網を，専門職自身も認めており，積極的に活用してこそ，障害のある子どもやその家族の生活に役立つことを十分に理解しているからである。こうしたインフォーマルな社会資源の導入のためには，セルフヘルプ・グループが有している固有性や，どこにどのようなグループがあるのかを把握し，評価しているかが課題となってくる。

　つまりは，専門職者自身の有している情報量が，障害のある子どもやその家族の生活の質を左右することにもつながりかねないという点を意識していかねばならないだろう。

(2) セルフヘルプ・グループの「援助的な力」を活用するための理解

　これまで，セルフヘルプ・グループの定義やその意義について述べてきたが，ここでは，セルフヘルプ・グループの持つ「援助的な力」（久保，2004）についてより詳しく見ていくこととする。

　久保（2004）は，セルフヘルプ・グループの独自性について，専門家たちは単に非専門的ないし「素人的」な援助形態としては見ることはしなくなり，「援助的な力」を積極的に評価し意味づけるような方向に向かってきたと述べている。当事者による「援助的な力」を評価し，専門職者が社会資源として有効に活用するための要素として，①「ヘルパー・セラピー」の原則，②プロデューサー（生産者）としてコンシューマー（消費者），③非専門的側面，④グループ・プロセスの役割の4点をあげている。

　まず，①「ヘルパー・セラピー」の原則とは，「援助する人がもっとも援助（利益）を受ける」というものである。従来の援助者－被援助者の関係では，セルフヘルプ・グループの対象となる人びとは，常に被援助者となる。しかし，セルフヘルプ・グループのなかでは，当事者は両者の役割を担うのである。この原則は，セルフヘルプ・グループを最もよく表し，意味を持つものであろう。次に，②プロデューサー（生産者）としてコンシューマー（消費者）であるが，「サービスの受け手こそがもっともよくニードを知っているので，コンシューマーは，プロデューサーに対して多くの貢献をしている」ということである。いわば，かゆい所に手が届くような情報や支援を提供できるのは，コンシューマー

である当事者だからできることといえるだろう。これには，専門職は太刀打ちできないことも多々ある。この点を意識した支援のあり方を常に検討していく必要がある。③非専門的側面とは，①や②でも述べられているように，「仲間同士」あるいは「スティグマを負った人たち」にとっては，非専門的援助のほうが近づきやすく親しみが持てるということである。最後に，④グループ・プロセスの役割であるが，「自分だけという感情」から，「我々感情」というものがグループに属する過程で生じてくる。グループでの活動を通して，態度を変え，知識を増していく，さらには仲間とのコミュニケーションのなかで社会化され，心理的防衛を取り除いていくとされている。こうしたグループへの「同一視」が，当事者を強化し，「力」を獲得させていくことを，積極的に評価していかねばならないだろう。

　しかしながら，セルフヘルプ・グループは万能ではない。また，昨今では，グループに所属することへの抵抗感が大きく，セルフヘルプ・グループの代表格である「親の会」などは会員数の減少を課題としている。これらの課題も踏まえたうえで，障害のある子どもとその家族の生活を支えるために，専門職者は当事者支援を考えなければならない。あくまでも「当事者」のために必要な支援であることを忘れてはならないのである。

◉6節　高次脳機能障害者の就労支援

1．高次脳機能障害とは何か

（1）高次脳機能障害の特性

　高次脳機能障害は，学術的には「脳損傷が原因の失語・失行・失認や記憶障害など各種の認知機能の障害を高次脳機能障害」と定義される。高次脳機能障害支援モデル事業（以下，モデル事業）により，行政的な定義として「高次脳機能障害とは，頭部外傷，脳血管障害等による脳損傷の後遺症として記憶障害，注意障害，遂行機能障害，社会的行動障害などの認知障害が生じ，これに起因して，日常生活・社会生活への適応が困難となる障害である」とされた。高次脳機能障害支援においては，障害像の正確な把握が重要であるため，記憶障害，注意障害，遂行機能障害，社会的行動障害について説明する。

■記憶障害　高次脳機能障害者の約9割にみられる。新しいことが覚えられないため，たとえば自分が話した内容や行ったことを忘れたり（エピソード記憶），作業の手順を教えられても覚えられない（意味記憶），約束したことや予定していることを覚えられない（展望記憶）等が生活のさまざまな場面でみられる。

■注意障害　特定の対象に注意を向けて集中できない障害をさす。覚醒（意識レベルの清明さ）が障害されていると，活動の途中に寝てしまったり，あくびをしたり，ぼんやりして応答がない，応答がゆっくりだったりする。また特定の対象に注意を集中させることができないため，作業中に他のことが気になって作業を進めることができなかったりする。

2つ以上のことに同時に注意を払うことが苦手になり，たとえばパスタを茹でながら，お皿を準備するといったことは難しい。

■**遂行機能障害** ものごとを遂行するために計画を立てて実行したり，論理的に考え問題を解決したり等の行動が障害される。たとえば9時までに会社に出勤しなければならないのに，何時に起きるのか，何時のバスに乗るのかがわからなくなる。会社に遅れそうになっても，電話で連絡をしたり，より早く到着する方法を選択することも困難である。

■**社会的行動障害** ①依存や退行，②感情コントロール低下，③欲求のコントロール低下，④対人関係技能稚拙，⑤固執，⑥意欲・発動性の低下，⑦反社会的行動等がある。
　①依存や退行では，子どものように甘え，すぐに他者に頼ろうとする。②感情コントロール低下は，たとえば「怒り」の感情がコントロールできず，周囲からはささいなことと思われるようなことでも怒り出すといったことがみられる。③欲求のコントロール低下は，欲求を抑えることが難しいことをさす。ほしいものがあったら我慢できず借金をしても買ってしまう，好きな食べ物があると，あるだけすべて食べてしまう等のことが生じる。④対人関係技能稚拙とは，相手の気持ちや状況等を推し量ることができず，コミュニケーションに支障をきたすことをさす。まとまりがない会話や話が脱線しやすい，状況に合わせた会話や静かにすべき場所等でも話し続ける（多弁）こともある。⑤固執とは，どうでもいいことに固執することをさす。手順が変わること等を嫌がり，臨機応変な対応が困難になる。⑥意欲・発動性の低下は，意欲が低下してしまい，今まで関心があったことに対しても関心がなくなり，ぼんやり過ごしたり，日常の生活習慣も（たとえば，着替えや歯磨き洗顔等）促されなければ行動しないといったことがみられるようになる。⑦反社会的行動とは，万引きをしたり，異性に対して不適切な言動や行動を繰り返す等をさす。

　高次脳機能障害は人によって現れ方が多様で，障害があると認識されにくいことがある。「親の育て方やしつけが悪い」「性格が悪い」「変わった人柄」等，個人の特性であるかのように理解されると，支援の対象とはみなされなくなり，ますます周囲との関係形成は悪化する。障害であるため職場が代わっても同じことが繰り返され，社会生活上の困難が長期化する。人間関係の破綻からうつやアルコール依存症等疾病を抱えるケースもあり，正確な障害の理解と早期の介入が必要となる。

(2) 日本の障害者の就労施策の流れ
　日本の障害者雇用は1992（平成4）年に批准したILO第159号条約（障害者の職業リハビリテーション及び雇用に関する条約）を踏まえ，雇用施策の推進が進められている。障害者の雇用の促進等に関する法律（以下，雇用促進法）に基づき「障害者の雇用対策基本法」を定め，障害の種類や程度に合わせたきめ細かい対策を講じながら，就労を通じた社会参加の推進を目指している。

2005（平成17）年に制定された障害者自立支援法（現総合支援法）では，障害の種類にかかわらず障害福祉サービスが受けられるようになり，身近な市町村で障害福祉サービスが利用しやすくなった。また障害者がもっと「働ける社会」の実現等を目指すため，障害福祉サービス体系が再編され，新たな就労支援サービスがつくられた。一般就労への移行を促進するための就労移行支援事業，従来福祉的就労の場とされていた授産施設や作業所は，雇用契約を結びながら就労支援を受けることができる就労継続支援A型事業や，雇用契約は結ばずに就労支援サービスを利用できる就労継続支援B型事業として再編された。

　2013（平成25）年度からは障害者自立支援法から障害者総合支援法（以下，総合支援法）に法改正がなされたが，就労支援サービス体系は維持されており，高次脳機能障害者もこのようなサービス体系のもとで就労支援サービスを受けている。就労支援の充実は地域生活の基盤を整備するうえで欠くことができず，就労継続支援B型事業等には，工賃の水準の向上を求めるため2007（平成19）年度〜2011（平成23）年度まで工賃倍増計画5カ年計画を策定した。2012（平成24）年度からは工賃倍増計画の終了にともない，工賃向上計画（3か年）を策定し，原則として個々の事業所に工賃向上計画作成することを求める一方で，都道府県には官公需による発注の促進について目標値を掲げることを求め，市町村については工賃向上のための積極的な取り組みを期待している。官民が一体となって工賃向上を目指しているところではあるが，工賃向上の実現にはいまだ多くの課題が山積している。

（3）高次脳機能障害支援の展開

　2001（平成13）年度から2003（平成15）年度までに実施されたモデル事業では，モデル事業に参加した12自治体の拠点病院や機関で基礎的データを収集することを目的に調査を実施し，モデル事業に登録した高次脳機能障害者の状況を明らかにした[★5]。この調査によって，平均年齢が33歳であること，女性（22％）よりも男性（78％）が多い傾向にあること，障害者手帳を取得している人は47％であること，外傷性脳損傷が原因で高次脳機能障害を負った人が76％であること，身体障害を負う人は64％であることが明らかとなった。また記憶障害が90％，注意障害が82％，社会的行動障害は複数の状態像があるが，対人関係技能稚拙では55％，依存性や退行が51％，意欲・発動性の低下は47％，固執は46％，感情コントロール低下が44％であった。また病識の欠如が60％の人に見受けられ，自分自身の障害を自覚できず，福祉サービス利用等の必要性を認識できないことが推測された。また高次脳機能障害者は「人が変わったようになった」と言われるほど受傷前の姿とは異なることが，データからも伺い知ることができる。

> ★5　高次脳機能障害支援モデル事業については，国立障害者リハビリテーションセンターのホームページに2001（平成13）年度からの調査報告書が掲載されているので詳細については参照されたい。
> またその他の拠点機関等のホームページ等でも，高次脳機能障害モデル事業に関する調査報告もあるため，各拠点機関の取り組み等も参照してほしい。http://www.rehab.go.jp/ri/brain/

　モデル事業ではこの基礎的データから導き出された結果を踏まえて，高次脳機能障害の診断基準，標準的訓練プログラム（医学的リハビリテーションプログラム，生活訓練プロ

グラム，職能訓練プログラム），標準的社会復帰・生活訓練・介護支援プログラムが作成された。2004（平成16）年度～2005（平成15）年度では，全国に普及可能な支援体制の構築を目指し，支援コーディネーターの設置が検討された。2006（平成18）年度からは各種制度を活用し，支援プログラムを実施することが目指された。同年の障害者自立支援法の施行においては，都道府県が専門的な相談支援事業として高次脳機能障害支援普及事業[★6]が実施された。

[★6] 2013（平成25）年度からは高次脳機能障害及びその関連障害に対する支援普及事業と改称。

　モデル事業の実施により診断基準や標準的訓練プログラム，標準的社会復帰・生活・介護支援プログラムが策定されたこと，加えて高次脳機能障害及びその関連障害に対する支援普及事業によって，高次脳機能障害への認知は広がり，さらには障害者自立支援法下では市町村や都道府県が行う地域生活支援事業にも組み込まれた。

　2013（平成25）年度から施行された総合支援法では，高次脳機能障害者への相談支援は，市町村では「一般相談支援」に，都道府県では「専門性の高い相談支援」に位置づけられており，制度的には相談支援から社会復帰までの流れができたことで，シームレスな支援が可能な体制になったといえる。

2．日本の高次脳機能障害者を対象とした就労支援研究の動向

　高次脳機能障害者支援に関する研究はリハビリテーション領域を中心に進められてきた。モデル事業開始前から，高次脳機能障害者へのリハビリテーション実践を踏まえた研究が見受けられる（上田，1993, 1996；大川・上田，1996；阿部，1999）。

　2001（平成13）年にモデル事業が開始されると，リハビリテーションや心理療法，看護領域においても高次脳機能障害の症例の紹介やリハビリテーション，心理的支援，看護場面での支援の実際等に関する研究がみられるようになった（山口ら，2002；松為，2003；阿部，2006；長島，2006）。

　社会福祉領域での研究は，生活支援や医療機関等と社会福祉サービスとの連携の必要性，授産施設や小規模作業所等の福祉施設等での高次脳機能障害者への生活支援や就労支援に関する研究がみられる（菱山ら，1996；大坂ら，2005；青山ら，2005；三澤，2001；赤松ら，2003）。また高次脳機能障害者に対する生活支援や就労支援，職業リハビリテーションの取り組みが紹介される特集が組まれるようになる等，高次脳機能障害者に対する研究が多領域で進められるようになり，さまざまな知見が積み重ねられてきた。

　医療やリハビリテーション，心理，看護，社会福祉の専門職や研究者の研究論文や報告書以外では，高次脳機能障害者や高次脳機能障害者を支える家族の手記等もあり，高次脳機能障害者や家族の思いや生活の様子，生活を送るうえでの智恵や経験等を学ぶことができる。モデル事業から10年が経過したころには，高次脳機能障害者支援も一般施策のなかで展開されるようになり，高次脳機能障害者を対象とした研究の数自体はやや少なくなる

ものの，高次脳機能障害への就労支援や職業リハビリテーションに関する研究が目立つ。障害者施策において「働きたい障害者が働ける社会の実現」を目指すために，就労移行支援や就労継続支援等の就労支援サービスの創設や一般雇用を進めるための施策の推進，工賃倍増計画や工賃向上計画が進められる等の社会状況も相まって，高次脳機能障害者に対する就労支援や職業リハビリテーションの効果的なプログラムや効果評価等の研究が進められたと考えられる。

総合支援法は施行から3年を目処に就労支援系のサービスの再検討が予定されており，研究の領域においても，就労移行支援や就労継続事業における高次脳機能障害者への一般就労に向けた就労支援や職業リハビリテーションに関する研究の取り組みや成果に関する研究が求められているといえる。

3．就労支援のポイントと課題

2013（平成25）年6月の国民健康保険団体連合会のデータでは，総合支援法における就労サービス利用者をみると，就労移行支援では2万6,753名，就労継続支援A型では3万144名，就労継続支援B型17万4,173名である[★7]。就労支援サービスのなかでも就労継続支援B型の利用者数が圧倒的に多いことがわかる。

★7　第6回　精神障害者に対する医療の提供を確保するための指針等に関する検討会平成25年10月17日　資料5　精神障害者の障害福祉サービスの利用状況で示された数値である。
　　http://www.mhlw.go.jp/file/05-Shingikai-12201000-Shakaiengokyokushougaihokenfukushibu-Kikakuka/0000026672.pdf（2014年10月28日閲覧）

2014（平成26）年の田谷らの調査報告書（田谷・緒方，2014）では，2004（平成16）年度～2009（平成21）年度に他機関で実施された高次脳機能障害者の就労状況に関する調査を比較検討し，就労者の2分の1～3分の1は福祉的就労であることを指摘している。就労継続支援B型事業は，旧法時代からの利用者が多い。高次脳機能障害者は障害者全体からすれば少数であり，現場で出会う確率はそれほど多くはない。したがって，支援者は今まで支援をしてきた障害のタイプとの違いに戸惑いを感じることもあるだろう。

高次脳機能障害者への就労支援の基本は，個々人の障害特性とストレングス，中途障害者であることの心理的特性を正確にアセスメントすることである。中途障害は受傷するまでにさまざまな能力を獲得しており，受傷が原因で能力がアンバランスに保持されているといえる。たとえば働きたいという意欲はあるが記憶ができない，あるいは熱心に仕事に取り組み手順も覚えられたが，慣れると作業に飽きて雑になる等といったことである。記憶障害がある場合には，メモをとったり目につくところに書いたものを貼っておく，作業に飽きる場合には少しずつ作業に変化を加える等の工夫をすると，作業水準は比較的安定したものになり得る。特に社会的行動障害等，職場での人間関係の形成上でつまずきになりやすい障害特性に対しては，スタッフ一人ひとりが社会的行動障害について理解することが求められる。それでも日常のなかでは利用者同士のトラブルや支援者が戸惑う場面が

あるだろう。高次脳機能障害者への支援に苦慮した際には，地域の拠点機関の支援コーディネーターや医療機関，障害者更生相談所と連携を図り，専門的な知識の提供を受ける等をして実践に取り組むことも重要である。頭部外傷が原因で高次脳機能障害を発症したケースは比較的若年層が多い傾向にあることから，工賃の向上や一般就労への移行促進が求められる状況下では，福祉的就労においても専門的な就労支援サービスを提供することが望まれているといえる。

第7章

生活困難を支える保健福祉

● 1 節　子どもの貧困における課題と支援

1．子どもの貧困とは

　今日では，書物（たとえば，浅井ら，2008；子どもの貧困白書編集委員会，2009；保坂・池谷，2012など）や新聞・テレビなどのメディアを通して，「子どもの貧困」という言葉を目や耳にする機会も増えてきている。厚生労働省による2013（平成25）年度「国民生活基礎調査」（図7-1，表7-1）においても，平成24年の子どもの貧困率は16.3%であり，

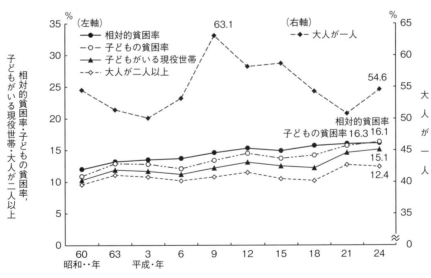

図7-1　貧困率の年次推移

第2部■実践・展望編

表7-1　貧困率の年次推移

		昭和60年	63	平成3年	6	9	12	15	18	21	24
		%	%	%	%	%	%	%	%	%	%
相対的貧困率		12.0	13.2	13.5	13.7	14.6	15.3	14.9	15.7	16.0	16.1
子どもの貧困率		10.9	12.9	12.8	12.1	13.4	14.5	13.7	14.2	15.7	16.3
子どもがいる現役世帯		10.3	11.9	11.7	11.2	12.2	13.1	12.5	12.2	14.6	15.1
	大人が一人	54.5	51.4	50.1	53.2	63.1	58.2	58.7	54.3	50.8	54.6
	大人が二人以上	9.6	11.1	10.8	10.2	10.8	11.5	10.5	10.2	12.7	12.4
名目値		万円	万円	万円	万円	万円	万円	万円	万円	万円	万円
	中央値（a）	216	227	270	289	297	274	260	254	250	244
	貧困線（a/2）	108	114	135	144	149	137	130	127	125	122
実質値（昭和60年基準）											
	中央値（b）	216	226	246	255	259	240	233	228	224	221
	貧困線（b/2）	108	113	123	127	130	120	116	114	112	111

注：1）平成6年の数値は，兵庫県を除いたものである。
　　2）貧困率は，OECDの作成基準に基づいて算出している。
　　3）大人とは18歳以上の者，子どもとは17歳以下の者をいい，現役世帯とは世帯主が18歳以上65歳未満の世帯をいう。
　　4）等価可処分所得金額不詳の世帯員は除く。
　　5）名目値とはその年の等価可処分所得をいい，実質値とはそれを昭和60年（1985年）を基準とした消費者物価指数（持家の帰属家賃を除く総合指数（平成22年基準））で調整したものである。

出典：厚生労働省平成25年度「国民生活基礎調査」

　この数値は前回調査の数値よりも0.6ポイント悪化し，過去最悪を更新している。
　子どもの貧困率とは，平均的な所得の半分（等価可処分所得の中央値の半分）である貧困ライン（今回の調査では約122万円）以下で暮らす18歳未満の子どもの割合である。大人も含めた相対的貧困率も前回調査から0.1ポイント悪化して16.1%であったが，今回の調査の特徴として，1985年の統計開始以来はじめて，子どもの貧困率が相対的貧困率を上回っていることがあげられる。
　さらに上記のデータから，「大人が一人（世帯主が18歳以上65歳未満で子どもがいる世帯のうち，大人が一人の世帯）」の貧困率は54.6%であり，ひとり親世帯の貧困の問題は深刻である。日本の場合，父子世帯に比べ母子世帯の割合が高く，この「ひとり親世帯」の多くは母子世帯を示している。
　同調査では生活意識についてもたずねているが，こうした状況を反映し「大変苦しい」と「やや苦しい」を合わせた，「苦しい」と感じている回答の年次推移も増加し，2013（平成25）年で59.9%と6割近い（図7-2）。生活意識別にみた世帯数の構成割合についても，「児童のいる世帯」は65.9%が「苦しい」と回答しており，とりわけ「母子世帯」については84.8%という高さである（図7-3）。

2．貧困のなかで育つ子どもたち

（1）見えない貧困

　上述のように，データでは日本の子どもの貧困が深刻な状況にあることを示しているが，

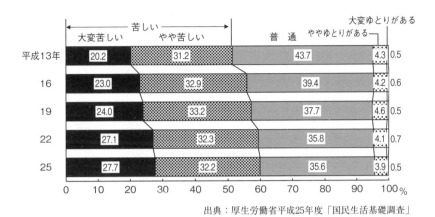

図7-2　生活意識別にみた世帯数の構成割合の年次推移

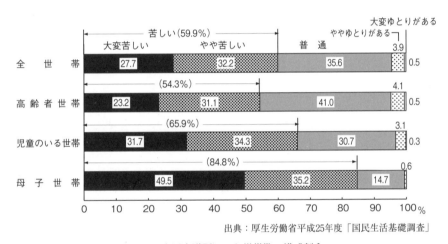

図7-3　生活意識別にみた世帯数の構成割合

戦争孤児やアフリカ，インドにおける「見るからに」貧困状況にある子どもたちが町にあふれているわけではなく，やはり現代における子どもの貧困は見えづらい。

　筆者が，かつてスクールカウンセラーやスクールソーシャルワーカーとして小・中学校に入っていたときにも，学校や親から相談された事例は，不登校やいじめ，引きこもり，反抗的態度，非行，子どもの障害の疑い，虐待などが中心であり，貧困を主訴として相談された事例はみられなかった。しかし，それらの問題に対応していくなかで，子どもと家族の貧困が見え隠れしてくる。当初は心理的援助を中心に相談活動をしていたものの，しだいに福祉的援助へ転向していくことになったのも，生活に困窮している親たちとの接触が持てない，カウンセリング場面の設定すらできないという現実があったからである。たとえば，複数のパート就労を行って生計を立てているシングルマザーや，職場の配置転換で給与も職場環境も悪化しメンタルな病とアルコールの課題を抱えたシングルファーザー，3人の子どもの私立学校の教育費のために夜の水商売を行っている母親，そして育児放棄して出て行った母親に代わり養育している高齢の祖母など，さまざまな生活課題を抱えた

保護者たちにとって，平日の昼間，学校内の相談室に来て，子どもの問題を一緒に考えるということは，かなり高いハードルとなってしまう。

近年の貧困研究が示しているように（阿部，2008；松本，2013など），貧困とは単に「お金がない」という生活ではなく，健康や障害，学力と進路，社会的ネットワークといった子ども期の各指標に関連があり，それらが複合して生活にのしかかってくる。

(2)「問題」の表れ方と家族

こうした親たちは，世間からは，どのように見えるのであろうか。先の例でいえば，教師のなかには「親なのに，どうして一日ぐらい子どものために休みを取れないのか」という声や，「愛情のない親」「ダメな親」として映ってしまう。これは，教師だけではなく私たちも含めた社会全体が抱きがちな感想であり，背景には，家族責任をともなう「家族主義」（青木，2007）的な見方が存在している。家族主義的な視点は，「家族員相互の支え合い」や「家族愛」といったイデオロギーや社会規範として私たちに影響し，家族間の不平等や家族が持つ資源と市場との関係を見えなくさせて，「家族でどうにかする＝家族責任」を強いてしまう。

さらに，親の態度が謙虚で子どもにも精一杯のことをしているにもかかわらず，子どもの生活が整わない場合と，親が子どもに何もしていないように見えたり，学校や保育所任せにしながらクレームをつけてくる場合とを比較すると，明らかに後者に対する非難の声は大きくなる。しかし，その内実は単純ではなく，親が障害を抱えていたり，親自身も十分な子育てを受けていないために親として育っていないという貧困の再生産の問題も横たわっており，子育ちの不平等は子育ての不平等でもある。子どもも親も自分たちの生活の内実を明らかにすることは抵抗があり，時に非行的な態度やクレームをつけるという形で，自分たちの生活を守っている場合も少なくない。子どもの健康状態から医療機関の受診を促しても，一向に動かない親の場合も，保険証を持っていないということを隠していたのであるが，表向きには子どもをほったらかしにしているように見えてしまう。

貧困という問題は，その見え方によって，私たちの気持ちは「共感」から一気に「自己責任」や「親責任」としての批判に転化してしまう。生活が困窮し食事が十分に取れていない，あるいは学習の機会が奪われている「子ども貧困」として見えてくると，社会はかわいそうで対応が必要な問題として反応するが，「いつもクラスで騒ぎを起こし，学校の窓ガラスを割り，外でも悪さをする…」といった生徒の「問題行動」として表れると，あるいは，親のだらしなさやクレーマーといった親の「問題」との関連で見えてくると，前述のように「困った生徒」「この生徒の親は何をしているのか」「困った親」というように，子どもや親の生活，さらに家族のおかれている社会状況には目が届かなくなってしまう。

子どもの貧困問題の複雑さは，単純に子どもの貧困として目に見えてくる場合よりも，子どもや家族の「問題」として表れ，その問題が，家族や家族関係を媒介として表れてくることにある。

3．貧困への対応の難しさ

　子どもの貧困問題は，2013（平成25）年に「子どもの貧困対策の推進に関する法律」（2014年1月施行）が制定され，国レベルでの対応が進められている。その貧困対策大綱（2014年8月29日閣議決定）では，重点施策として「教育の支援」「生活の支援」「保護者に対する就労の支援」「経済的支援」「子どもの貧困に関する調査研究等」「施策の推進体制等」を掲げ，それぞれに具体的な支援策を列挙している。これまでの貧困家庭への支援内容の充実に加え，とりわけ教育や学校に重きを置いた支援が特徴である。すなわち，「学校を子どもの貧困対策のプラットホーム」と位置づけてスクールソーシャルワーカーを配置拡充していくことや，奨学金制度の検討，貧困の連鎖を防止するための学習支援の推進，保護者の就労のための学び直しの支援などであるが，その「実現」については今後も注目していく必要がある。

　しかし一方で，貧困にある子どもと家族のセーフティネットである生活保護制度をみると，昨年から保護基準の大幅な引き下げが始まっており，その引き下げに連動する形で，就学援助の認定基準を引き下げる自治体も増え，就学援助制度の縮小につながっている。さらに同じく教育格差を是正する手立てとしての高校無償化（高等学校等就学支援金制度）についても所得制限が設定され，子どもの貧困をめぐる援助の全体像をみていくと，単純に前進しているとは言いがたい。

　さらに，どれだけ制度やサービスを整えていっても，常に，それらの狭間に落ちてしまう社会的弱者は存在する。「子どもの育ちの保障」を実現していくためには，制度やサービスの改善と同時に，たとえばソーシャルワークといった，そこにつなげていく援助展開が必要となる。家族や保護者の事情がさまざまであるだけに，子どもへの援助も，社会的な要因を視野に入れつつ，子どもの発達に沿った多様な形で展開されることが要請される。また，もう1つの援助として，これまで述べてきたように貧困問題は，常に私たちの価値観によって，その援助が進展し，あるいは後退する性質を持つ。私たち一人ひとりが，社会的公正や社会的正義の立場から，どのように子どもの貧困問題に向き合っていくのか，それが問われているのである。

◉2節　ホームレス支援から考える

1．はじめに

　公園や駅，道路，河川敷などでテントや小屋などで暮らすホームレス状態に陥った人たちが，私たちの日常生活のなかにあたりまえのように存在するようになってから久しい。これらの人たちの生活困窮の問題と公共施設に起居していることによる社会的影響を解決するために，2002年（平成14）年に「ホームレスの自立の支援等に関する特別措置法」（以下「ホームレス自立支援法」）が制定されさまざまな対応がとられてきた。

厚生労働省は，これらの成果などによって，2014年にはその数は7,500人強となり，初めて「ホームレスの実態に関する全国調査（概数調査）」を実施した2001年の２万4,000人余に比較すると３分の１になったとしている。東京23区においても同様であり，東京都の調査で一時5,800人弱であった23区内のホームレス数は，2014年には1,000人を割り込んでいる。

　ホームレス問題については，貧困問題という切り口でこれまで多くの調査研究がなされ，ホームレス状態に陥る人びとが雇用，家族，住宅，教育等さまざまの社会的不利が重なり合い，個々の身体的，精神的健康状態等とからみ合ってホームレス状態となったことなどが次々明らかにされてきた（岩田，2007）。これら「社会的不利に陥りやすい人びと」に対してはホームレス状態になった後だけでなく，その予防も含めて住宅，福祉，労働，保健・医療など制度の垣根を超えた各分野の連携と協働による積極的なアプローチが求められているが，必ずしも十分とは言えない状況にあると指摘されている（稲葉，2009）。

　本節では，第一に，ホームレス状態に陥る人たちの傾向と抱える保健福祉ニーズを明らかにする。第二に，ホームレス状態に陥った人たちに対する対応とその課題を検討する。第三に，ホームレス状態となった人あるいはそのおそれのある人に対して，保健福祉が取り組むべき支援について考察するものとする。

２．だれがホームレス状態にあるのか

（１）ホームレス状態に陥る人たち

　ホームレス状態に陥る人たちとはどのような人たちなのであろうか。2012年に厚生労働省が実施した全国ホームレス実態調査（以下「全国調査」）報告書は，「ネットカフェや簡易宿泊所などで寝泊まりしている人びと，家賃を滞納してアパートから退去させられる寸前の人びと，契約満了になれば会社の寮から退去しなければならない人びと，病院や刑務所から退院・退所しても行き先のない人びとなど，いわゆる広義のホームレス」のなかから，ある層は路上へ流出し，別な人たちは施設利用にいたっていると指摘している。稲葉（2009）は，これら広義のホームレスと現に路上で暮らす人をハウジングプアと名づけ，「貧困ゆえに居住権を侵害されやすい環境で起居せざるをえない状態」と定義しているが，これらハウジングプアの全体数などをとらえた調査は存在しない。

　しかし，一方でホームレス状態に陥りやすい人たちには一定の共通する傾向があることも明らかになっている。その第一は，ハウジングプアと名づけられた不安定な居住状態にある人たちである。稲葉は，これをさらに類型化し，「家はあるが，居住権が侵害されやすい状態」，施設や簡易宿所居住の「屋根はあるが，家がない状態」のパターンなどをあげている。第二は，非正規雇用・不安定就労である。全国調査では５割弱，路上対策施設利用者調査では約７割が，路上生活直前に日雇い労働や非正規雇用であった。第三は，非婚・未婚，離死別等による単身世帯がほとんどであるなど，血縁，地縁からの支援が期待できない状態にある。これらの要件が重なり合うなかで疾病や失業，離婚，多重債務といった事態やリーマン・ショックのような社会変動が加わると容易に仕事や住居の喪失が起

きていたことが示されている（大迫，2010）。

(2) ホームレス状態にある人たちの保健福祉ニーズ

　現に路上で暮らす人たちの喫緊の課題が生命をつなぐ食事，住居などの確保充足であることはまちがいないが，健康状態に課題を抱えている人が少なくないことも事実である。しかし，健康状態が必ずしも「悪い」と自覚されているわけではない。全国調査によれば健康状態が「悪い」と答えた人は26.2％であるが，疾患等の内容については必ずしも明確にされていない。しかし，ホームレス状態の被保護者を多数受け入れていた東京23区が設置する生活保護施設に入所した人たちの健康状態調査等では，若年者から高齢者にいたるまでどの年代でも高血圧，糖尿病，心疾患などの生活習慣病といわれるような疾患の罹患率がきわめて高く，「全国比数十倍から数千倍もの有病率」であるとしている。また，冬期に路上生活者の応急援護として行われた臨時宿泊事業の結核検診の結果では，結核罹患者が8％前後あったと報告されている。これは当時の一般住民検診0.017％に比べると，数百倍という高率であった（冬期臨時宿泊事業検討会，1998）。さらに，東京23区の生活保護施設に入所する際に必要とされた生活相談一時保護所（現更生施設しのばず荘）の心理判定統計では，20～30％が軽度，または境界領域の知的障害とされていた。しかし，そのほとんどが愛の手帳（療育手帳）を保持していなかったと指摘している（松江ら，2009）。これ以後，ホームレス状態にある人たちの健康状態に対する調査が次々実施されているが，そのなかでは同様に生活習慣病，とりわけ高血圧症や，糖尿病の多さなどが指摘されている。また，2008年末に豊島区池袋で活動する支援団体TENOHASIが実施した精神科医の診察では，アルコール依存症やうつ病など41％の人が何らかの精神疾患を抱えていたとされ，精神科医や臨床心理士らによる調査では，34.2％が軽度の知的障害がみられたと述べている。

　これらの重篤な生活習慣病や障害などが集積する人びとが生み出される背景について，逢阪らは，ホームレス状態による食事摂取の困難，栄養バランスの崩れなど食生活や安心して睡眠が取れない状態などホームレス状態特有の生活習慣がその原因の1つと指摘している（逢阪ら，2004）。結核などの多さについて，ホームレス状態は結核を発病しやすい生活環境下にあるだけではなく，服薬や医療の中断等治療が不十分となりやすいことを新宿でホームレスの医療支援活動を行った金沢らは指摘する（金沢，2011）。

　さらに，「病気・けが・高齢で仕事ができなくなった」ため，ホームレス状態となった人が2割前後存在（厚生労働省，2012）していることも考え合わせると，ホームレス状態になる以前の生活，就労の状態が医療や障害の支援を要する状態にあったことがわかる。この要支援状態が看過され，ホームレス状態になることによってもたらされた生活習慣が健康や生活状態をさらに悪化させ，その結果，保健福祉のニーズを顕在化させていったと考えられる。

3．ホームレス状態と保健福祉による支援の現状と課題

　ホームレス状態となって困窮することは，在宅にあって困窮した状態とは明らかに異なる状況が発生する。特に，社会保障のほとんどの制度が，定まった住居を持つ地域住民であることや企業等への所属をもって適用の要件としているため，失職し，ホームレス状態となると十分機能しない。このため，厚生労働省は，ホームレス状態となる人，なるおそれのある人たちの保健福祉ニーズに対しては，「ホームレスの自立の支援等に関する基本方針」（2013（平成25）年7月31日厚生労働省・国土交通省告示第1号）を発出し，保健所等による「健康相談及び訪問指導並びに生活保護法」（1973（昭和25）年法律第144号）では，「保護等を一般対策として実施するとともに，福祉の観点からは，巡回相談等を行うホームレス総合相談推進事業，宿所及び食事の提供や職業相談等を行うホームレス自立支援事業，緊急一時的な宿泊場所を提供するホームレス緊急一時宿泊事業などを特別対策として実施するとしている。

　例を東京23区に取ると，都区は，バブル崩壊後の長期化する不況に対応するため2000年度からホームレス対策として「路上生活者自立支援システム」の構築を進めた。

　自立支援システムは，度重なる見直しのなかで，ホームレス状態，あるいはそのおそれのある状態となって，生活に困窮した人に対して，①とりあえず住む場所を確保して，②健康状態などその人の状態に応じた支援プログラムを作成し（緊急一時保護事業），③「仕事をしたい」という人に対しては，就労が可能となるような条件を整え（自立支援事業），④住宅を確保する等によって円滑な地域での生活を支援する（地域生活移行支援），というシステムになっている（大迫，2011）。制度創設当初，自立支援システムは就労による自立を目的に運営されていたが，利用者に対し，宿所および食事の提供等，日常生活に必要なサービスを提供するとともに，定期的な健康診断を行う等必要な保健医療の確保を行うため，障害者・精神疾患者など単身居宅生活が困難で福祉的ケアが必要な人が，不足する生活保護施設の代替として利用するという傾向がみられるようになった。北川は，「『路上生活者対策／ホームレス対策』が，『厚生関係施設』（23区内の生活保護法による更生施設等）の不足を補う役割」を担って始まったと指摘し，東京都の開始した「『路上生活者対策／ホームレス対策』がさらに『厚生関係施設』の需要を掘り起こす役割をも果たしてきた」ためであるとしている（北川，2012）。

　このような事態が引き起こされたのは，対応する範囲が限られた特別対策である自立支援システムに，生活保護や保健，医療といった一般対策で対応すべき人たちが流入しているためと考えられる。たとえば，ホームレスの健康対策の推進を図るため，厚生労働省は保健所において「窓口や巡回による健康相談，保健指導等を行う等，個々のニーズに応じた保健サービスを提供」することとしているが，23区内保健所でこのような体制をとっている保健所は皆無である。ホームレス状態がつくり出す生活習慣の改善と生活の質を向上させるような取り組みはこれまでのところ，一般施策としては生活保護による対応に任され，実質的にほとんどなされていないのが現実である。

4．ホームレス状態と保健福祉が取り組むべき支援に関する考察

　ホームレス状態を生み出すハウジングプアは，冒頭に述べた社会的に不利な立場にある人たち（失業者，障害者など）である。これらの人たちについては，ホームレス状態になる前から健康問題が集積することが明らかにされているが，保健医療福祉のサービスは十分に提供されているとは言いがたい。ホームレス状態へ陥る人を少しでも減らすためには，これらハウジングプアとよばれる人たちが保健福祉サービスにアクセスしやすくなるような保健領域での取り組み（情報提供，教育プログラム，無償健康診査等）が必要である。

　また，ホームレス状態に陥った後であっても，ホームレス状態がもたらす生活状態が習慣化しないための早期の介入が欠かせない。そのためには障害者福祉施策や生活保護の機動的決定と給付などが行われる必要があるが，これら一般施策と特別施策であるホームレス対策がスムーズに接合されてこなかったため，これまで述べてきたようなさまざまな課題が生じていたと考えられる。

　従来のホームレス対策は，就労による自立を目的に支援策が組まれてきたが，障害者福祉の分野でなされている就労も生活の一部というとらえ方を導入し，伴走型支援を行いつつ，障害者施策などの一般施策と接合させて効果を上げてきた自治体もある。北九州市において奥田らが障害者福祉とホームレス状態にある人を接合させていく支援を実施し，大きな効果を上げていることからも明らかである（奥田，2011）。その結果，障害者就労の支援のこれまでの知見を援用することが，本人の能力開発とともに，本人と支援者が協働して地域に就労可能な環境をつくり出すことが可能となり，きわめて有効な取り組みと言わねばならない。

　ここに示した支援は，ホームレス対策という特別対策によらずとも十分可能なものであり，住居を失うリスクを抱えた住民への対応として，市区町村など基礎自治体が一般対策のなかで実施していくことができれば，あえてホームレスに特化法対策を持つ必要は存在しない。

　その意味でも，2013年に成立した生活困窮者自立支援法が施行される過程で，ホームレスの人たちへの支援は，一部の緊急対応を除き，基礎自治体の対策として実施していくことは，きわめて妥当と言わねばならない。その場合，生活保護法とホームレス自立支援法が十分整理ができないまま相互に役割が明確にならなかった反省を踏まえた運用が不可欠である。

5．おわりに

　ホームレス状態に陥った人，あるいはそのおそれのある人の地域での健康確保，生活再建を考えるとき，単に保護，救済に終わらず主体的に自分の健康を推進し生活を再構築できる環境を地域でつくる取り組みが求められる。そのためにも奥田らが示した伴走型支援や，東京23区が行ってきた，多様な資源のネットワークによるサポートなどの経験は，生活用困窮者支援を行っていくうえでの大きな資産となりうる。これらの経験をふまえたホ

第2部 実践・展望編

ームレス状態に一人でも陥らず，もし陥ったとしてもすみやかに地域生活に復帰し，もう一度住民として復権する取り組みこそが基礎的自治体の役割であり，使命である。

●3節 自殺予防対策

1. 自殺の現状

現代社会は，急激な少子高齢化，職場の雇用形態の変容，家族形態の変化，家族・地域の脆弱化，人口減少社会への移行等によりさまざまなストレスが強い社会となっている。

そのような社会のなか，自殺者が，1998（平成10）年に急増し，3万人を超え，大きな社会問題として取り上げられた。

自殺とは，自らの意思によって，自ら命を絶つことである。日本は他の国と比較すると自殺率が高い国となっている。世界の先進7か国である，フランス，ドイツ，カナダ，米国，英国，イタリアのなかで最も高い死亡率となっており，国内の死因率でも第7位となっている。

日本の自殺者の現状は，1998（平成10）年に3万人を超え，その後3万2千人前後で推移して，2009（平成21）年からは，自殺者は減少しており，2012（平成24）年には15年ぶりに3万人を下回った（図7-4）。

年齢階級別（10歳階級）の自殺者数の推移を見てみると，全体的に減少傾向にあるものの，「高齢者」「中高年者」の自殺者数は依然と高く，自殺者の数は少ないものの，日本の

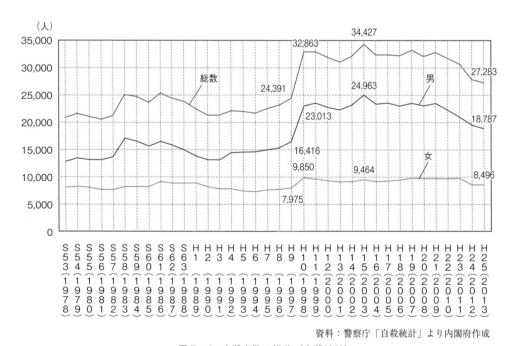

資料：警察庁「自殺統計」より内閣府作成

図7-4 自殺者数の推移（自殺統計）

第7章■生活困難を支える保健福祉

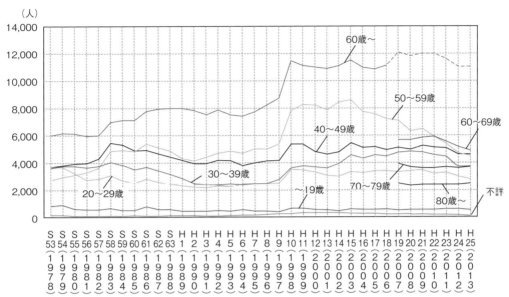

注）平成18年までは「60歳以上」だが，19年の自殺統計原票改正以降は「60～69歳」「70～79歳」「80歳以上」に細分化された。

資料：警察庁「自殺統計」より内閣府作成

図7-5　年齢階級別（10歳階級）の自殺者数の推移

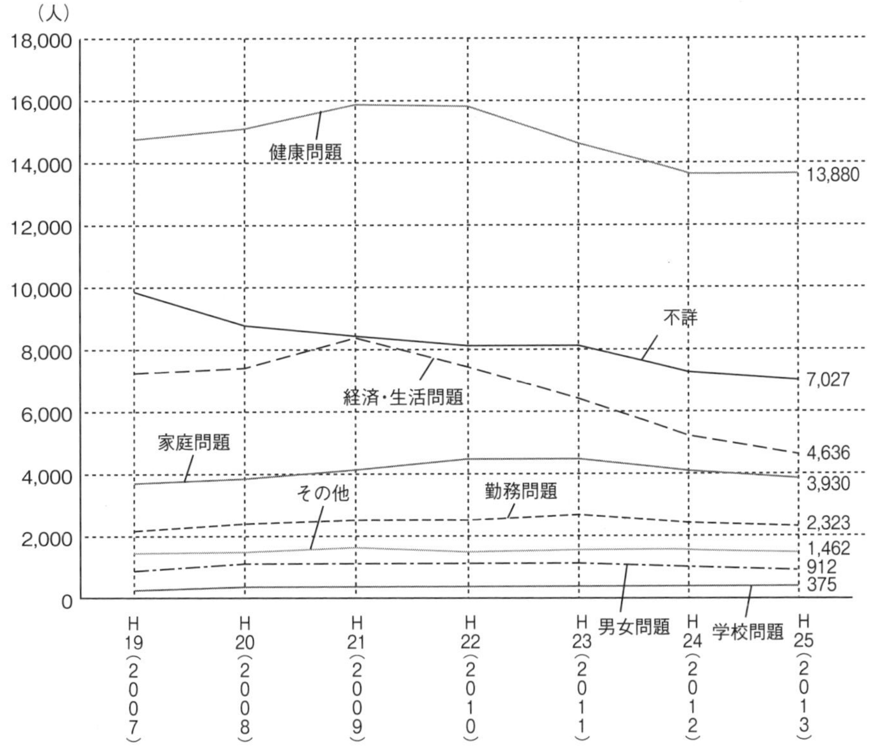

注）平成19年に自殺統計原票を改正し，遺書等の自殺を裏付ける資料により明らかに推定できる原因・動機を一人につき3つまで計上することとしたため，原因・動機特定者の原因・動機別の和と原因・動機特定者数とは一致しない。したがって，18年以前との単純比較はできない。

資料：警察庁「自殺統計」より内閣府作成

図7-6　平成19年以降の原因・動機別の自殺者数の推移

151

若い世代である15〜39歳の各年代の死因の第1位は自殺となっており，社会問題となっている（図7-5）。

2007（平成19）年以降の原因・動機別の自殺の状況を高い順に見ると，「健康問題」「不詳」「経済・生活問題」「家庭問題」「勤務問題」「その他」「男女問題」「学校問題」の順となっている（図7-6）。

2．自殺予防に関する取り組み

世界の自殺予防の対策としては，1993年にUN（国際連合）とWHO（世界保健機関）の専門家会議が開催され，自殺予防のためのガイドラインがまとめられ，各国に配布された。

日本の国の自殺対策は，2006（平成18）年自殺対策基本法が施行され，自殺対策に関し，基本理念を定め，国，地方公共団体，事業主，国民の責務を明らかにするとともに，自殺対策の基本となる事項を定めること等により，自殺対策を総合的に推進して，自殺の防止と自殺者の親族等に対する支援の充実を図り，国民が健康で生きがいを持って暮らすことのできる社会の実現に寄与することを目的として成立した。

2007（平成19）年には，自殺総合対策大綱が閣議決定され（平成20年一部改正），平成24年には，全体的な見直しが行われ，「誰もが自殺に追い込まれることのない社会」という目指すべき社会が示され，「地域レベルの実践的な取組を中心とする自殺対策への転換を図る必要性」「具体的施策として，若年層向けの対策や，自殺未遂者向けの対策を充実すること」「国，地方公共団体，関係団体及び民間団体等の取組相互の連携・協力を推進すること」をあげている。

また，自殺対策を一掃推進する体制としては，内閣官房長官を会長とする自殺総合対策会議を開催し，（平成25年に自殺対策推進会議が廃止され，自殺対策検証評価会議と自殺対策官民連携協働会議が置かれている）事務局機能としては，自殺対策推進室を設置している。さらに，内閣府は，「地域自殺対策強化基金」を設け，都道府県の地域の事情を踏まえたうえで，計画を策定し，実施を行っている。

全国で19年間連続，自殺率が一番高い秋田県では，国による自殺に関する法整備の前から，全国に先駆けて，自殺対策を行ってきた。たとえば，2000（平成12）年に自殺予防に関する予算を計上し，「あきた21総合計画」の案では，市町村だけではなく，医療機関やNPO団体などと一体となった施策，「健康秋田21」では，具体的な数値目標を年代別に設け対策を積極的に打ち出しているのである。

さらに，秋田県では，市町村レベルでの自殺予防対策を進めるために，2001（平成13）〜2005（平成17）年に市町村自殺予防対策モデル事業が実施された。自殺予防モデル事業は，自殺予防に積極的に取り組みたいと申し出た自治体に秋田県が補助金を出し，自殺予防事業を3年間かけて実施したものであり，6つの町が手をあげ，事業を行った。

事業を行った1つである，秋田県北部の藤里町は，人口約4,000人で白神山地の入口にある青森県との県境の町である。「命の尊さを考えるシンポジウム」に参加した行政の担当者および住民が「心といのちを考える会」を発足させ，住民参加による自殺予防対策の

立案，心の健康やうつ病に関する知識の向上，気軽に集える場での交流活動を行い，その後，独自の事業として活動を行っている。このモデル事業の間，自殺者数が5名から0名へ減少し，「地域住民の住民参加による自殺予防」として注目された。

全国の動向をみると，自殺率が高い地域では，さまざまな行政や団体による活動が行われているが，自殺率の低い地域ではあまり活動が行われていないのが現状である。

3．自殺予防に関する保健・福祉の役割と今後の課題

世界保健機関は，「自殺は，その多くが防ぐことのできる社会的な問題」としているように，社会や関係機関で未然に防ぐことが可能であると考えられる。

自殺の予防には，事前に自殺の前兆となるサインである不眠や体調不良などを抱えているケースが多く，これらを見逃さない専門家や身近な人による，早期発見，早期対応が重要である。高齢者の自殺の要因としては，「健康問題」による身体機能の低下やうつ病，「生活問題」による仕事や生きがいの喪失，「家庭問題」による家庭での役割喪失，介護疲れ等，個人や環境の要因などが複雑に絡み合っていると考えられる。

今後，日本ではますます高齢化が進み，高齢者の自殺問題が複雑・深刻化するおそれがあり対策が迫られる可能性がある。

高齢者の自殺予防に関する対策としては，自殺の要因である「健康問題」に関しては，医師，看護士，保健師等による専門的な医療的支援が必要であり，「生活問題」「家庭問題」に関しては，保健師，社会福祉士，精神保健福祉士等による専門的な社会的支援をきめ細かく行い，自殺予防を推進していく必要がある。

また，内閣府の2014（平成26）年度の自殺対策白書によると，「人口規模の小さい市区町村では，高齢者層の人口構成比，自殺死亡率が高いことにより自殺死亡率が高くなっている」とあり，このような高齢化率の高い地域での高齢者自殺予防対策として，医療・保健・福祉サービスの包括的・継続的なサービス提供を行う必要があると考えられる。

さらに，行政や専門家による自殺予防対策だけではなく，秋田県藤里町が実施した住民参加による自殺予防の取り組みを今後，どのように行うかによって，身近な人の自殺の前兆となるサインを見逃さないこととなり，高齢者の自殺予防に大きな役割を果たすと考えられる。

今後の課題としては，高齢者の自殺予防に関して，保健福祉専門職が，自殺予防に関する正しい知識をさらに身につけ，地域の人たちを巻き込み，住民参加による自殺予防をどのように進めていくかが課題としてあげられる。

4節　災害とメンタルヘルス

1．災害とPTSD

(1) 災害

　「ゆく河のながれは絶えずして，しかも，もとの水にあらず」鴨長明の『方丈記』は，中世の災害を描いた日本最初の災害文学といわれている。災害の特徴を文学的表現で著しているが，災害に共通する突然性，規模，頻度の少なさ，日常生活の崩壊が端的に描かれている。これらの特徴は，阪神淡路大震災や東日本大震災といった巨大災害だけでなく，台風被害や火災，事故等々，さらには感染症の地域でのアウトブレイクや広範なパンデミックにおいても共通するといえよう。

　これに対して，いわゆる人生周期におけるライフイベントといわれるものは，人の死など否定的なイベントもあるが，入学や結婚などの肯定的意味合いの出来事も含まれ，予期性，身近，幸不幸に特徴があるといえよう。特に出来事が予期できるということは，物理的にも，心の面でも準備ができるので，たとえ否定的出来事であっても打撃を生じにくい。

　災害の突然性をライフイベントにおけるような予期性に近づけることがその打撃を減少させる鍵となる。予期性に近づける方法としては，①科学的根拠に基づく推測で発生予測をより正確にすること，②災害備蓄などの物理的準備をして，突然性に対処できるようにしておくこと，③災害発生に対する心構えをつくり，突然性への耐性を高めておくこと，④災害時の支援システムを構築して，突然性から生じる不安定性に集団や地域で支え合えるようにすることが考えられる。特に③や④の対応がメンタルヘルスに有効と考えられる。

(2) 災害におけるPTSD

　災害を突然に経験することで，人びとは物質的にも精神的にも過大なダメージを受ける。精神的症状に限定すると，多様であるが共通した傾向がみられる。特に1か月以内に強く現れている「急性ストレス障害（Acute Stress Disorder：ASD）」と，それ以降に継続した「外傷後ストレス障害（Posttraumatic Stress Disorder：PTSD）」はDSM-5においても外傷とストレスに関連する障害に分類された災害関連の障害である。

　ASDでは瀕死体験の他に，侵入症状（再体験），否定的気分，解離性症状，回避症状，過覚醒症状などがみられる。トラウマに曝露した直後から発症しうるが，3日目から1か月までの期間に生じているものをいう。PTSDも，瀕死体験，浸入症状（再体験），回避症状，認知の否定的気分，過覚醒症状に特徴がある。瀕死体験以後，1か月以上の症状の継続を見る（森ら，2014）。

　浸入症状（再体験）とは，瀕死体験を繰り返し自分が意図せずに思い出すことである。回避症状とは，瀕死体験に関連するような刺激を避けることを意味し，意識的にも無意識的にも生じる。認知の否定的気分とは，瀕死体験の重要な部分を思い出さないことなどで

ある。過覚醒症状とは，不眠などが生じ，交感神経系の亢進状態といえる（APA，2013）
　さらに災害の種類や状況，被災者の年齢や性，出産などのライフイベント，家族関係，経済社会的状況，サポート体制などのリスクファクターが複雑に影響する。（Anwar et al., 2013）

（3）PTSDにいたる被災者

　被災者は，一般には，被災した住民である一次被災者，その住民を救援する消防・警察・自衛隊・消防団等の二次被災者，さらにPTSDとするかは判断の分かれるところであろうが，被災地以外でマスコミを通じて被災状況を見たがゆえに精神的ダメージを受ける三次被災者に分類される。

　一次被災者は言うまでもなく災害そのものの影響やその近親者の被災に対する心痛を起因とする。二次被災者は，一次被災者を支援しきれなかったという自己の職業観に由来する責任感に起因することなどがある。それゆえ，警察官や消防隊員よりは，救急隊員のほうが有病率が高いなどの職業による特徴もみられる（Berger et al., 2012）。三次被災者は，映像の凄惨さから一次被災者に似た経験をする。

2．PTSD予防

（1）日常生活におけるメンタルヘルス

　PTSDは災害の規模，緊急度，外的要因の大きさによっては，どのような人でもなりうる。よって，日常生活における予防対策は，ストレスマネジメントなどにより，個人の精神的対処能力やコーピング能力の向上を図っておくことである。

　災害の規模が小さい場合，個人の側の認知によりPTSDへの移行のしやすさが生じる。その原因の一つが，すでに精神的ストレスを抱えている場合である。したがって，過去の心的外傷（trauma）に対処し，現在のストレスの解消にも努めることが必要である。精神的症状を抱えているなら，適切な治療を受けておくことも大切である。いわば「災害発生に対する心構えをつくり，突然性への耐性を高めておくこと」の一部といえよう。

（2）日常生活における災害への準備

　「災害発生に対する心構えをつくり，突然性への耐性を高めておくこと」のもう1つの方法は，災害に対する知識や対処方法を学び体験（シュミレーション）することである。幼保時代から義務教育，高等教育ひいては生涯教育のなかで，繰り返し災害に関する教育あるいは訓練を実施することは，災害という緊急事態への対応能力を高めるうえでも重要であるが，この教育・訓練時にASDやPTSDに関する知識を学び，被災した自己や他者のメンタル面への基礎的な支援方法を訓練することも大切である。知識と訓練によって，突然生じる災害をあたかも予期しているがごとくの状態に持っていくことが可能となろう。

　教育や訓練を教育現場だけでなく地域の自治体で実施すると，地域の共同体としての力を強め，災害時の心もとなさや寂しさ，不安を軽減する可能性がある。個人を取り巻く環

境としてのソーシャルサポートシステムなど，インフォーマルを含むシステムの形成と維持が災害時の心の支えになり，ASDやPTSDの悪化を防ぐ可能性も考えられる。

(3) 災害時における支援システムの構築

災害時の緩衝として災害支援システムを構築し，「突然性から生じる不安定性に集団や地域で支え合えるようにすること」である。近年，支援の必要な障害者や高齢者等，災害対策基本法にいう避難行動要支援者に関する詳細な個人情報を自治体や消防，地域の民生委員・児童委員や自治会関係者が共有して災害時の支援が安全にできるようなシステム化を進めているが，メンタル面の検討は十分とは言えない（内閣府，2013）。

もちろん被災地域に精神科医，看護師，社会福祉士，精神保健福祉士，保健師や臨床心理士などの専門家を派遣するシステムは一部に整ってきている。同様に職域上では，二次被災者になりうる自衛隊員や消防隊員に対して心の専門家による面接や，ディフュージング（仲間同士による語り合い）あるいはディブリーフィング（専門家を交えた集団での話し合い）を，派遣形式や機関内配置形式で行っているところもある（栗田ら，2009）。

こうした試みは，自衛隊なら自衛隊だけの当該組織単独の実施であることや，心の専門家だけの派遣や配置であること，さらには全国レベルで心の専門家を派遣する場合には比較的大きな災害時における対応だけという特徴がある。

しかしながら，巨大災害時には心の専門家だけではマンパワーが不足すること，日常の事故や火災・台風などの災害でもメンタル面での問題が生じていること，災害直後からASDの症状が発症することから考えて，今後は，心の支援にかかわれる準専門職的なボランティアを組み入れた災害支援システムを構築し，巨大災害だけでなく，日常の事故や災害のメンタル面にも即応できる地域レベルでの対応を考えていく時代といえよう。

こうした災害支援システムの構築は，被災地から遠く離れた三次被害者にも有効と考えられる。なぜなら，身近な人たちがメンタルヘルスにかかわることで，その知識を増やし，被災地から一見無関係な離れた地域の三次被害者を見つけ出す可能性が高まるからである。

3．メンタルヘルスにかかわる地域レベルでのトータルな災害支援システム

(1) スイスの災害支援システム

地域レベルでのトータルで日常的な災害支援システムの例として，スイスのベルン州ケアチームを含む災害支援システムを取り上げたい（図7-7）。

この災害支援システムは，準専門職的なボランティア組織をシステムに組み入れ，専門職の活動と準専門職のケアチーム活動を分け，トータルに支援する。ベルン州ケアチームのミッションは「トラウマをともなうような日常の事故や災害，窮地の状況のときに心理的かつスピリチュアルな第一次支援（ファーストエイド）を行う」ことである（Kuchen, 2012）。

心理社会的なファーストエイドは，約2時間までである。一時的な心理的サポートと，被害者の居住地確認や家族などの関係者との連絡などに限定されている。ファーストエイ

第7章■生活困難を支える保健福祉

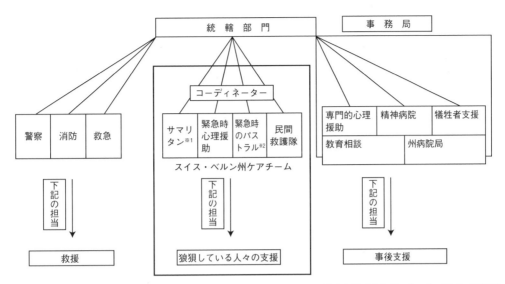

出典：ベルン州ケアチームの内部資料及び日本仏教社会福祉学会年報　第43号82頁（一部変更）

※1　自殺防止の活動団体
※2　パストラルはチャプレンとほぼ同義

図7-7　スイスの災害支援システム

ドの後，専門職に引き継がれ，PTSDなどへの対応は専門家が行う（栗田ら，2014）。

　また，この災害支援システムの場合，準専門職者が常に消防や救急，警察などの救援者と災害等を通じて出会っているので，準専門職者と救援者は互いに信頼し理解し合っている。そのため，救援者が救援中に精神的ダメージを被った場合，準専門職者がこの二次被災者の心の問題に即応できる。

　準専門職者には，病院や学校などで聖職者として心の支援を実施するチャプレンだけでなく，教諭などの一般のボランティアも含まれている。教諭の参加は，学校で災害関係の訓練を実施する際，災害支援の実体験をもとにして話をできるようになる利点があろう。

(2) 日本における災害支援システムの現状と課題

　日本でも，東日本大震災でメンタル面への対応を各種のボランティアが行った。準専門職としてのチャプレンの活動もあった。また日本型チャプレンともいうべき臨床宗教師の試みも始まった。しかしながら，これらの準専門職の活動と公的機関との連携は十分とは言えず，震災以降，こうした準専門職を組み入れた災害支援システムが構築されにくい現状がある。まして日常の事故や災害への対応は皆無といえよう。

　今後は，日常の事故や災害への対応も可能なインフォーマルな支援を含めたトータルな災害支援システムの構築と，さらにはこれを可能にする記録様式の共通化と統一化が検討されることを期待する。

　もちろん，スイスのシステムをそのまま日本に導入することはできない。たとえば，スイスでは民間防衛が確立しているなどの相違があるし，一方で，日本では教諭がボランティアに参加できるほどの余裕がないなどの相違もある（栗田，2012）。

(3) 災害支援システムを支える住民意識

　災害支援システムの背景として重要なことは，PTSD発症の一因にもなり，回復にも影響する住民の受容度や理解度である。PTSDなどの精神疾患には温かい理解が必要である。たとえば救援者は，住民の理解がなければ，救助できなかったときの自責の念を強め二次被災者となる可能性が高まるだろう。住民意識こそが，PTSD予防に重要な役割を担っている。

　日頃から精神疾患を抱えた人びとに対する偏見などを乗り越え，これらの人びとを支えるような社会こそが何よりも大切である（栗田，1997）。

第8章

難病等の患者を支える保健福祉

◉1節　HIVの予防と患者の支援

1．HIV，AIDSについて

　読者の多くは，HIVとAIDSという2つの言葉を今までに耳にしたことがあるだろう。HIVとAIDSはしばしば混同されがちであるが，HIVはヒト（Human）免疫不全（Immunodeficeint）ウイルス（Virus）とよばれるウイルスである。このウイルスのおもな感染経路としては性行為感染や輸血等を通じた血液感染，母子感染等があげられ，HIVがこれらの経路で体内に入り感染が成立すると，5年から10年で日和見感染症とよばれる免疫機能の低下を原因とするさまざまな感染症を発症すると考えられている。日和見感染症発症をもって，AIDS（Acquired Immunodeficient Syndrome），後天性免疫機能症候群発症とされている。本節では，HIVに感染した状態をHIV感染症とよび，HIVに感染している人をHIV陽性者，AIDS発症を経験したHIV陽性者（以下陽性者）とよぶことにする。

　この感染症がメディアで取り扱われ始めた1980年代初頭から1990年代なかごろまでは，HIVに感染することは死を意味していた。しかしながら近年の医療技術の進歩によりHIV感染症は，完全治癒にはいたらないが慢性疾患的要素を強めてきた。と同時に，新たな心理社会的困窮に多くのHIV陽性者は直面することとなった。

2．保健福祉学的視座からのHIV感染予防と患者支援

（1）HIV感染予防における保健福祉学的視座の必要性

　HIV感染症の根治療法は依然確立されていない。したがってHIV陽性者のその多くは生涯にわたって医療機関受診が必要となる。視点を変えると，定期的な医療機関受診と適切な服薬により，長期にわたり従来どおりの社会生活が可能になったといえる。そこで課題の1つとしてあげられるのが，HIVに関する医療費の公費負担割合の増大という問題である（陽性者1人あたりの生涯薬剤費は一説によると1億円ともいわれている）。

　1990年代後半から，数種類の薬を併用し強力にウイルスを押さえ込む，HAART（Highly Active Anti-Retrovirs Therapy）療法が開始された。この方法は当時画期的治療法とし

て注目され，この治療によりHIV感染症が慢性疾患としての性格を強めた。その半面，規則正しい服薬と毎月の高額な治療費が多くの陽性者の社会生活に大きな変化を強いる結果にもなった。

　1998年4月から開始された陽性者の障害者認定制度の開始によって，治療開始にともなう個人の経済的困窮は著しく軽減された。しかしながら将来的な陽性者の増加にともなう公費負担額の増大や，それをきっかけとした今まで利用できていた既存の社会保障や福祉制度利用基準の見直しが行われる可能性は十分考えられ，そして何よりも危惧されるのは，その結果として陽性者が社会的排除の対象となってしまうことではないかと考える。

　HIV感染症は予防可能な疾患である。しかしながら，医学的側面と社会的側面が複雑に関連しているこの疾患の予防に対しては，医療のみならず，保健，福祉，教育，社会学等といった多面的アプローチによって展開されることが必要であると考える。

(2) HIV陽性者支援

　厚生労働省エイズ動向委員会（2014）によると，2013年1年間に報告されたHIV陽性者は1,106名，AIDS患者は484名だった。最近の傾向をみると，1,500件前後の新規HIV陽性者が毎年報告されている（2010年1,544件，2011年1,529件，2012年1,449件，2013年1,590件）。2013年末の時点で，血液凝固因子製剤による感染例を除く累積陽性者数は，2万3,015名となった。これらの数値は検査の結果HIVに感染していることが判明している数で，実際にはこれ以上のHIV陽性者が日常生活を送っていることになる。

　白阪（2007）はHIV感染症の特徴について，生涯にわたる服薬継続，社会的差別偏見の対象，社会的脆弱性の高い対象者間に広がるHIV感染症といった項目をあげている。HIV感染症は性感染症であり，男性同性愛者の病気といった社会的偏見などが考えられるだろう。その一方で，感染経路別の新規HIV陽性者報告では男性同性者間の性行為感染が全体の約7割を占めていると報告されているのも事実である（厚生労働省エイズ動向委員会，2014）。

　HIV感染症が慢性疾患的性格を強めるようになった現在，多くのHIV陽性者は，疾患の発生という個人のシステムの変化を経験しながらも従来どおりの生活を送ることが求められている。長期療養が可能になったからこそ生じる生活問題に対しての支援を通じ，QOLを維持，向上していくことが必要となる。

3．日本におけるHIV診療体制および地域支援機関

(1) 日本におけるHIV診療体制

　1993（平成5）年7月の厚生労働省「エイズ治療の拠点病院の整備について（通知）」により日本のHIV医療体制整備が開始された。HIV陽性者が安心して医療を受けられる体制づくりがこの通知の目的である。また，拠点病院のあり方については，①総合的なエイズ診療の実施，②必要な医療機器および個室の完備，③カウンセリング体制の整備，④地域の他の医療機関との連携，⑤院内感染防止体制の整備，⑥職員の教育，健康管理といっ

た項目があげられた。

その後1997（平成9）年には厚生労働省から「エイズ治療の地方ブロック拠点病院の整備について（通知）」が出され，全国を8（北海道，東北，関東・甲信越，北陸，東海，近畿，中国・四国，九州）ブロックに分け，各ブロックの医療水準，地域格差是正ための地方ブロック拠点病院の設置が規定された。同通知では，地方ブロック拠点病院の機能として，①診療，②研究，③研修，④情報があげられた。

特定の医療機関に患者が集中するという状況を打開するために，2006（平成18）年には厚生労働省から，「エイズ治療の中核拠点病院の整備について（通知）」が出された。各都道府県の拠点病院から一箇所を中核拠点病院と定め，都道府県内における総合的なエイズ医療体制の拡充が図られるようになった。これら通知により，拠点病院，中核拠点病院そしてブロック拠点病院間の支援体制も同時に確立された。

(2) HIV陽性者支援にかかわる地域支援機関

医療機関以外にもさまざまな支援機関には地域に存在している。山本ら（2011）は，エイズ診療ブロック，中核拠点病院の在籍する医療ソーシャルワーカーに対して，HIV陽性者支援における地域の支援機関との連携についての調査を行った。その調査では，拠点病院や精神科，一般医療機関や，福祉事務所，NPO，地域包括支援センター，高齢者施設（通所，入所），訪問看護ステーション等といった地域の支援機関が連携先として示された。連携の実績としては，エイズ拠点病院や一般医療機関，福祉事務所や保健所といった機関があげられたが，「今後最も連携が必要と思われる機関」として，一般医療機関，訪問看護ステーション，そして高齢者施設といった機関があげられており，地域を基盤とした高齢のHIV陽性者，障害のあるHIV陽性者に対する支援が現実的に必要な時代，つまり長期療養時代の到来と考えることができる。

地域の支援機関へのつながり方は人によりさまざまであるが，35歳男性Aさんを例にとり，検査前から陽性告知後，そして医療機関受診といった過程においてどのような支援システムにつながっていったかについて解説したい。

①抗体検査前から陽性告知まで　HIV抗体検査受検を呼びかけるポスターを見て検査を受けることを思い立ったAさんは近所の保健所で抗体検査を受けた。検査結果は即日に判明し，その結果HIV抗体陽性だった。HIVに感染している，その事実を突きつけられたその瞬間を最後にすべての記憶は途絶え，気がついたら自宅のソファーに座っていた。我に返ったAさんは，夢であってほしい，と心で願いながらカバンの中身を確認したが，そこには，保健所から渡された紹介状入りの封筒とHIVに関して書かれたパンフレットが入っているだけだった。震える手でパンフレットを読みすすめると，あるNPO法人の電話相談の番号がAさんの目に入ってきた。おそるおそるその番号に電話をしたAさんだったが，電話の向こうの相談員の落ち着いていて，しかし生命みなぎる声に一途の望みを見つけたような気持ちになった。

②**解説**　HIV抗体検査の目的の１つとして，陽性結果の場合の速やかな医療的ケアの実施があげられる。日本では毎年約1,500件のHIV陽性告知が行われている。検査機関で陽性告知を受けた場合，医療機関宛に紹介状が作成され，受診につながっていくのだが，2011年一年間で，全国460の保健所で206件の陽性告知が行われたが，そのうちの34％で医療機関受診が確認されていないという調査結果が出された（加藤ら，2012）。

陽性告知を受けたAさんは，専門的医療機関受診前の状況である。受診確認のとれていないHIV陽性者の何割かは，Aさんのような医療機関受診前の状況にあり，その状況が長期に続いていることが予想できる。そのような状況にある地域で生活するHIV陽性者に対しての支援をNPO相談窓口が担っている実践報告等が学術学会等でなされた。

③**陽性告知後から専門医療機関受診まで**　初回の電話相談で，混乱した気持ちを話すことで少しずつ今後の生活について考えることができるようになったAさんは，机の上に置いたままの紹介状を見て再度電話相談を利用した。今回の相談目的は受診する医療機関を決めたいという気持ちからだった。というのも，紹介状に書かれていた医療機関はただ単に自宅から近いというだけであり，その医療機関に関しての知識がまったくといってよいほどなかったためである。そんなAさんに対して，電話相談員は，その医療機関を受診していると思われるおおよその患者数や，診療対応日等，Aさん自身が医療機関を選択するために必要と思われる情報を提示した。また最後に，Aさんの住む地域の中核拠点病院であるY市立病院の医療ソーシャルワーカー，Fの名前をあげ，受診前の状況であっても相談を受けてくれる旨をAさんに伝えた。電話を切るとすぐにAさんは，ソーシャルワーカーに電話をかけ，告知から現在にいたるまでの経緯を話したあと，医療機関選択について相談した。Fソーシャルワーカーは，「医療機関の情報だけでなく，福祉制度等いろいろお話ししたいこともあります。資料等もお見せしたいので一度来院してみませんか？」とAさんを誘った。その誘いに一瞬戸惑ったが，AさんはFソーシャルワーカーのもとを訪れることを決断した。その後Aさんは，Y市立病院を受診することになる。

④**解説　エイズ診療ブロック**　中核拠点病院の役割として，地域で生活する専門医療機関受診前の状況にあるHIV陽性者への相談支援（受診前相談）の必要性が認識されはじめている。Aさんのケースでは，NPO相談員と拠点病院医療ソーシャルワーカー間の連携がなければ受診にはさらに時間がかかっていたかもしれない。

⑤**受診その後**　受診の結果，すぐに治療を開始する必要がないと判断され，一月に一度受診しながらの経過観察を行うこととなった。Aさんは帰宅後すぐにNPO相談員に電話をかけ，受診につながったこと，検査結果等を報告した。Aさんは，しばらくは経過を観察しながら社会生活を送ることとなった。

(3) おわりに

　上記事例からも明らかなように，HIVに感染する，ということはその人のライフサイクル全体に影響を及ぼす重大な出来事であるといえる。事例では具体的に記述しなかったが，Aさんのパートナーや家族，職場の同僚や上司といった周囲の人びとに対するカミングアウトなどは陽性告知後に直面するであろうテーマであると考えられる。HIV陽性者をパートナーに持つカップルの（リプロダクティブヘルス・ライツ）性と生殖に関する健康，権利の問題や，母子感染予防，HIV感染児の修学，思春期，青年期における恋愛，結婚や就労の問題，HIV陽性者の高齢化とその対応についても無視できない現状にある。このような多種多様な課題に対して，医療，福祉，保健，教育等さまざまな領域の専門職の連携と協働，まさに保健福祉学的視点が必要となるといえる。

2節　難病患者の生活の支援

1．予算措置から法制化へ：「難病の患者に対する医療等に関する法律」の成立

　いわゆる難病とは，治りにくい，難治性の疾患の総称として使われている用語である。ある時期に難病といわれた病気が医学の進歩により治療可能な疾病となり，その代わりに新たな治癒できない病気が発見され難病とよばれるというように，その時代によって難病の内容は変わるものである。

　2014（平成26）年5月23日に「難病の患者に対する医療等に関する法律」が成立した。同法の制定は，いわゆる難病対策のターニングポイントとなるものであった。

　日本では，「いわゆる難病については明治当初から関心が払われていた」（厚生省医務局，1976）との記述もあり，近代医学の創設期から難病奇病の解明については医学ならびに医療制度の重要な事項であったとされている。しかし実際に難病に特化した制度として対応するのは，1972（昭和47）年に制定された「難病対策要綱」から始まる。

　1965（昭和40）年代に入ってから難病についての検討が一気に進み，難病対策要綱として確立するようになったのは，スモン病が社会的現象となったことに端を発する。「スモンは昭和三十年代の前半に医学会で報告されていたが，昭和四十二，三年頃から各地に多発をみた。厚生省では昭和四十四年九月にスモン調査研究協議会を組織」（厚生省医務局，1976）し，「疫学，微生物学，内科学，神経学，病理学，薬学，毒物学など多方面の専門家が糾合した研究体制とそれを支える大型の研究補助という方式によってスモンの研究に多大な成果を収めたことから，他のいわゆる難病についてもこの方式により成功をみることが可能ではないか」（厚生省医務局，1976）ということから本学的な検討が始まった。ちなみに1971（昭和46）年度からはスモンの入院患者に対する月額1万円を治療研究費から治療協力謝金として配布したことが医療費助成的な意味合いを持ち，難病患者救済の第一歩であるとされている（厚生問題研究会，1988，p.1119）。

　またスモン以前にも，医療費助成としての治療費の公費負担については，1954（昭和29）

年度から身体障害者福祉法と児童福祉法において，身体に障害のある者（児）に対して更生（育成）医療費の給付が行われてきた（厚生問題研究会，1988，p.1119）。難病による身体障害を有する場合，その障害が固定すれば，更生医療の対象となることができた。

　1971（昭和47）年5月，特定疾患対策懇談会が厚生大臣の私的諮問機関として設けられ，同年度にはベーチェット病，多発性硬化症，重症筋無力症，全身性エリテマトーデス，スモン，再生不良性貧血，サルコイドージス，難治性肝炎の8疾患が調査研究の対象として特定された。これらの疾患のうち，ベーチェット病，重症筋無力症，全身性エリテマトーデス，スモンに対して医療費助成を行うことが決定した。その後，1973（昭和48）年度の予算編成の際に厚生省内に難病等に関するプロジェクトチームが設置され，その検討結果が「難病対策要綱」として発表された（厚生省医務局，1976）のである。小児についても，1974（昭和49）年度から「小児慢性特定疾患治療研究事業」が始められ，先天性心疾患，先天性臓器障害，後天性心臓疾患および腎不全に対する人工透析，重症心身障害児，進行性筋ジストロフィー症児等にも医療費の自己負担分に対する公費負担が行われるようになった。小児慢性特定疾患治療研究事業は，児童福祉法に基づいて実施されており，小児がん等の大人の難病よりも範囲を広げて，治療研究事業と医療費助成が行われてきた。

　難病対策要綱において，難病の範囲は「（イ）原因不明，治療方法未確立であり，かつ，後遺症を残すおそれの少なくない疾病，（ロ）経過が慢性にわたり，単に継時的問題のみならず，介護等に著しく人手を要するため家庭の負担が重く，また精神的にも負担の大きい疾病，の二つのカテゴリー」（厚生省医務局，1976）とされた。また難病対策の進め方としては，「（ア）調査研究の推進，（イ）医療費の自己負担の解消，（ウ）医療施設の整備と要員の確保を三本柱として」（厚生問題研究会，1988，p.1121）なお，すでに別個の対策がある寝たきり老人やがんについては，この要綱から除外されている。昭和49年度には調査研究の対象は，8疾患から30疾患にまで増え，医療費の公費負担事業対象疾患についても，10疾患となった。その後も対象疾患は増え続け，医療費助成の対象疾患は56疾患★1となり，難病対策の内容も「①調査研究の推進，②医療設備等の整備，③医療費の自己負担の軽減，④地域における保健医療福祉の充実・連携，⑤QOL（生活の質）の向上を目指した福祉施策の推進，の5項目」（泉，2014，p.1）と制度成立当初の三本柱から5項目へと拡充を遂げてきた。

　　★1　厚生労働省による特定疾患治療研究事業対象疾患は，56疾患。また，難治性疾患克服研究事業（臨床調査研究分野）は，症例数が少なく，原因不明で治療方法も未確立であり，かつ，生活面で長期にわたる支障がある疾患について，研究班を設置し，原因の究明，治療方法の確立に向けた研究を行うものであり，130疾患を対象としている。この研究事業は，疾患ごとの患者数・性別・年齢・地域の偏り等の実態を明らかにし，一定の基準に基づいた治療法の開発等が研究成果として期待されている。

　このようにどの病気が難病かという具体的な規定ができないために，難病対策は予算措置としての特定疾患治療研究事業や小児慢性疾患治療研究事業によって，医療費助成が行われるとともに，患者支援が行われてきた。

　冒頭に述べたように，予算措置によって医療費助成と研究事業が行われてきた難病対策

であるが，2011（平成23）年9月26日の厚生科学審議会疾病対策部会は，厚生科学審議会疾病対策部会難病対策委員会に対して，以下の2点の具体的・専門的検討を行うよう指示をした（藤田，2014）。その内容は，「①特定疾患治療研究事業，いわゆる医療費助成制度については，その福祉的側面について，経費の膨張・都道府県の超過負担の問題があり，さらに対象疾患選定への不公平感もあることから，制度の安定性及び公平性について考えていく必要があるのではないか。②原因究明，治療法開発等を行っている難治性疾患克服研究事業についても，5,000～7,000疾患あるとも言われている希少疾患の中で，ごく一部しか研究していないこともあり，患者間に不公平感がある。今後どのような形で研究を進めていくか検討する必要があるのではないか」という2点であった。

これを受けて，同年9月から難病対策委員会において新たな難病対策が検討されることとなった。同委員会は，同年12月には「今後の難病対策の検討に当たって（中間的な整理）」，翌2012（平成24）年8月には「今後の難病対策の在り方（中間報告）」，2013（平成25）年1月には「難病対策の改革について（提言）」をとりまとめた。

新たな難病に関する法律の目的は，「社会保障制度改革プログラム法に従い，難病患者に対する医療費助成に消費税の収入を充て，公平かつ安定的な制度を確立すること，更生労働大臣による基本方針の策定，調査研究の推進，療養生活環境整備事業（難病相談支援センター設置，訪問看護の充実等）の実施等の措置を講ずる」（泉，2014，p.6）ことである。

なお，2014（平成26）年7月からは難病検討委員会が開かれ，新制度の対象となる具体的な病名の決定等を検討することになっている。

2．難病患者への生活支援

2013（平成25）年12月13日に厚生科学審議会疾病対策部会難病対策委員会は，「難病対策の改革に向けた取組について」（厚生労働省，2013）において，難病は「原因不明で，治療方法が未確立であり，生活面で長期にわたり支障が生じる疾病のうち，がん，生活習慣病等別個の対策の体系がないもの」と規定された。そして，難病対策の基本理念は，「難病の治療研究を進め，疾患の克服を目指すとともに，難病患者の社会参加を支援し，難病にかかっても尊厳を持って生きられる共生社会の実現を目指すこと」とされた。

2014（平成26）年5月23日に成立した「難病の患者に対する医療等に関する法律」の趣旨は，「持続可能な社会保障制度の確立を図るための改革の推進に関する法律に基づく措置として，難病の患者に対する医療費助成に関して，法定化によりその費用に消費税の収入を充てることができるようにするなど，公平かつ安定的な制度を確立するほか，基本方針の策定，調査及び研究の推進，療養生活環境整備事業の実施等の措置を講ずる」ことである。同法の施行期日は，2015（平成27）年1月1日からであり，それまでに同法の対象となる疾病＝指定難病について等，残された課題の検討が行われることになっている。

同法の試行に向けて，2014（平成26）年7月28日に第1回指定難病検討委員会が発足した。法律の制定にともなって規定された指定難病について，①指定難病の検討にあたって，難病に関する基礎的な情報を，厚生労働科学研究費補助金事業における研究班等で収集，

整理する，②指定難病検討委員会において，これまでに研究班等が整理した情報をもとに，医学的見地より，個々の疾病について，指定難病の各要件[★2]を満たすかどうかの検討を行う，③指定難病検討委員会の検討の結果を，厚生科学審議会疾病対策部会に報告する，④疾病対策部会において，指定難病について審議を行い，具体的な病名などを決定する，⑤厚生労働大臣が指定難病を指定する，⑥厚生労働大臣による指定後も，指定難病検討委員会において，難病に関する情報収集を継続的に行い，必要に応じて新規の指定難病の追加等の見直しを行うこととされた。2014（平成26）年度中に，制度の運用を決定し，準備期間を経て，2015（平成27）年1月から既存疾病に新規疾病（先行分）の患者を対象とした法律の第一次実施が行われ，これを前倒し実施として，同年夏には新規疾病（先行分以外）の患者を対象とした第二次実施が行われ，同法は完全実施にいたる予定となっている。

★2 指定難病とされるには，「発病の機構が明らかでない」「治療法が確立していない」「長期の療養を必要とする」「患者数が人口の0.1％程度に達しない」「客観的な診断基準等が確立している」の5要件を満たすことが必要であるとされた。

　予算措置から始まった難病対策は，同法の施行により大きな進展を迎えた。日本は公的医療保険制度を中心として医療費保障が行われているが，公的医療保険制度以外だけではカバーしきれない医療，公的医療保険制度になじまない医療等に対しては，公費負担医療制度として医療費保障が実施されてきた。1972（昭和47）年からの予算措置による難病対策も，医療保険制度の補完としての公費負担医療制度の1つである。公費負担医療制度のうち全額医療保険以外の公費からの医療費支出という制度もあれば，医療保険の患者の一部負担分（自己負担分）についてを公費でまかなうという制度もあり，さまざまである。特定疾患治療研究事業は後者であり，保険診療の自己負担分に対して，公費負担による助成を受けられるものである。公費負担の内容も時代によって変わり，重症患者，スモン等の指定疾病の患者，低所得者は，一部負担なしに受診できるようになった。また，重症患者や，スモン，プリオン病等以外の難病患者は，自己負担をする必要はあるが，医療保険の高額療費制度より低い負担限度額が設定されており，それに従って一定額の支払いをするが，それ以上は無料となっていた。つまり，医療保険制度の問題点を予算措置によって補完していたということができる。

　このように患者の一部負担分（自己負担分）に対する助成を行う制度の特徴は，医療保険制度が拡充して医療保険給付が10割となれば，疾病を限定したりすることなくすべての国民が等しく医療を受けることができ，医療費についての不安等はなくなる。しかし，医療保険の一部負担（食費や居住費等も含む）が存在する限りは，長期にわたり高額な治療が必要となる難病患者には，療養の負担を軽減するための方策が必要となるのである。

　難病の特徴は，療養生活が長期に及ぶ，身体的苦痛や精神的な問題が生じやすい，社会的・家族的にも役割や機能の変化をきたすことが多い，経済的に困難を抱えやすい等であり，そのため難病患者の特徴は，①自己実現の阻害，②障害体験と社会的役割の喪失，③長期療養による家族の変化（水島，2002）とされている。病気により仕事を失う，病気に

よる医療費が経済状態を圧迫する，病気によって家族関係が変化する等の問題を抱えやすいからこそ，難病患者への支援が必要となる。

難病患者の場合は，医療費の公費負担以外にも難病患者等居宅生活支援事業等により，患者の療養生活の支援が行われてきた。たとえば，①難病患者等ホームヘルプサービス，②難病患者等短期入所（ショートステイ）事業，③難病患者等日常生活用具給付事業，④難病患者等ホームヘルパー養成研修事業があり，1997（平成9）年から開始された★3。そして，2012（平成24）年6月に成立した「障害者の日常生活及び社会生活を総合的に支援するための法律（以下「障害者総合支援法」）において，難病患者も障害者福祉サービス等の対象とされており，身体障害者手帳の有無にかかわらず，必要に応じて障害者支援区分の認定等の手続きを得たうえで，市町村において必要と認められた障害者福祉サービス等を利用できることとなった。これによって，従来，難病患者が利用していた前述の事業等は，平成24年度までは補助事業として一部の市町村でのみ提供されてきたが，2013（平成25）年度以降は法定事業として全市町村において実施され，障害者支援法に定める障害福祉サービス等に広がった。

★3　難病情報センター「難病患者等居宅生活支援事業」難病情報センターホームページ　http://www.nanbyou.or.jp/entry/1363（2014年11月28日閲覧）
なお難病患者等居宅生活支援事業は2012（平成24）年度末で廃止され，ホームヘルプサービス事業，ショートステイ事業，日常生活用具給付事業は障害者総合支援法による障害福祉サービスとなり，難病患者等ホームヘルパー養成研修事業のみ独立事業として継続している。

障害者総合支援法による難病等の範囲は規定されており，当面の間，難知性疾患克服研究事業「臨床調査研究分野」の対象疾患（130疾患）および慢性関節リウマチを対象としているが，新たな難病対策における医療費助成の対象疾患の範囲等にかかわる検討を踏まえて見直しが行われることになっている。

障害者自立支援法は，2003（平成15）年度から実施された支援費制度への問題点の指摘から，2012（平成24）年1月に施行されたものであり，①障害者制度改革推進本部等の検討を踏まえて障害保健福祉施策を見直すまでの間における障害者等の地域生活支援のための法改正であることを明記，②利用者負担については応能負担を原則とし，障害福祉サービスと補装具の利用者負担を合算し負担を軽減，③障害者の範囲の見直し，④相談支援の充実，⑤放課後デイサービス・保育所等訪問支援の創設，障害児施設の在園機関の延長措置の見直し等による障害児支援の強化，⑥グループホームやケアホーム利用による地域における自立した生活のための支援の充実が改正のポイントである。難病患者に対する支援の検討も改正のポイントの1つであり，障害の範囲を広くとらえ，身体的な障害や精神的な障害だけではなく幅広い生活上の障害を有するものに対する自立を支える制度となった。

また上記だけではなく，難病特別対策推進事業として，①難病相談・支援センター事業，②重症難病患者入院施設確保事業，③難病患者地域支援対策推進事業，④神経難病患者在宅医療支援事業，⑤難病患者認定適性化事業が都道府県を実施主体として提供されている★4。

★4　難病情報センター「難病特別対策推進事業」難病情報センターホームページ　http://www.nanbyou.or.jp/entry/1362（2014年11月28日閲覧）

3．難病患者の生活支援の充実に向けて

　難病対策は前述のように格段に発展し，難病患者に対する施策も充実したが，まだ課題は山積している。第一に対象疾患を増やす方向にあるとはいえ，すべての難病がカバーされているわけではないこと，第二に他の公費負担医療制度とのより一層の整合性の確保，第三に難病患者支援手法（介護保険や障害者福祉であればケアマネジメント等）の確立である。難病患者の生活を全般的に支援するためには，制度の充実だけではなく，保健医療福祉の専門職の難病患者への支援についての研修等の充実も必要である。

　難病支援関連制度は，その患者の年齢や状況によってさまざまな社会資源が活用できるようになっている。生活保護法や障害者自立支援法，介護保険法も含めて難病に特化しない制度の活用も含めて，いかにその人に合った生活支援が提供できるかを，専門職間の連携の下に考えることが必要である。

●3節　がんを支える保健福祉

1．日本のがんの現状

　日本は，平均寿命の伸長とともに少子化傾向が諸外国に例を見ないスピードで進展し，急速に高齢社会を迎えている。この傾向は今もなお進み，人類がかつて経験したことのない時代が到来しつつある。図8-1に日本における死因別死亡率の年次推移を示す（厚生労働省大臣官房統計情報部，2014）。明治から昭和初期までは結核，肺炎などの感染症が多かったが，第二次世界大戦後に急激な減少を示し，同時に高度経済成長を遂げた日本の疾病構造は，がん（悪性新生物），心疾患，脳血管疾患などの生活習慣病が上位を占めるようになった。そのなかでもがんは，1981（昭和56）年から死因の第1位となり増加傾向を示している。現在国民の2人に1人が一生涯のうちにがんに罹患すると推計されている。表8-1は，日本人ががんと診断される確率（累積罹患リスク）を示したもので，0歳の人が一生のうちにがんと診断される確率は男性60％，女性45％，つまり2人に1人がなるという確率を意味している（国立がん研究センターがん対策情報センター，2014a）。年齢別にみると，50歳代前後からリスクが高まっていることが考えられる。がんは生活習慣の変化によって国民の主要な疾病となったことは想像がつくが，死亡数と罹患数が増加したことのおもな要因は人口の高齢化である。医療技術の進歩により，治療後の予後が良好な患者が増えていることから，現在ではがん罹患にともなう社会的な問題が多く指摘されている。このような社会状況のなかで，がん対策における保健福祉学の果たす役割は大きい。がんは，だれでもなる可能性のある病気であるため，がんの予防法はもとより早期発見のためのがん検診や診断された際のがん医療および患者としての生活等，がん対策に対する

第8章■難病等の患者を支える保健福祉

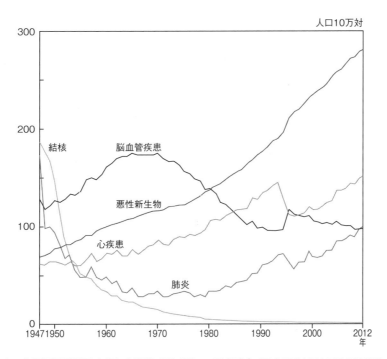

図8-1 主要死因別粗死亡率年次推移（1947年～2012年）（厚生労働大臣官房統計情報部，2013）

表8-1 日本人ががんと診断される確率（2010年データに基づく推計値）
（国立がん研究センターがん対策情報センター，2014a）

現在の年齢	10年後	20年後	30年後	40年後	50年後	60年後	70年後	80年後	生涯	何人に1人か
男性										
0歳	0.1%	0.2%	0.5%	0.9%	2%	8%	20%	40%	60%	2
10歳	0.1%	0.3%	0.8%	2%	7%	20%	40%		60%	2
20歳	0.2%	0.7%	2%	7%	20%	40%			60%	2
30歳	0.5%	2%	7%	20%	40%				61%	2
40歳	2%	7%	20%	40%					61%	2
50歳	5%	19%	40%						61%	2
60歳	15%	37%							61%	2
70歳	28%								58%	2
80歳									52%	2
女性										
0歳	0.1%	0.2%	0.6%	2%	5%	10%	18%	28%	45%	2
10歳	0.1%	0.5%	2%	5%	10%	18%	28%		45%	2
20歳	0.4%	2%	5%	10%	18%	27%			45%	2
30歳	1%	5%	10%	17%	27%				45%	2
40歳	3%	9%	16%	26%					44%	2
50歳	6%	13%	24%						43%	2
60歳	8%	20%							40%	3
70歳	13%								35%	3
80歳									28%	4

第2部 実践・展望編

国民一般の包括的な理解を得ることが必要とされている。

本節では，このような日本のがんの現状とともに，すべての患者・家族の安心を目指した取り組みならびに広く国民ががんに関心を持つようにするための普及啓発を実施してきた政府のがん対策の動向を概観する。

2．日本のがん対策

政府は，1984（昭和59）年から10年ごとに，対がん10ヵ年総合戦略（1984～1993年），がん克服新10ヵ年戦略（1994～2003年），第3次対がん10ヵ年総合戦略（2004～2013年）それぞれに基づいたがん対策に取り組んでいる（厚生労働省，2014；表8-2）。2006年には，すべての国民を巻き込んだがん対策を推進するため，がん予防および早期発見の促進，がん医療の均てん化の促進等，研究の推進等の施策を実施することを定めたがん対策基本

表8-2 厚生労働省のがん対策（厚生労働省，2014）

昭和37年	国立がんセンター　設置
昭和56年	悪性新生物が死亡原因の第1位となる
昭和59年	対がん10ヵ年総合戦略　（～平成5年）
平成6年	がん克服新10ヵ年戦略　（～平成15年）
平成16年	第3次対がん10ヵ年総合戦略（～平成25年）
平成17年5月	がん対策推進本部　設置（厚生労働省）
平成18年4月	がん対策推進室　設置（厚生労働省健康局）
平成18年6月	がん対策基本法　成立
平成18年10月	がん対策情報センター開設
平成19年4月	がん対策基本法　施行
	がん対策推進協議会　設置
平成19年6月	がん対策推進基本計画（第1期）策定（閣議決定）
平成24年6月	がん対策推進基本計画（第2期）策定（閣議決定）

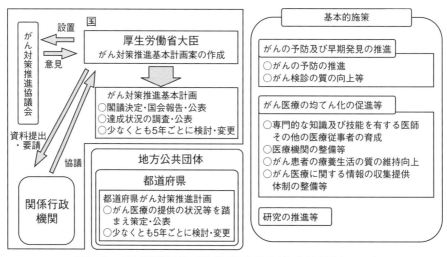

図8-2　がん対策基本法（平成18年6月成立）（厚生労働省，2014）

法を成立させ（図8-2），2007年にはそれを推進するためのがん対策推進基本計画，次いで2012年には第二次がん対策推進基本計画を策定した。第二次がん対策推進基本計画では，がんによる死亡者の減少（75歳未満年齢調整死亡率の20％減少），すべてのがん患者およびその家族の苦痛の軽減ならびに療養生活の質の維持向上，がんになっても安心して暮らせる社会の構築が全体目標として設定された。基本計画に定められた目標等の達成状況を把握するために，2010年6月に取りまとめられた中間報告においては，がん対策を総合的かつ計画的に推進するために必要な事項として，関係者等の有機的連携・協力のさらなる強化，都道府県による都道府県計画の策定，関係者等の意見の把握，がん患者を含めた国民等の努力，必要な財政措置の実施および予算の効率化・重点化，目標の達成状況の把握および効果に関する評価，がん対策推進協議会における基本計画の見直しに関する提案についての記載がある（厚生労働省，2010）。これらの記載は，第二次がん対策推進基本計画を策定する際の検討事項として期待されたものであるが，がん関係者（がん患者とその家族および医療従事者）のみならず多方面からのがん対策推進に関する積極的な議論が必要とされたものである。

3．根拠に基づいたがん対策の立案

　がんは科学的根拠に基づいた対策を立案することが可能な疾病である。がんの原因を解明するための疫学研究の蓄積により，一部のがんを除いてがんは予防可能な疾病であることが明らかとなっている。たとえば，WHOが2003年に食事，栄養素に関する研究結果を総合評価して「がん予防の食事指針」を発表し（WHO, 2003），2007年に世界がん研究基金（WCRF）と米国がん研究協会（AICR）が同様の報告書「食物・栄養・身体活動とがん予防指針」を発表している（WCRF/AICR, 2007）。さらに，それらを参考に日本人の生活習慣等を考慮し日本独自のエビデンス評価に基づいた日本人のためのがん予防法が検討されている（国立がん研究センターがん予防・検診研究センター予防研究部，2013）。近年では喫煙と感染性因子が日本では最大のがんリスク要因であることが推計され（Inoue et al., 2012），生活習慣の改善と感染要因の除去が推奨される等，がんはコントロール可能な疾病であることがますます強調されてきている。

　一方，平均寿命が延伸している日本では，生活習慣などに気をつけていても，がんになる危険性はある。したがって，早期発見，早期治療により，助かるはずの命を落とさない対策が必要である。現在の日本で早期発見することによって死亡率を低くすることができるとして，胃がん，大腸がん，肺がん，乳がん，子宮頸がんの検診が推奨されている（国立がん研究センターがん予防・検診研究センター検診研究部，2014）。これらの検診により早期にがんを発見することで，治療後の予後が変わってくる。しかしながら，日本人のがん検診受診率は約20～30％と欧米諸国と比べて非常に低いため（厚生労働省「国民生活基礎調査」による），受診を勧めるための工夫が求められている。

　さらに特筆すべき点は，がん検診や医療技術の進歩により，がん罹患が増えているという現状である。がん罹患は，地域がん登録で把握されたデータから全国値を推計したもの

である。2013年に「がん登録等の推進に関する法律」が成立したことにより，がん罹患データに基づくがん対策の立案がより可能になったといえる。近年では，厚生労働省が全国の医療機関のなかからがん診療連携拠点病院を指定し，全国どこでも質の高い専門的ながん医療を提供するとともに地域のがん診療の連携協力体制を構築し，がん患者に対する相談支援および情報提供を実施するための体制整備を進めている（厚生労働省，2013）。さらに，2006年10月に国立がんセンター（当時）に開所されたがん対策情報センターでは，がんについて信頼できる最新の正しい情報をわかりやすく紹介したウェブサイト「がん情報サービス」や各種冊子を発行したり，医療従事者の研修等を実施したりしている（国立がん研究センターがん対策情報センター，2014b）。

4．がん患者を取り巻く社会的な課題

　日本のがん対策が進歩しているにもかかわらず，そのイメージは老若男女問わずネガティブなものが多い（内閣府，2009；助友ら，2012；植田ら，2014）。ネガティブなイメージは幼少期から形成され，やがてがんは死に直結するという大きな誤解を抱いた成人となる。このことが，今日のさまざまな社会的障壁を生み出している。

　2012年に閣議決定された第二次がん対策推進基本計画には，新たに追加された3分野として「小児がん」「がんの教育・普及啓発」「がん患者の就労を含めた社会的な問題」が位置づけられた。この策定にいたるまでの厚生労働省がん対策推進協議会の議論では，誤った認識に基づくがんに対する偏見の緩和や解消，および社会のなかでの患者の負担軽減が求められると同時に，子どものうちからがんの教育を受けられるような環境整備の必要性が強調されていた。

　日本のがん対策は，常にがん患者とその家族をはじめとするがん体験者との協働によって推進されてきた歴史的経緯がある。がん対策情報センターでも，患者・市民パネルを設置することで，がん予防を含めたがん対策全般にかかわる情報提供のしかたを共有し，がん体験者の立場に基づいた情報発信活動を行っている。がんそのものと同様にがん患者に対するイメージもまたネガティブなものであったり不可解な部分があったりするため，家庭から就労現場まで多岐にわたる生活場面において，はじめはがん患者とどのように接すればよいのかわからない人びとは少なくない。しかし，がん患者がどのような気持ちを抱き，どのような問題に直面しているのかを知ることで，不可解な部分を薄めることはできる。このような機会を設けるための教育の役割が期待されている。文部科学省は，2014年度から，学校教育全体のなかで，「がん教育」を推進することにより，がんに対する正しい理解とがん患者に対する正しい認識および命の大切さに対する理解を深めることを目的としてがんの教育総合支援事業を実施している（文部科学省，2014）。

5．おわりに

　新たな事業や施策を開始する際には，その実施によってよくも悪くも影響を受ける集団がいるということを忘れてはならない。日本では新規がん患者数が年々増加傾向にある

一方で，治療後の予後が良好な患者も増えているという現実を迎えている。このことから，がんという疾病に罹患することで生じる新たな課題は今後ますます生じてくるだろう。たとえば，「がんの教育・普及啓発」を導入するにあたっては，新たな職務が増えることによる教職員の負担，小児がん患児をはじめとするがん患者およびその家族の精神的負担，身内にがん経験者のいる児童・生徒の精神的負担等が当該施策導入により起こり得る健康影響として予測されているため，そのネガティブ影響を軽減するための方策を講じる必要がある（助友・片野田，2012）。そのうえで各種がん対策の有用性といったポジティブ影響を示すことができれば，がん患者とその家族を含めたすべての国民にとって有益なものとなるであろう。

第9章

保健福祉学の国際的動向と実践

● 1節　保健福祉学の国際的動向

　21世紀に入り，経済，金融，情報，環境，人材等で「グローバル化」が急速に進行している。世界各地で民族，宗教，文化，さらには人びとの価値観，生活様式において，多様化がますます顕著となってきた。つまり，「ダイバーシティ（diversity）」が急ピッチで進み，われわれが直面している生活問題（福祉問題）は複雑化，複合化，深刻化の様相を強めている。昨今は世界中の人びとによる平和の祈りにもかかわらず，民族や宗教上の対立から各地で戦争，紛争が次々に勃発している。

　これらの背景のなか，日本の保健福祉学が取り組む問題領域・分野でも，少子高齢化にともなう家族形態・規模・機能，小家族化などの著しい変化が起こり，かつ地域社会での住民相互の連帯や協力が劣化している状況となっている。ここにいたっては，問題解決への対応や支援サービス需要・供給のあり方も，多角的，多元的に，そして総合的かつ国際的に取り組むことが求められている。

　本節では，保健福祉学とかかわる国際動向を，①ソーシャルワーク専門職のグローバル定義，②QOL，③労働力移動問題とその支援，に絞って紹介していきたい。

1．ソーシャルワーク専門職のグローバル定義

　2014年7月，オーストラリアのメルボルン市において，国際ソーシャルワーク学校連盟（IASSW）総会，また国際ソーシャルワーカー連盟（IFSW）総会が開かれた。両方の総会において「ソーシャルワーク専門職のグローバル定義」が採択された。2000年7月，カナダのモントリオール大会で採択されたソーシャルワーク定義から14年ぶりの定義改正である。新定義は日本社会福祉教育学校連盟と社会福祉専門職団体協議会（日本社会福祉士会，日本精神保健福祉士協会，日本医療社会福祉協会，日本ソーシャルワーカー協会）との共同作業によって，次のような日本語に訳された。

〈新定義〉
　ソーシャルワークは，社会変革と社会開発，社会的結束，および人々のエンパワーメ

ントと解放を促進する，実践に基づいた専門職であり学問である。社会正義，人権，集団的責任，および多様性尊重の諸原理は，ソーシャルワークの中核をなす。ソーシャルワークの理論，社会科学，人文学，および地域・民族固有の知を基盤として，ソーシャルワークは，生活課題に取り組みウェルビーイングを高めるよう，人々やさまざまな構造に働きかける。この定義は，各国および世界の各地域で展開してもよい。（日本社会福祉教育学校連盟と社会福祉専門職団体協議会「ソーシャルワーク専門職のグローバル定義」2014年より）

定義比較のために，旧定義も紹介しておきたい。旧定義は，採択後は世界各国で最も多く引用され影響力を保持してきた定義であった。また社会的公正と人権に初めて言及したこと，さらにソーシャルワーカーの政治的使命を明確にした意義から高い評価がされていた。

〈旧定義（2000年定義）〉
　ソーシャルワーク専門職は，人間の福利（ウエルビーイング）の増進を目指して，社会の変革を進め，人間関係における問題解決を図り，人びとのエンパワーメントと解放を促していく。ソーシャルワークは，人間の行動と社会システムに関する理論を利用して，人びとがその環境と相互に影響し合う接点に介入する。人権と社会正義の原理は，ソーシャルワークの拠り所とする基盤である。（2001年IFSW日本国調整団体定訳より）

なぜ今回の定義改正となったのであろうか。実は，2000年の定義採択後，アジア太平洋地域からは社会変革への志向が強すぎるとの批判であった。一方で，ラテンアメリカ地域からは社会変革への志向が弱すぎるとの批判があった。ヨーロッパや北米地域を除いた地域からは，西欧的個人主義的な人権の視点となっているとの批判もあった。さらには，地域の先住民や少数民族が保持してきた知への無配慮な内容になっていること，ソーシャルワーク理論に言及していない等の批判や指摘があったからである。IASSWとIFSWは5年間に及ぶ検討を経て，今回の定義採択にこぎつけた。
　ともあれ，「人びとがその環境と相互に影響し合う接点に介入する」という旧定義の中核概念が外され，「多様性尊重」あるいは「地域・民族固有の知を基盤」がそれに替わる重要な概念となったことが新定義の特徴である。すなわち，これまでの西洋の歴史的な科学的植民地主義と覇権を是正しようとしているといえよう。
　今回の定義の注釈にある「知」の解釈では，ソーシャルワークは特定の実践環境や西欧の諸理論だけでなく，先住民を含めた諸民族固有の知にも拠っていることを明確にしている。諸民族固有の知は，西洋の理論や知識によって過小評価，軽視，支配されてきたことを認識し，新定義では世界のどの地域・国・区域の先住民たちも，その独自の価値観および知をつくり出し，科学に対して計り知れない貢献をしたことを認めている。
　また，ソーシャルワークは，常に発展し続ける自らの理論的基盤および研究はもちろん

のこと，コミュニティ開発，全人的教育，行政学，人類学，生態学，経済学，教育学，運営管理学，看護学，精神医学，心理学，保健学，社会学など，他の人間諸科学の理論をも利用すると明言している。

このように，ソーシャルワークの新定義においても看護学，精神医学，心理学，保健学などの人間諸科学の理論的基盤および研究を利用することを明確にしている。今後，保健福祉学の定義や理論，実践にどのような連動をもたらしていくのだろうか。新定義の特徴，視点のように，多様性の尊重あるいは地域・民族固有の知について，今一度問い直すことが必要であろう。

2．QOL（クオリティ・オブ・ライフ）

次に，多様化の視点から，クオリティ・オブ・ライフ（Quality of Life：QOL）を保健福祉学の国際的動向として取り上げたい。QOLとは，一般的に生活の質，人生の質，生命の質といわれている。幸福感，満足感，豊かさ，あるいは健康，生きがい，快適さというような用語も同義として取り扱われている。一人ひとりの質が問われているが，その定義は多種多様で一義的定義はなく，いまだに活発な議論がされている。

このようなさまざまな概念を構成する要素分析から測定要素を明らかにし，QOL評価のための指標や尺度づくりの研究がこれまで以上にさかんに行われている。

たとえば，WHO（世界保健機関）はQOLを「一個人が生活する文化や価値観のなかで，目標や期待，基準，関心に関連した自分自身の人生の状況に対する認識」と定義して，QOLの構成領域を身体的，心理的，自立のレベル，社会関係，精神性／宗教／信念，生活環境の6つの側面に及ぶ概念として設定し，国際間比較が可能な包括的QOL尺度（WHO/QOL-100）を開発した。次に，世界共通の包括的多次元的な構成概念・尺度の短縮版となるWHO/QOL-26を開発し，世界各地で翻訳活用されている。また高齢社会のため，WHOはEUと共同でWHOQOL-OLD尺度を開発中である。

保健福祉学としては，①がん治療やホスピス患者等，終末期の患者に対する医療において，キュア（治す）からケア（精神面を含めて治す，支える）を重視したQOL的視点が強調される医療の領域，②サクセスフル・エイジングや高齢期の生きがい・老い方を追求するジェロントロジー（老年学・加齢学）領域，③経済成長のなかでの質的豊かさを追求，あるいは国民の豊かさ指標の開発を目指しての経済成長社会政策的領域，④ケアの質を追求する福祉領域，⑤バリアフリー等を目指す工学的領域等，これらの領域とのかかわりで，QOLに関する議論や研究，評価尺度開発が各国・各領域で行われている。とりわけ医療的領域ではQOL的視点が強調され，健康関連QOL尺度開発がアメリカをはじめとして取り組まれている。また自立と社会参加の支援を目指した重度障害児・者におけるQOL評価法，また行動的QOL評価など，多面的な評価に取り組まれている状況である。

3．労働力移動問題とその支援

最後の保健福祉学の国際的動向としては，国際間の移動手段の発達，経済のグローバル

化にともない，人びとの活動はボーダレス化し，ますます拡大していることがあげられる。まさにダイバーシティからの課題を取り上げておきたい。その移動の結果として起こるさまざまな事象に保健福祉学としてどのように取り組んで行くべきかを考えなければならない。

　たとえば看護師の国際間移動が増加している。世界全体ではアフリカからヨーロッパへ，フィリピンからアメリカ，イギリス，サウジアラビアなどに看護師としての就労目的で移動をしている。以前から指摘されているが，アフリカの国々で，またインド，インドネシア，バングラデシュ，ミャンマーなどの南西アジア地域でも，医師，看護師，助産師などの深刻な人材不足が起こっている。もちろん移動の背景には，世界的な経済格差による「富」の偏重，あるいは国策としての外貨獲得もあり，さらには人びとが貧困状態から抜け出し，生活の安定を求めて，豊かな国を目指した労働力移動を生み出していることも事実である。

　日本でも，2008年から2国間経済連携協定によってインドネシア，次にフィリピンから看護師・介護福祉士候補生を受け入れることになった。現在，日本の福祉・介護人材は約149万人と推計されている。しかし，さらに超高齢社会になる2025年には，介護職員は現在の1.5倍の237～249万人が必要となると推計されている。

　以上のことは，看護・介護人材不足による労働力移動の女性化ともいわれている。いわば女性のエンパワメントとリプロダクティブ・ヘルス＆ライト（性と生殖に関する健康＆権利）を2本柱とするジェンダー・アプローチが，いまやきわめて有効で注目される方策となっているのである。イギリスでは1990年代初頭，海外で教育を受けたイギリス籍の看護師は10人に1人であったが，2001～2002年には新規登録看護師の半数以上が海外出身者になった。2009～2010年では，大多数の看護師がEU諸国からの出身者となっている。

　フィリピンは看護師の送り出し国である。2011年には，たとえば，サウジアラビアに12,922名，シンガポールに775名，アラブ首長国連邦に739名，クウェートに603名が就業している。

　これらの看護職のような専門職者の労働力移動だけでなく，同じアジア域内で一般労働力の移動が起こっている現実もある。たとえば，タイは労働者の送り出し国であり受け入れ国でもあるが，タイの経済成長にともない，1990年代から隣国3か国（ミャンマー，ラオス，カンボジア）から多くの労働者を受け入れてきた歴史がある。2012年，タイの労働者の7％にあたる約300万人（推計）が移住労働者として働いているといわれている。ミャンマーからの移住労働者がその約80％を占め，またそのうち50％以上が女性だといわれている。

　また半数の150万人が労働許可書も仮パスポートも持っていない移住労働者である。現実には移住労働者であり，かつ不法滞在労働者である者には，タイが定めた労働者としての法的地位は与えられていない。雇用者による移住労働者への不法労働行為，搾取がまかり通っているといえよう。賃金未払い，最低賃金の無視，時間外超勤手当て未払い等である。しかも移住労働者が雇用主の搾取に反対する正当な法的活動をすると，労働者としての地位を失い，保障が得られなくなる。その後には入国管理官による逮捕，強制送還にな

る可能性が高くなるという。

　ミャンマーの移住労働者たちが，タイで従事している仕事は，男性も女性も，建設業，採石業，漁業等の仕事である。いわば多くの労働者が就業を避ける「きつい，きたない，きけん」といういわゆる3Kの仕事である。移住労働者が労働従事中に発生したケガ，事故，死亡事故などに対応する賠償基金加入資格を持っていない場合が多いという。さらにはほとんどの組合はバンコクに本部を置いており，かつ組合活動での少数民族言語対応ができないことから，移住労働者にとって労働組合はあまり頼る存在ではない。

　これらの移住労働者への支援サービスをしているNGO団体では，移住労働者と彼らが住む地域の人びとの意識改善支援活動をしている。移住労働者は社会の主流から除外された生活をしている。いわば病気を持ち込む，犯罪件数が増える等，地域の安全をおびやかす社会的排除対象とされているからである。また地域から排除されやすいHIV/AIDSの人びとへのサポート・グループ活動の支援にも取り組んでいる。

　第二には，移住労働者に労働基本権に関する教育講座を開設している。また共同で労使交渉に臨んだりしている。女性がおかれた状況改善を目指す取り組みも行っている。

　第三には，職場での健康や安全の管理を促している。たとえば，住み込みで一人職場となり，外部からの情報も遮断されがちなハウスメイド（家事手伝い）に，このような問題が発生しやすいといわれている。職場環境における健康と安全の管理を促すキャンペーンを実施している。

　第四には情報啓発活動がある。24時間放送のFMラジオ2局を開設し，ビルマ語，シャン（Shan）語，カレン（Karen）語等の多言語（母国語）ラジオ番組を放送している。多くの移住労働者に必要な情報が行き届くことを目標とし，かつ自分の母国語による放送を聴くことで，移住労働者を力づける作用を生み出すことになっている。具体的番組内容としては，労働者の権利について，職場の健康安全管理，HIV/AIDS，女性の権利，青少年活動，健康問題等である。

　これらのNGOでは，移住労働者の大半を占める女性の支援に重点を置いている。いわゆる被害者になりやすいことから，ひとりだけで抵抗するのではなく，女性としての共通体験を強め，暴力や虐待に対して協同した抵抗力を生み出していくというエンパワメント支援である。いわば組織化することの勇気をいかに生み出すかという目標を持っている。また移住労働者が労働裁判所あるいは労働保護局に訴えた場合等に無料弁護士をつけるなどの支援をしている。また移住労働者やその家族のための避難所も運営している。

　これらのNGOによる支援活動を通じて，保健福祉学問題としては，第一に法的問題の整備がある。社会保障，地位保障，労働者の基本的権利，医療保障について取り組む必要がある。第二には，健康管理なども含めて労働環境の整備が必要である。第三には，家族支援の必要性である。すなわち，アジア域内の特徴の1つに少数民族があるが，言語，習慣，宗教，そして教育問題等で複雑多岐，多面的なダイバーシティな支援が求められているといえよう。

第9章■保健福祉学の国際的動向と実践

●2節　開発途上国における保健福祉実践と国際保健

1．「開発途上国への保健福祉」と実践の場

　開発途上国は，世界人口70億人の8割を占めている。最貧途上国，貧困や紛争が社会の大きな課題となっている国々がある一方で，急速に経済発展している国もあり，保健福祉の実践，協力内容は複雑に入り組み，変化している。保健福祉実践を課題と時代別に，

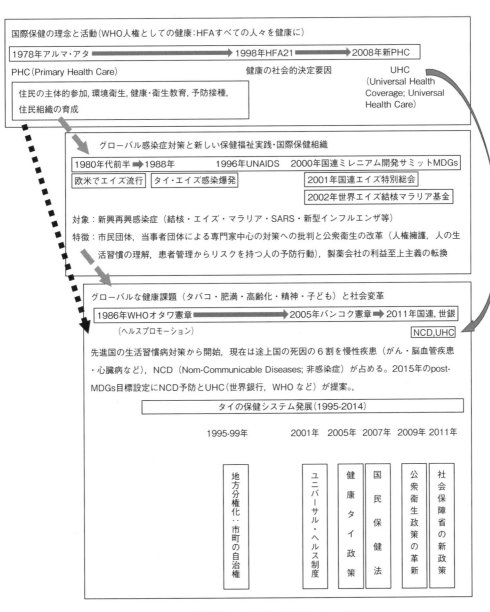

図9-1　国際保健の時代別の主要テーマと特徴

WHO（世界保健機関）等の国際的な保健福祉の動向とともに整理した（図9-1）。実際は，複数の健康福祉の課題とその対応がモザイクのように同時に進行している。以下，保健福祉のシステムの確立とマンパワー，連携と協働を，タイを具体例として取り上げる。

筆者は大学の卒業論文で東南アジア諸国との情報交換セミナーのメカニズム（松田・丸地，1977）を取り上げ，大学院で国際保健の研究（松田，1980）を専攻した。1978年のアルマ・アタ宣言（WHO/UNICEF）と重なり，研究テーマは，プライマリ・ヘルスケア（PHC）のタイと日本における発展過程の研究とし，現在もその流れ（松田，2014）に沿っている。

筆者の開発途上国における保健福祉実践は，国際的な場での活動がおもな時期が10年間（1986〜1997年），その前後は，国内での研修受け入れや海外への国際保健の研究訪問等であった。海外の実務は，①タイ・マヒドン大学アセアンPHC訓練センター（後にASEAN保健開発研究所，JICAとなる）に19か月，②中東イエメンのJICA結核対策（松田，1990）に6か月，③中米ホンデュラスのJICAの看護プロジェクトで大学の地域看護の指導者育成を1か月を4回行った。途上国では各国の置かれた歴史的，社会的な状況，文化の理解が重要であると同時に，国際的な理念や原則に沿う活動が必須となることを痛切に感じた。

国内での研修担当として，7年間，（財）結核予防会結核研究所（東京都清瀬市）の「結核国際研修」の運営・教務（結核予防会，JICA，厚労省，WHO，IUATLD国際結核予防連合）を行った。この研修は日本で最も歴史のある国際研修の1つであり，50年以上にわたり，97か国より2,000名以上の修了生（下内，2012）がおり，3か月の結核対策コースと1か月の上級コースがある。その後，「アジア地域エイズ国際研修」の開設（結核予防会，厚労省，WHO，USCDC米国疾病対策予防センター）に携わった。さらにタイで「エイズとリプロダクティブヘルス研修」（対象はタイ人専門家と日本人，日本のFASID国際開発高等教育機構と米国MSHとの協働）の創設にもかかわった。国際研修では，常に，参加者の国の状況に配慮し，災害や紛争があればお悔やみを，また，家族や個人的困難についても，その置かれた困難さを同じ人間として理解することが，何よりも大切となることを学んだ。

2．健康課題の変遷と保健福祉の実践

タイの年次別の主要死因の変遷を表9-1に示す。PHCの疾患が減り，代わりにがんや心臓病などの生活習慣病，NCD（非感染性疾患）が増える傾向にあり（途上国の死因の6割を占める），結核やエイズなどの新興再興感染症が1990年代以降に猛威を振るった。タイでは，一時，地域によっては全入院患者の半数がエイズ関連であった。エイズは治療薬が予想よりも早く開発，普及され，この数年間で急速に死亡率は下がってきたが，今でもこれらの感染症は大きな課題である。

（1）プライマリ・ヘルスケア（PHC）

先進国の健康課題は感染症からがん，脳血管疾患などの慢性疾患に移行し，途上国は感

表9-1　タイの年次別の主要死因の変遷

年 死因の順位	1962年	1972年	1982年	1992年	2002年	2010年
第1位	下痢	事故・中毒	心疾患	心疾患	エイズ	悪性新生物
第2位	結核	心疾患	事故・中毒	事故・中毒	悪性新生物	心疾患
第3位	肺炎	肺炎	悪性新生物	悪性新生物	事故・中毒	脳卒中
第4位	マラリア	下痢	結核	エイズ	心疾患	下気道呼吸器感染
第5位	心疾患	結核	肺炎	結核	結核	エイズ

■はPHC，■は結核やエイズなどの新興再興感染症，■はがんや心臓病などの生活習慣病，NCD
(Health in Thailand 1991, p58, Ministry of public health 2004, USCDC〈http://www.cdc.gov/globalhealth/countries/thailand/〉より作成)

染症対策が求められていた。1960年から80年代にかけて，タイでの死因の多くは下痢や肺炎であり，治療サービスは都市中心，病院中心で農村や地域は量・質が不足し，病院は死ぬところとされた。課題は，医師・看護師等の専門職不足であった。

プライマリ・ヘルスケア（Primary Health Care：PHC）という理念と方法のもとに，世界が協力してヘルスシステムの改革とマンパワーの育成に取り組んだ。全国的な地域PHCのシステムの開発プロジェクトは感染症，安全な水，母子保健，健康教育，家族計画などを対象に取り組まれ，マンパワーとしてヘルスボランティアの育成が図られ，住民参加の促進や連携（保健サービスと開発との協働）が進められた。しかし，プロジェクトの成果が国のシステムにつながらないことや，途上国間の連携が少ないことが課題となり，タイでは多様な国からの支援で行われていたPHCプロジェクト（全国に300以上）（Matsuda et al., 1994）を国のシステムとして制度化し，ヘルスボランティアの育成の制度化や，治療のできる看護職であるNP（Nurse Practitioner）の試行が首都バンコクで開始された。タイからASEANへ域内の協働として日本の開発援助でPHC訓練センター（筆者が勤務）がマヒドン大学に設置された。

1978年（アルマ・アタ宣言の年）から30年で，途上国の死亡率は大幅に低下した。タイでは予防接種率が20％代から80％代に増え，5歳以下の子どもの死亡率は，80％以上低下した。PHCは，国際保健領域の基本的な理念（人権としての健康）となり，1998年にHFA21（WHO）として，2008年に「今こそ，PHC」（WHO）として，UHCという社会保障（タイは2001年より）に関連する健康政策に発展している。この時代は，英国と米国のサッチャー／レーガン政権をはじめとした新保守主義となり，世界銀行は構造調整をして医療や教育を削減した時代でもあり，国際保健にとっては逆風が吹いていた（松田，2014）。

(2) 結核

1980年代からエイズやエボラ出血熱などの新興感染症が課題となった。米国，ヨーロッパでは結核が再び流行し，途上国の結核対策にも注目が集まり，再興感染症が課題となっ

ていった。

　途上国での対応困難な要因は，結核対策は優先順位が低いこと，結核に対する認識の低下と，専門職の不足であった。予算の不足，薬の不足から，治癒率の低下（治療中断の患者は抗生剤に耐性な菌をつくり，一般住民にも感染する可能性が高い）も要因であった。そのため，筆者のイエメンでの活動もその一例であるが，国の結核対策のシステムをつくることが望まれた。

　先進国間や国際機関の連携不足もあり，WHOは1993年に結核非常事態宣言（結核の新発生が年間900万人，結核の死亡数が年間300万人，当時の世界人口は55億人）を出した。その結果，結核の治療方法にもDOTS（直接監視下短期化学療法）という住民参加活動の方法が導入され，感染症対策とPHCが融合した戦略を開発している。結核対策は従来の方法をシステム的に総合化して，結核の戦略パッケージ（政府・行政の強いコミットメント，喀痰塗抹検査を中心とした患者発見，標準化された短期化学療法のDOT：直接監視下療法，結核薬の安定供給，記録・報告と定期的な評価）ができ，効果を上げていった。2010年には，世界人口が68億人に増加し，結核の新発生数は年間880万人（山田，2012）となった。しかし，死亡数は年間110万人と3分の1に減少した。

　筆者は，タイで日本をモデルとした結核予防婦人会を開発する研究（松田・新井，1995）も始めていた。

（3）エイズ

　1980年ごろから世界では，エイズが蔓延しはじめた。1988年には，タイがアジアで初のエイズの感染爆発を起こした。課題は，エイズの専門家不足であり，システムとして各国にエイズ対策の創設，マンパワーとして感染症の専門職の育成（結核とエイズは強い関連性が見いだされた）がなされた。タイでは，100万人近い感染者に対応するため，エイズ・ナースNPの試行がなされた。

　公衆衛生の活動に大きな変革（専門家中心からNPOへ，当事者運動との連携，疾病管理から生活習慣や行動の理解，エイズ対策と人権擁護，差別の克服，国の対策を保健省中心から社会変革としての総合的なエイズ対策等）が起きた。先進国間や国際機関の連携が模索され，1996年にUNAIDS（国連合同エイズ計画）が発足している。2000年には，国連ミレニアム開発サミットMDGsの目標に，極度の貧困と飢餓（格差）や女性の健康とならび「エイズ」が加わり，2001年の国連で初のHIV/エイズ特別総会がもたれ，世界のエイズに対する危機感が共有されるようになった。

　先進国では生活習慣病が大きな健康課題となり，1986年にWHOがオタワ憲章をまとめ，ヘルスプロモーションがPHCの方法として活発となっていた。同時期，障害者権利条約が2006年に成立している。筆者は，生命倫理と日タイのエイズ対策の研究などを行っている。

（4）新しい看護マンパワーとしてのNPとNCD対策としてのUHC

　死亡率の低下は人口の高齢化を促進し，がん，糖尿病等の慢性疾患が，途上国の課題と

第9章 ■ 保健福祉学の国際的動向と実践

表9-2 開発途上国の保健福祉の実践は複数の課題，取り組みのモザイク

	松田の途上国関連の保健福祉の実践（アミ部分・主が国際分野）	途上国での保健福祉の方法と対応困難な課題（当時）		新しい保健福祉のシステムの確立とマンパワー（タイ）の確保，連携・協働	国際的な保健福祉の動向
1976年-86年（10年）	大学・大学院での研究（WHO/UNICEFのPHCとそのタイとの日本におけるPHC発展過程の研究）日本の地域保健ケアシステムの研究（難病・精神・保健婦）	一部の住民を対象とした治療サービス（都市中心，病院中心）で農村や地域サービスは量質が不足	システム	地域の全国的なPHCのシステムの確立と開発プロジェクト（水，感染症，安全な水，母子保健，健康教育）	1978年 アルマ・アタ宣言（WHO/UNICEF）（80年代サッチャー・レーガン・保守主義，世界銀行・構造調整）1984年 エイズの蔓延1986年 オタワ憲章 ヘルスプロモーション1988年 タイ・エイズの感染爆発
		医師・看護師等の専門職不足	マンパワー	ヘルスボランティアの育成，住民参加の促進，ナース・プラクティショナー（NP）の試行	
			連携等	保健サービスと開発との協動	
1986年-89年（3年）	タイ・マヒドン大学アセアンPHC訓練センター（JICA19か月）（結核研修受講・日本）イエメンJICA結核対策（6か月）	プロジェクトの成果が国のシステムにつながらない（途上国間の連携が少ない）	システム	PHCプロジェクトをシステムとして制度化（タイ）国の結核対策（イエメン）	
		（経験が優先順位が低い）（認識の低下，専門職の不足）	マンパワー	ヘルスボランティアの育成の制度化，NPの試行（PHC）	
		世界の結核対策は優先順位が低い	連携等	タイからASEAN域内への協動	
1990年-97年（7年）	結核研究所「国際研修」運営（結核予防会，JICA，厚労省，WHO，IUATLD）エイズ国際研修の開設（結核予防会，厚労省，WHO，USCDC）タイと結核予防婦人会開発の研究ホンデュラス（JICA地域看護研究）	各国の結核対策は効果が低い（認識のエイズ対策の低下，予算の不足，専門職と薬の不足，治癒率の低下）エイズの専門家不足	システム	結核DOTS（直接監視下短期化学療法）戦略，各国にエイズ対策の創設，国の看護教育の強化	1993年 結核非常事態宣言（WHO）グローバル・イシュー（地球温暖化，新興再興感染症）1994年 リプロダクティブヘルス/ライツ（カイロ会議）1996年 UNAIDS発足1998年 HFA21（WHO）
			マンパワー	感染症の専門職の育成（結核，エイズ），地域看護の教育の再教育	
		先進国間や国際機関の連携不足	連携等	NPの試行（タイ），地域看護機関の連携，地域看護の実践的な教育の不足	
		地域看護の実践的な教育の不足		先進国間や国際機関の連携	
1997年-2014年（17年）	（国内が主，国際は従）タイ（エイズとリプロダクティブヘルス研修）生命倫理と日タイのエイズ対策の研究（日本）タイの看護職の高齢化の研究（日本）タイの地域保健情報システムへの助言（タイと新たなパートナーシップ構築）タイの地方自治政策の研修（日本）	エイズ対策と差別（マイノリティ）女性の健康が課題極度の貧困と飢餓（格差）高齢化の進展と肥満の増加による生活習慣病の増加（NCD），障害対策の必要性健康保険制度の未確立・不足災害・難民対策	システム	PHCとヘルスプロモーション（HP）の合同システム地域特性に応じた地方保健福祉行政の確立高齢化と生活習慣病へのユニバーサルヘルスケアの創設，国民保健法制定，HP財団の設立（タイ）	2000年 国連ミレニアム開発サミットMDGs2001年 国連HIV/エイズ特別総会2006年 障害者権利条約2008年 新PHC（WHO）2011年 国連NCD会合2014年 世銀UHC報告2015年 ポストMDGsへアセアン協同体の発足へ
			マンパワー	看護職の増員，NPの制度化（タイ）	
			連携等	当事者，NPOと保健福祉の政府機関の連携地方自治の強化と保健看護部門の連携ASEAN協同体の域内協動	

―――はPHC，………、アミ部分はエイズに関するもの、――-は結核

なり世界的に増えつつある。慢性疾患の増加と人口の高齢化により，障害者対策の必要性も高まっている。「タバコ」による健康被害や肥満は，グローバル化した巨大産業が世界を市場とした社会環境の変化にともなうものであり，近代化の弊害として都市での孤独な生活や，車，テレビやゲームなどによる坐位時間の増加傾向により増えているものであり，「うつ」などの精神疾患とともに，「グローバルな健康課題」にWHOでは分類している。

WHOは2008年に世界保健報告を発表し，「PHC-Now more than ever」（今こそプライマリ・ヘルスケア）として，新しいPHCのあり方（PHCの4つの改革セット）をまとめ，そのなかでUHC（Universal Health Coverage；Universal Health Care）を提案した。また，国連は2011年にNCD（Non-Communicable Diseases；非感染性疾患）の会合を持ち，世界銀行もUHCとNCDを新しい健康政策として取り上げたことから，2015年からのポストMDGsの目標設定へ向けて議論が進められている（図9-1下段参照）。

タイは高齢化の進展と肥満，生活習慣病（NCD）の増加に対応するには，健康保険制度が重要であるとし，2001年からユニバーサルヘルスケアの創設，国民保健法の制定，HP財団の設立などの新しい政策（PHCとヘルスプロモーション（HP）を社会保障として合同するシステム）を展開している。また，そのマンパワーとして地域の看護職の増員を図り，NPの制度化と全国の市町村のPHCユニット（従来のヘルスセンターの診療機能を高めたもの）へのNPの配置を行っている。この背景には，1990年代に経済成長を遂げたタイが，地方自治の強化（市長の公選と予算配分）により，地域特性に応じた地方保健福祉行政の確立が必要となり，保健看護部門との連携に取り組んでいることがある。タイの変革が可能となった要因には，先行するエイズ対策により，公衆衛生と社会の変革がなされていたこと（カニタ，2014）が指摘されている（表9-2）。

筆者とタイの関係もこの10年間は，タイの看護職の高齢化対策の研修（日本）や，タイの地域保健情報システムへの助言など，高齢化と生活習慣病対策のための新たなパートナーシップ（相互に学び合う関係性）となっている（松田ら，2014）。

●3節　パレスチナ難民のいのちと健康：国連パレスチナ難民救済事業機関の地域ケア

2013年末現在，世界全体で5,210万の人びとが難民や国内避難民となっている（UNHCR Global Trend, 2013）。このうちの1,670万人が難民である。彼らの生活基盤は多くの場合崩壊し，生活は困難をきわめる。就業による収入がなくなり，安定した住居もない。食料も不足し，貧困にさいなまれる。日常生活のさまざまな面がおびやかされ，健康が阻害される。難民支援において，金銭や食料の支援とともに，保健福祉の支援が重要となる。

1,670万人の難民のうち，500万人がパレスチナ難民だ。1948年のイスラエル建国をめぐる戦禍のなか，着の身着のままガザ，ヨルダン川西岸，ヨルダン，レバノン，あるいはシリアに一時避難。国連は，彼らの支援のために1949年に国連パレスチナ難民救済事業機関（UNRWA）★1を設立した。それから60年以上，500万人以上になったパレスチナ難民。筆

第9章 保健福祉学の国際的動向と実践

者は2010年末にUNRWAに保健局長として赴任した。UNRWAでの活動の報告を通し，難民に対する保健福祉支援の実践を感じていただければと思う。

★1　UNRWA：United Nations Relief and Works Agency for Palestine Refugees in the Near East　省略形を「ウンルワ」と発音されることが多い。

1．パレスチナ難民とUNRWA

パレスチナ難民は「1946年6月1日から1948年5月5日の間にパレスチナに居住しており，1948年の戦禍で家と生活手段をなくした人びと」★2とその男系子孫と定義される。現在その総数は500万人で，ガザとヨルダン川西岸に194万人（これは現パレスチナ自治区の総人口の半分に当たる），ヨルダンに210万人，レバノンとシリアに97万人が住む（図9-4）。59の難民キャンプがあり，そこに全体の約3分の1の150万人がいる。第1世代の難民に聞くと，一時避難と思い着の身着のままで逃げたとのこと。当時の家の鍵を大事に持っている（写真9-1）。

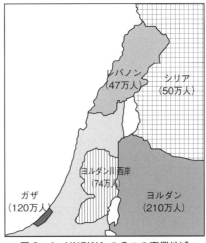

図9-4　UNRWAの5つの事業地域
（登録済みパレスチナ難民の数）

★2　UNRWAのホームページ　http://www.unrwa.org/who-we-are（2014年10月28日閲覧）

UNRWAはパレスチナ難民の権利と保護を目的に1949年に設立された。教育と保健が活動の中心。約700の学校で年間50万人の生徒を教える。保健活動は138ある診療所でのプライマリ・ケアの提供だ。UNRWAの全職員数は3万人以上で国連最大。年間予算6億ドル（約600億円）。すべて各国の拠出金（寄付）のため，慢性的資金不足。本部はエルサレム，アンマン，ガザにある。

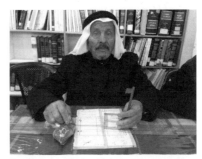

写真9-1　当時の鍵を今でも大事に持っている第1世代のパレスチナ難民（ヨルダン）

2．パレスチナ難民の健康問題とUNRWAの保健サービスの問題

筆者は2010年末にアンマン本部の保健局の局長に就任した。世界保健機関（WHO）からの出向だ。保健局は138の診療所，職員3千人，年間予算1億ドル（約100億円）で，年間外来者数は1千万人以上。巨大である。ほとんど国規模である。国際保健でこれほどおもしろい仕事はないと思っている。

赴任当初に行ったのは状況の理解と問題の把握だ。そのため診療所回りを始めた。目標

は全138診療所の訪問だ。するといろいろなことがわかった。難民の健康問題，UNRWAの保健サービスの長所と問題，そして難民をめぐる政治・経済・治安等きわめて複雑な状況だ。診療所回りは顔見せでもあったが，最も大事なことを確認する旅でもあった。それは，筆者の仕事の本当の上司は，組織内の上司ではなく，500万人いるパレスチナ難民であることだ。難民へのサービスがすべてだ。そしてUNRWAで最も大事な組織は，筆者のいる本部ではなく，難民に直接サービスを提供する診療所だ。この根本を忘れずに，難民の健康問題とUNRWAの保健サービスの問題を考えた。

パレスチナ難民の最大の健康問題は何か。難民発生からすでに60年以上，慢性化した難民生活のなかでの最大の問題は慢性疾患，いわゆる生活習慣病だ。難民発生当初は，感染症や母子保健がいちばんの問題であった。UNRWAは母子保健を重要視し，日本国際協力機構の協力で母子手帳も導入した（写真9-2）。その成果もあり，乳児死亡率・母子死亡率は激減した[★3]。予防接種率も100％に近い。それに変わって増加したのが生活習慣病である（図9-5）。糖尿病，高血圧は毎年増加し，UNRWA全体で20万人の患者がいる。正確な統計はないが，喫煙率は高く，不健康な食事，生活習慣が蔓延し，肥満も多い。WHOの統計によると（WHO, 2011），パレスチナ難民の死因の7・8割はがん・心疾患・糖尿病・慢性呼吸器疾患という生活習慣病である。

★3　UNRWAの保健年次報告書：http://www.unrwa.org/what-we-do/health　（2014年10月28日閲覧）

この変化する健康問題に，UNRWAの保健サービスは対応できていたか。どうもそうではない。UNRWAの診療所には通常3種類の外来がある。母子保健を扱う母子外来，糖尿病・高血圧を扱うNCD[★4]外来，そして一般外来だ。これら3外来には専従の医師・看護師がいる。これは，おのおのの対象疾患の診療にはよいが，疾患中心で患者中心ではない。たとえば，難民女性が診療所に来たとき，風邪ならば一般外来，糖尿病な

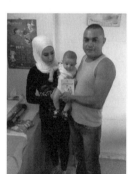

写真9-2　日本国際協力機構の協力で導入した日本の母子手帳（レバノン）

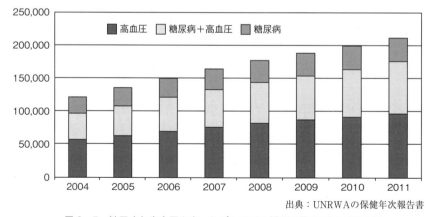

出典：UNRWAの保健年次報告書

図9-5　糖尿病と高血圧を患ったパレスチナ難民の数(2004-2011年)

らNCD外来，妊娠なら母子外来に行く。そしておのおのの外来でカルテが違う。言ってみれば，サービス供給機関中心の縦割り支援である。これでは生活全体，そして家族全体のケアが必要な慢性疾患の対策は難しい。ではどうするか，次で述べたい。

★4　NCDとはNon-Communicable Diseaseであり，非感染性疾患のことだが，生活習慣病と訳されることが多い。がん・糖尿病・心疾患・慢性呼吸器疾患が含まれるがUNRWAでは糖尿病と高血圧を示す。

3．UNRWAの保健サービスの改革とシステムづくり

われわれの答えは家庭医制度である。正確には家庭医チーム（あるいはFamily Health Team）制度で，医師・看護師・助産師がチームを組み，住民のケアに当たるものだ。住民にはかかりつけの家庭医チームがあり，診療所ではいつも同じ医師がケアに当たる。そこには「私の主治医」，「私の患者」の信頼関係が生まれる。この制度はカナダにあり，英国の家庭医等先進国で広く使われている制度と同じだ。ブラジルでも導入され，乳児死亡率低下等の成果がある（Macinko & Guanais, 2006）。これなら生活全体の継続的ケアが可能だ。たとえば食事指導。こちらでは基本的に女性が料理をする。ご主人が糖尿病になったとき，彼に食事指導をしても効果は薄い。料理するのは奥さんだからだ。奥さんを含めた食事指導が大事であり，家庭医制度ではそれが可能となる。言ってみれば，サービス提供者のUNRWAのニーズではなく，サービス利用者であるパレスチナ難民のニーズに合わせたサービスの構築が可能となる。

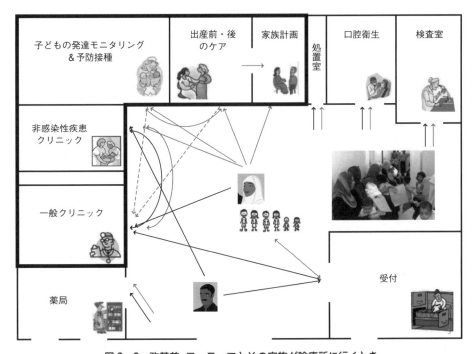

図9－6　改革前: ファティマとその家族が診療所に行くとき

ではそれをどのように実践し，システムづくりとするか。その最初は関係者への説明だ。その際気をつけたのは，難民を改革の中心にすること。難民にとって改革がどのように利益になるかだ。そのため，難民女性，ファティマさんとその家族を中心に2枚の図式を作成した。ファティマさんが今診療所に行くとどうか，改革後に行くと何が違うかを示したかった。図9-6は改革前，図9-7は改革後だ。改革前の混然とした状況と比べ，改革後はすっきりしている。ファティマさんはいつも同じ家庭医チームに行く。この図式は非常に受けた。

次は実行だ。状況を見るため，ガザとレバノンの2診療所で試験導入してもらった。それが，想像以上にうまくいった。診療所職員の底力はすごい。ガザの診療所は，医師が6人いたので家庭医チームを3つつくった。各チーム医師2人，看護師2人，助産師1人だ。その地域の難民を住所により3グループに分け，各チームに当てがった。連携が生まれた。診療所内の整備もし，各チームが同じエリアに集まるようにした。職員の反応はよかった。何か新しいことを始めるということ，家庭，患者を包括的に診ることがよかったようだ。

その際大事だったのは地域住民（難民）と地域パートナーとの連携と共同だ。家庭医制度導入前に積極的に住民や学校等の地域組織と会合を持った。彼らの反応はよかった。家庭医という言葉の響きが文化習慣にあったようだ。住民との共同作業で，診療所の雰囲気が明るい。チームが3つあるのでおのおのにその名前と色を決め，壁を塗り替えていた（写真9-3）。あるチームはピンクで，壁がピンクになっていた。子どもだましと思ったが，患者さんの評判がよい。患者さんが笑いながら言った。「診療所に来て初めて，迷わなか

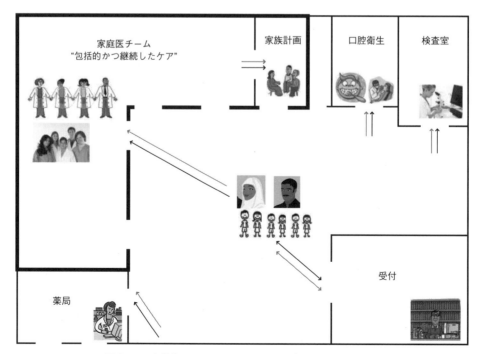

図9-7　改革後：ファティマとその家族が診療所に行くとき

第9章■保健福祉学の国際的動向と実践

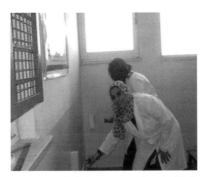

写真9-3 各家庭医チームが、その診療所の名前と壁の色を決め、壁を塗り替えた（ガザ）

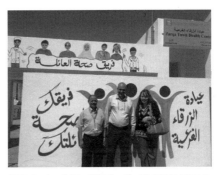

写真9-4 住民（難民）が、診療所の周りの壁に、健康へのメッセージを描いた（ヨルダン）

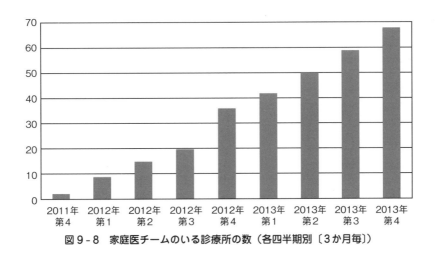

図9-8 家庭医チームのいる診療所の数（各四半期別〔3か月毎〕）

った」と。そして住民参加で診療所のまわりの壁に，喫煙や健康食など健康メッセージを自主的に描いた（写真9-4）。

　家庭医チーム制度は急速に広がっている。開始後2年の2013年末で68の診療所となった（図9-8）。職員・住民の評判はよい。難民中心という姿勢，家族・患者中心という診療がよかったようだ。導入を通し難民（住民）との交流が強まった。もちろん問題はある。診療所によっては建物が古く，待合室の狭さ等，家庭医チームの導入に不向きなことがある。医師・看護師の教育不足，マンパワーの確立も重要な問題だ。医師は一般開業医であり，家庭医専門家ではない。継続した教育が必要だが，資金が不足している。UNRWA全体の財政難もある。ともかく，改革は進める。目標は2015年末にシリアを除く全114診療所への導入だ。われわれ職員の熱意は強い（Seita, 2013）[★5]。

★5　UNRWAのビデオギャラリー「保護と家族の健康（ドナーのバージョン）の促進」より。
　　http://www.unrwa.org/galleries/videos/protecting-and-promoting-family-health-donors-version
　　（2014年10月28日閲覧）

4．難民支援における本当の課題

　しかし悲しい現実がある。60年を経てもパレスチナ難民はやはり難民で，経済状態は悪い。パレスチナ和平は進まず，ガザはイスラエルによる封鎖状態で，2014年夏50日の戦争があり，一般市民約1,500人が死亡し，多くの被害者が出た。過去5年間で実質3回目だ。ガザは以前から封鎖により経済が止まり，失業率は4割近い。インフラ整備もまったくの不完全だ。国連は，このままではガザは2020年には人が住めなくなるとの警告を発している（United National Country Team, 2012）。シリアの内戦も発生後4年目に入るが先が読めない（2014年7月現在）。シリアにいる50万人のパレスチナ難民の6割以上がすでに国内避難民である。隣国のレバノンとヨルダンに非難した難民も多い。

　健康は安定あってのもの。そして安定は平和あってのもの。健康は実は，社会全体が健康ではじめて達成できるもの。それは医療活動，健康活動だけでなく，経済，社会，治安，そのすべてによっている。パレスチナ難民との仕事はそれを日々実感させられる。パレスチナの地に平和が訪れ，UNRWAが本当の意味で必要となくなる日まで，UNRWAによる，パレスチナ難民への保健福祉ケアは続く。

座談会：保健福祉学の展望

【出席】
〈司会〉
安梅　勅江（筑波大学）

篠原　亮次（山梨大学）
白男川　尚（秋田看護福祉大学）
宣　　賢奎（共栄大学）
渡辺多恵子（日本保健医療大学）
渡辺　裕一（武蔵野大学）

● 保健福祉学の意義

安梅：保健福祉学の意義と今後の展開について，次世代を担う保健福祉学会幹事の皆さまに討論いただきます。まずは保健福祉学の根幹，システムマネジメントに欠かせない経営学がご専門の宣先生からどうぞ。

宣：保健福祉学は，まさにさまざまな学問の統合ですから，保健，福祉，看護，医療，それプラス経営まで加味した相互関係があると思います。私は福祉経営に関する研究をしています。介護保険が始まった2000年4月以前の福祉は，補助金による経営でした。いや，経営というか運営です。施設経営者にも，経営的な感覚はほとんどなかった。黙っていれば補助金が入ってくるという時代でした。介護保険が始まってから補助金による運営が終わり，介護報酬により自ら経営する時代に変わりました。介護保険が始まり14年が経とうとしていますが，施設経営や在宅介護事業者の経営感覚は，まだまだ足りない現状です。施設，あるいは在宅事業所の経営者は，しっかりと経営学を学び，経営的な感覚を養って事業所経営をする必要があります。たとえば特別養護老人ホーム（特養）は入所待機者が52万人もいるので，経営しなくても困らないわけです。しかし，いずれこの特養経営も民間に解放される時代が来ると思います。実際，北海道のある地区では，民間企業が国の特区構想で特養経営をしています。それがうまくいけば，近いうちにそれを全国に広げる動きが出てくると思われます。施設経営において民間解放が始まれば，社会福祉法人は民間と対等に競争する時代になります。したがって，今から経営者感覚を養わないと，社会福祉法人は太刀打ちできない可能性があります。

渡辺(多)：大学で保健師を育てています。保健師は社会福祉士と同様，行政で働く人が多く，経営の視点がとても大切です。住民のために何かしよう

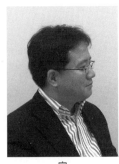
宣

と思ったら，予算を確保する必要があります。そして，予算の執行状況を把握し，進行管理を行っていく必要があります。経営の視点は，行政を動かしていくうえで，非常に重要です。また事業評価として，費用対効果的な評価が現場では求められています。獲得予算に対して大きな効果があれば，さらに予算がついて事業が進みます。経営学的な視点は保健福祉にとても重要です。

渡辺(裕)：ヒューマンサービスとして共通する部分が当然ありつつも，やはり福祉専門職と保健専門職が，きちんとお互いの専門性を発揮し合えるところに，保健福祉学が果たす役割は大きいと思います。お互い切磋琢磨しながら，本当に問題解決に役に立つよう連携します。それぞれが専門性を確立し互いに認め合うことで，うまく一緒に仕事ができる，連携できる状況をどうつくるかです。当事者を見る視点で，共通する部分もあれば，違う側面をとらえることもある。だからこそ当事者の全体性を，多角的に把握して，役割が発揮できます。相互に専門性をしっかりと高め，連携を深めることが大事だと思います。

安梅：連携と協働を深めていくということですね。

渡辺(裕)：社会福祉士養成カリキュラムには，「経営」が含まれています。しかし予算取りがじょうずにできるかというと，まだそうではないかもしれない。たとえば，組織論や経営理論，リーダーシップ，マネジメント，モチベーションなど，さまざまな学問が含まれて学びを深めています。このような教育が，保健福祉の双方に役に立つ，協働する基礎となると思います。

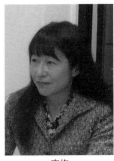
安梅

宣：保健福祉を学んで社会に出る学生のなかには，保健福祉分野で起業したい人もいると思います。経営的な感覚を持つことは，その場合も大切です。

渡辺(裕)：社会貢献活動に取り組む組織の皆さんは，問題解決のために組織をきちんとつくり，社会的に働きかける重要性を訴えています。組織づくりには，リーダーシップやモチベーション，組織論

等を学ぶことが必須です。教育カリキュラムのなかに盛り込むことがとても重要です。一方サービスという点でも，ソーシャルワーカーは，法律の枠組みで動くのではなく，法律の枠を越えて仕事するところに強みがあります。今の制度で必要なサービスがなく，当事者ニーズが満たせない，地域の人がよりよく暮らせない場合には，自分でサービスをつくる必要があります。保健福祉サービスの提供組織をどうつくるかを住民と協働して考え，働きかけ，インフォーマルな活動から組織づくりにつなげる手法を，きちんと学ぶ必要があります。

篠原：親子保健分野では，保健と福祉の連携は徐々に進んでいます。どうあるべきかの目標を共有して，連携する形です。連携といっても「とりあえず仲良くしましょう」と集まるだけでは話になりません。評価を見据えた連携が必要です。まず目標を立て，目標に向か

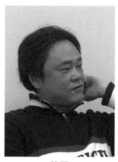
篠原

って連携し，評価を共有します。何か目標を持ち，評価する目標のもとに連携し協働することが，地域では強く求められています。

　最近はソーシャル・キャピタルやコミュニティ・エンパワーメントが注目されています。地域づくりはどうしたらいいか，地域の資源をどう使うか，少子化をどうするか，地域の魅力をどう引き出すかなど。これらの解決に向け，福祉の担当，保健の担当が入り，同じ目標を持って連携しましょうということになります。さまざまな領域の人びとが連携するために，どういう目標を立て，どう評価したらいいのか等，学術的に科学的根拠を提供する保健福祉学の意義は大きいと考えます。

渡辺(裕)：実践の場では保健と福祉が一見違う目標で動いているように見えても，大きな視点でとらえれば同じ方向で動いていることが数多くあります。たとえば，ネットワーク形成の目的が，保健では健診受診率向上で，福祉では住民の支え合いの醸成などと違っていても，大局的には住民のウェルビーイングを高めることです。究極の理念や制度政策の大きな目標に対しては1つにくくられて，保健と福祉の専門職が相互に関係して，地域社会の問題解決に働きかけているわけです。大きな目標を共有しているので，一緒に話し合う場や活動する組織，枠組みが必要になります。

白男川：保健福祉の推進には，地域特性を十分に勘案する必要性がきわめて高いと考えています。たとえば互助意識の強い地域では，本当にネットワークづくりなどを求めているのかというと，意外と求めていない。自分たちの地域にはさわってほしくないという思いや，それ以上何もやってほしくないという場合もあります。

宣：地域により，住民特性はかなり違いますよね。何がニーズなのか，表現できない，わからない人もたくさんいます。働きかけをうまくやれば，ニーズの発掘ができる場合もあります。

白男川：現状に対する問題意識がない場合もあります。たとえばA町は先進的なモデルを実施して，多くの視察者がきます。ところがそれを違う町でやろうとしたらできない。そこには地域の意思決定の風習や伝統が影響していると思います。

篠原：そういう風習や伝統が健康に悪影響を及ぼすなら考慮が必要ですが，そうでなければ，その地域システム自体が資源ともいえます。もし意思決定がトップダウンで行われている場合，トップに相談して，トップから指示が下りれば改善する場合もありますよね。

白男川：そうですね。そこはトップダウンで動くところもあります。保健と福祉の専門性を発揮する場合にも，その地域の歴史や文化，伝統を尊重することは必須です。ここでいう伝統とは，普段の生活の文化のことで，この影響は非常に大きい

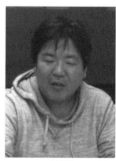
白男川

のです。たとえば地方では，まだまだ三世代同居世帯が多い。おじいちゃんおばあちゃんのいうことは絶対で，それ以外は考えられない，という文化が残っている場所もあります。

渡辺(裕)：たとえば今後，だんだん核家族化が進んできたときに，それまでの生活文化を失っていく可能性がある。保健福祉学は，生活文化の現状と将来を見据え，どのような変化が起き，どのような課題が今後この地域に起こるのかを予測しながら，問題を地域の人と共有し解決する役割が求められますね。

● 保健福祉学への期待

渡辺(裕)：他領域の知見を学ぶことが必要で，その学びは他分野の専門職の人たちとともに働いていく際に，どうチームを組んでいくかにつながります。共通して活用する知識や共通基盤を持ち，互いのことがよくわかります。一方，どういう立場や価値に立って現場で実践しているかには，結構違いがあるように思います。それを一緒に考えるときに，お互いの専門性を知っているからこそ，お互いの力を引き出す関係になれます。チームの

メンバーはどう関わっていて，相手にどう投げかけをすれば，力を引き出せるのか．当事者との関係だけではなく，専門職同士でも意識していくことが必要です．

宣：保健福祉学の特徴として，専門分野の違う人たちが集まり議論して，連携や協働を考えやすいことがあります．それぞれの専門家は教育内容が違い，思考回路やロジックが違う．だから連携がうまくいかないこともある．したがって連携と協働には，誰がキーパーソンになり，コーディネートするかが課題になります．現実には医療職がキーパーソンになる場合が多い．でも，本来は個人に頼るのではなく，支援をシステム化することが望ましいのです．総合的な支援システムさえ構築してしまえば，そのシステムを利用しながら専門職がうまく連携することができます．

篠原：専門職ではなくて，住民など，他がリーダーとなる場合もあります．支援システム構築により，逆に融通が利かなくなる場合もあります．

宣：全体的に大きなくくりでの連携は，支援システムの活用がいいと思います．理想的な連携システムは，当事者の特性に基づいた連携システムです．キーパーソンは，場面ごとで代わってかまいません．地域住民がキーパーソンでもいいのです．専門職間の連携システムにとどまらず，地域住民にそのなかに入ってもらうことも大切です．地域性，場面，対象者の特性を踏まえ，柔軟に対応することが重要です．

篠原：自分勝手に入っていき，「やってあげる」ではなくて，地域住民と一緒に連携しようという姿勢であれば，どの専門職であろうが関係ありません．その姿勢がないと，いずれ住民に拒否されます．

渡辺(多)：例えば，妊娠の届け出をすると母子健康手帳や，妊婦健康診査受診券などをもらうことができますが，同時に妊産婦医療費助成の申請を行うことができます．多くの場合，母子健康手帳や妊婦健康診査受診券などは保健部門が窓口，妊産婦医療費助成の申請は福祉部門が窓口だったりするので，保健部門と福祉部門の窓口が別々だと，妊婦さんは窓口をハシゴしなければなりません．保健センターは市役所から離れた場所にあることも多いので，妊婦さんは大変です．それで一昔前に，保健福祉センターという保健と福祉が一緒になった建物ができ，ワンストップサービスになりました．現在は窓口の一本化にとどまらない，密接な連携が期待されています．

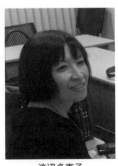

渡辺多恵子

虐待なども増えています．保健師だけではどうにもできない．一時保護には福祉分野の人の力が必要です．一緒に取り組んでいかなければ遂行できない課題がたくさんあります．

渡辺(裕)：健診による早期発見，早期支援や，未受診の確認などは保健システムできちんと管理されています．しかし，単一システムではどうしても抜けや漏れが出る可能性もあります．一つのシステムですべてをまかなうのではなく，何重にもネットワークをかけ保障するシステムを，保健福祉学では提案できます．

篠原：当事者のニーズに気づき，支援につなげるためには継続的な支援システムが必須です．それを縦断的な連携といいます．横断的な連携ではなく，それをいかに縦断的につなげるかが大切です．その枠組みがないと，本当の意味の支援にはなりません．保健のアプローチからどうするか，福祉のアプローチからはどう考えるかなど，みんなで話さなければできません．縦断的なシステム構築に資する情報を，保健福祉学が提供できるかどうかが要になります．

白男川：そもそも歴史的に，当事者の多様な問題には，必ずしも十分に対応できていませんでした．さまざまな背景を持つ専門職が協働する必要のある課題は数多くありましたが，見過ごされてきました．保健福祉学が連携と協働により，課題解決の道筋を開く可能性を広げたのかもしれません．

篠原：今後，未知の課題が数多く出現してきます．たとえば，低出生体重児の増加理由の一つに医療技術の進歩があります．早産にともなう障害など，これまでになかった課題への対応に迫られています．保健や福祉の専門職に，家族を含めた支援が求められます．連携しなければ対応が難しい課題が，今後もどんどん増えるのではと考えています．

渡辺(裕)：以前はそのような対応が，基本的に後手後手になっていました．気づくのが遅れたり，表に出てきても共有することに時間がかかったり．保健福祉学の意義のひとつとして，問題発見を迅速にする点がありますね．

宣：困難な事例に対して，それを解決しようとする取り組みが日本全国あるいは世界のどこかでなされています．そういった解決に向けた取り組みを，保健福祉学が吸い上げる．保健福祉学の重要な目的のひとつは，貴重な実践を理論化，体系化して，それを政策として提言し活かすことです．学会で実践を事例として報告してもらい，そこから学び拡大していく．これが一番地道で，確実な方法だと思います．保健福祉学でさまざまな事例を掘り下げながら，共有する機会を設けることが大切です．

篠原：事例から帰納法的に整理する部分と，さまざまな研究から体系的に整理する演繹的な部分が，保健福祉学の両輪だと思います．

宣：実践は大事ですが，それを体系化する研究者の役割も大きいです。実際に保健福祉の専門性をもった職員が，どれだけ現場で活躍しているのでしょうか。専門職を養成する大学は，現在どれだけあるのでしょうか。保健福祉関連学部が設置されている大学の教育の中身，シラバスの中身も精査する必要があります。保健福祉関連科目のシラバス内容を，研究テーマとして検証する必要がありそうですね。

渡辺(裕)：今や保健と福祉は，一緒に働くことって非常に多いわけです。保健と福祉の両方，もしくはもっと多職種の連携が必要です。連携の必要性に気づき，一緒に働く領域が拡大し，一定のニーズを満たす部分があるからこそ，協働が普及するのです。一緒にどうやってその問題解決をするかを深めることが，今後さらに保健福祉学に求められます。本著では，保健福祉に関連する場の設定をしています。これまで，こんなに保健と福祉の両方の専門職によるアプローチがあるという例示がされています。実践での問題解決に密接に関わる研究分野だからこそ，研究と現場が一緒に考える必要があります。しっかりデータを集めて，「問題が起きる可能性がある」「今までとは違う保健福祉支援が必要とされている」根拠の提示が求められています。

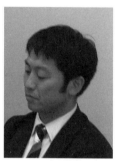
渡辺（裕）

篠原：まさに喫緊の課題ですね。根拠に基づく予防，早期発見，早期支援，悪化予防の流れは，保健と福祉が連携しなければ無理です。あくまでも住民主体という理念のもとに，保健福祉専門職が一緒に，今後の研究，実践を一緒にやっていかなければいけません。

● 保健福祉学を発展させるために

篠原：実践で効果的な支援を展開するには，情報共有が基盤となります。したがって指標や様式の統一が求められます。保健関係の健診データなどに加え，ソーシャル・キャピタル関係の「地域への愛着」など，多側面の項目を盛り込むことで，支援につながるより意義深い情報共有ができます。そのためには，地域住民，専門職，大学など研究機関の連携と協働も大切です。

渡辺(裕)：指標を共有化することと，共通の指標をつくることの両側面ですね。それぞれで使っている指標があればそれを共有化することを，きちんと進める必要があります。それを保健福祉学として一緒にみていくということですね。

白男川：データの共有とともに，教育に活かしたときにどんな効果があったのか，現場でどんな効果があったのかという検証も必要です。

渡辺(裕)：保健，福祉の双方の教育にきちんとフィードバックする意識を持つことで，共有する部分や，共有化されている指標が明確になります。逆に，指標を共有化すれば，双方にフィードバックして教育に活かすことができます。

養成課程で，多職種のチームワークを教えるインタープロフェッショナル・エデュケーション（IPE）は効果的です。IPEについては学会もあります。保健，福祉，薬学，環境学科などさまざまな専門職の卵たちが一緒に，バリアフリーとか住宅問題など事例を通じて議論することもあるそうです。

宣：保健福祉の連携は日本だけの課題ではありません。欧米諸国，アジア諸国，世界各国，それに少子高齢社会の国々はすべて等しく抱える課題です。保健福祉学には，国際貢献の視点が求められます。逆に海外から学ぶ視点も持ってほしい。できれば国際会議，国際学会をこれからどんどん開いていければいいですね。それを蓄積して保健福祉連携のモデルができあがれば，韓国，中国，台湾などアジア諸国，ひいては欧米にも発信できます。よりグローバルな視点を期待しています。

渡辺(多)：事例を集めるのはいいことですね。たとえば高齢者領域は，保健福祉が大いに協働しています。しかし親子保健は，まだまだ工夫の余地があります。

篠原：日本では，子ども関係の支出が極端に低いという現状があります。OECDの5か国中，高齢者支出について日本はトップクラス。しかし親子への補助などは日本はフランスと比較して3分の1しかないのです。さまざまな研究で，子ども期の貧困の悪影響が指摘されているにもかかわらず，政策になかなか反映されない。保健福祉学研究や実践の成果をきちんと提示し，国の政策，システムづくりに活かすことが強く求められます。

渡辺（裕）：保健と福祉が一緒に制度政策をつくり，予算を取りにいくということですね。

篠原：そのためには，きちんとした根拠を示す必要があります。

宣：たとえば高齢者を支援するために家庭に入ったら，その裏に家族の問題があったという話をよく伺います。高齢者の支援システム，障害者の支援システム，親子の支援システムとばらばらではなく，家族支援システムをつくらないと家族のニーズに沿った総合的な支援はできません。家族支援システムをつくるためにはこんな方法が有効で，これだけのお金が必要，と政策提案する役割が保健福祉学に期待されますね。

篠原：要は，実装が求められるということです。実装しなければ自分たちで勝手にやっているだけじ

ゃないかという話になる。制度政策に活かすための予算をつけて，必要だというところまでもっていかなければ実践科学としての保健福祉学が活きません。

宣：研究成果を政策に活かす場合，個別に訴えていくと非常に時間がかかり，効率が悪い。たとえば，保健福祉学会で蓄積したデータや成果を活用し，学会として提案するのも一案ですね。これはまさに実践の科学化，理論化に基づく政策提言につながります。

安梅：保健福祉学における連携と協働の意義，教育と研究のあり方，国際貢献や政策提言の方法など，具体的な展開の方向性を示唆いただきました。ありがとうございました。皆さまのご活躍を期待しております。

（平成26年11月22日　於筑波大学東京キャンパス）

引用・参考文献

【第1章】
■1節
安梅勅江　2004　エンパワメントのケア科学―当事者主体チームワーク・ケアの技法―　医歯薬出版

安梅勅江　2005　コミュニティ・エンパワメントの技法―当事者主体の新しいシステムづくり―　医歯薬出版

安梅勅江　2007　健康長寿エンパワメント―介護予防とヘルスプロモーション技法への活用―　医歯薬出版

安梅勅江　2009　根拠に基づく子育て子育ちエンパワメント―子育ち環境評価と虐待予防―　日本小児医事出版

安梅勅江・芳香会社会福祉研究所(編)　2014　いのちの輝きに寄り添うエンパワメント科学―だれもが主人公　新しい共生のかたち―　北大路書房

Anme, T., & McCall, M.(Eds.)　2008　*Culture, Care and Community Empowerment: International Applications of Theory and Methods.* Kawashima Press.

■2節
安梅勅江　2004　エンパワメントのケア科学―当事者主体チームワーク・ケアの技法―　医歯薬出版

安梅勅江　2014　エンパワメント科学入門　筑波大学エンパワメント科学研究室 http://square.umin.ac.jp/anme/EmpowerScience.pdf(2014年9月10日閲覧)

原田正文　2006　子育ての変貌と次世代育成支援　名古屋大学出版会

保健福祉支援システム研究会(編)　1998　保健福祉のケア科学　ベネッセ

岡本民夫　2008　保健福祉学の軌跡と目標　日本保健福祉学会誌, **14**(2), 5-8.

精神保健福祉白書編集委員会(編)　2012　精神保健福祉白書2013年版　中央法規出版

高山忠雄(編)　1998　保健福祉学―利用者の立場に立った保健福祉サービスの展開―　川島書店

■3節
中央法規出版　2014　社会保障の手引き　平成26年版―施策の概要と基礎資料―　中央法規出版

西村周三(監)　2013　地域包括ケアシステム―「住み慣れた地域で老いる」社会をめざして―　慶応義塾大学出版会

高山忠雄(編)　1998　保健福祉学―利用者の立場に立った保健福祉サービスの展開―　川島書店

東京都社会福祉協議会　2014　ふくしのしごとがわかる本　改訂版4版―福祉の仕事と就職活動ガイド―

■4節
Anderson, E. T., & McFarlane, J. M.　2010　*Community as Partner: Theory and Practice in Nursing.* 6th ed. Lippincott Williams & Wilkins.

安梅勅江　2005　コミュニティ・エンパワメントの技法―当事者主体の新しいシステムづくり―　医歯薬出版

Bronfenbrenner, U.　1979　*The ecology of human development: Experiments by nature and design.* Cambridge, MA: Harvard University Press.

伊勢武史　2013　「地球システム」を科学する　ベレ出版

高山忠雄(編)　1998　保健福祉学―利用者の立場に立った保健福祉サービスの展開―　川島書店

【第2章】
■1節
日本学術会議社会学委員会福祉職・介護職育成分科会　2011　提言―福祉職・介護職の専門性の向上と社会的待遇の改善に向けて―

日本社会福祉学会事典編集委員会(編)　2014　社会福祉学事典　丸善出版

日本リハビリ―ション医学会(監)　2013　リハビリテーション白書2013年版　医歯薬出版

白旗希実子　2011　介護職の誕生―日本における社会福祉系専門職の形成過程―　東北大学出版会

■2節
福富昌城　2001　第1章　障害者保健福祉の動向とケアマネジメント　日本社会福祉士会(編)　精神障害者ケアマネジメントのための社会資源開発　中央法規出版　pp.13-15.
國光登志子　2007　実務に役立つ　ケアマネジメント実践ハンドブック―利用者の自立支援を学ぶ―　中央法規出版　p.47.
マクスリー，D. P. ／野中　猛・加瀬裕子(監訳)　1994　ケースマネジメント入門　中央法規出版　p.4.
野中　猛　2001　ケアマネジメント実践のコツ　筒井書房　pp.6-8.
岡田進一　2011　ケアマネジメント概論―高齢者と家族に対する相談支援の原理と実践方法―　ワールドプランニング　p.47.
篠田道子　2008　改訂 質の高いケアマネジメント　中央法規出版　pp.4-8.
白澤政和　1992　ケースマネージメントの理論と実際―生活を支える援助システム―　中央法規出版　p.11.

■3節
福祉臨床シリーズ編集委員会(編)　2013　福祉サービスの組織と経営　弘文堂
村田正子　2005　介護保険施設の経営マネジメント―その理念と実践手法―　中央法規出版
社会福祉学習双書編集委員会(編)　2013　社会福祉概論Ⅱ―福祉行財政と福祉計画／福祉サービスの組織と経営―　全国社会福祉協議会
社会福祉士養成講座編集委員会(編)　2013　福祉サービスの組織と経営　中央法規出版
宣　賢奎　2006　介護ビジネスと自治体政策　大学教育出版
宣　賢奎　2009　介護ビジネス経営戦略　久美出版
YNI総合コンサルティンググループ(編)　2004　施設トップのためのわかりやすい福祉経営―経営理念から財務，労務，法律の知識まで―　中央法規出版
結城康博・早坂聡久(編)　2012　介護福祉産業論―市場競争と参入障壁―　日本医療企画
〈参考ウェブページ〉
内閣府　NPO法人ポータルサイト　https://www.npo-homepage.go.jp/portalsite/index.html#contents2(2014年9月10日閲覧)

■4節
安梅勅江　2005　コミュニティ・エンパワメントの技法―当事者主体の新しいシステムづくり―　医歯薬出版
安梅勅江　2007　健康長寿エンパワメント―介護予防とヘルスプロモーション技法への活用―　医歯薬出版
安梅勅江・芳香会社会福祉研究所(編)　2014　いのちの輝きに寄り添うエンパワメント科学―だれもが主人公 新しい共生のかたち―　北大路書房
高山忠雄　2011　日本一健康長寿　誰もが生き生きまちづくり―飛島20年の軌跡と成果―　飛島日本一健康長寿研究会

【第3章】
安梅勅江(編)　2005　コミュニティ・エンパワメントの技法―当事者主体の新しいシステムづくり―　医歯薬出版
江本リナ　2010　アクションリサーチとは　筒井麻優美(編著)　研究と実践をつなぐ　アクションリサーチ入門―看護研究の新たなステージへ―　ライフサポート社　p.11.
Flick, U.　2007　*Qualitative Sozialforschung*. Reinbek: Rowohlt.　小田博志・山本則子・春日　常・宮地尚子(訳)　2011　新版　質的研究入門〈人間の科学〉のための方法論　春秋社
Kiefer, C. W.　2006　*Doing Health Anthropology: Research Methods for Community Assessment and Change*. New York: Springer Publishing　木下康仁(訳)　2010　文化と看護のアクションリサーチ―保健医療への人類学的アプローチ―　医学書院

引用・参考文献

木下　勇　2007　ワークショップ―住民主体のまちづくりへの方法論―　学芸出版社
Lewin, K.　1948　*Resolving Social Conflict: Selected Papers on Group Dynamics*. New York: Harper.　末永俊郎（訳）
　　1972　社会的葛藤の解決―グループダイナミックス論文集―　東京創元社
丸地信弘・松田正巳　1981　PHCの背景とその概念　丸地信弘（編）　保健活動〈見直し〉の理論と実際　医学書院　pp.20-21.
中村雄二朗　2012　臨床の知とは何か　岩波書店
中野民夫　2012　ワークショップ―新しい学びと創造の場―　岩波書店
中山貴美子・岡本玲子・塩見美抄　2006　コミュニティ・エンパワーメントの構成概念―保健専門職による評価のための「望ましい状態」の項目収集―　日本地域看護学会誌, 8(2), 36-42.
Pope, C., & Mays, N.(Eds.)　2006　Qualitative Research in Health Care. 3rd ed. Oxford: Blackwell Publishing.　大滝純司（監訳）　2008　質的研究実践ガイド―保健医療サービス向上のために―　医学書院
Stringer, E. T.　2007　*Action Research*. 3rd ed. California: Sage Publication.　目黒輝美・磯部卓三（監訳）　2012　アクション・リサーチ　フィリア

【第4章】
■2節
厚生労働省　2013　平成25年度全国児童福祉主管課長・児童相談所長会議資料（平成25年7月25日）
杉山登志郎　2013　子ども虐待への新たなケア　学研教育出版

■3節
Buist, A., Morse, C. A., & Durkin, S.　2003　Men's adjustment to fatherhood: Implications for obstenric health care. *Journal of Obstetric Gynecologic and Neonatal Nursing*, 32(2), 172-180.
人見一彦　1994　女性のメンタルヘルス―心のシグナル―　金原出版
星　旦二　2014　系統看護学講座　専門基礎分野　公衆衛生―健康支援と社会保障制度［2］―　医学書院
神郡　博（編）　2009　精神保健―現代の視点と展開―　看護の科学社
厚生労働省　2012　平成24年度雇用均等基本調査
　　http://www.mhlw.go.jp/toukei/list/71-24.html（2014年9月10日閲覧）
厚生労働省　2013　「健やか親子21」最終評価報告書
　　http://www.mhlw.go.jp/stf/houdou/0000030389.html（2014年9月10日閲覧）
厚生労働省　2014a　精神保健及び精神障害者福祉に関する法律（目的参照）
　　http://law.e-gov.go.jp/htmldata/S25/S25HO123.html（2014年年9月10日閲覧）
厚生労働省　2014b　「健やか親子21（第2次）」について　検討会報告書
　　http://www.mhlw.go.jp/stf/houdou/0000044868.html（2014年9月10日閲覧）
中野仁雄（監）　新道幸恵・北村俊則（編）　2005　心理学的問題を持つ妊産褥婦のケア　医学書院
Raskin, V. D., Richman, J. A., & Gaines, C.　1990　Patterns of depressive symptoms in expectant and new parents. *American Journal of Psychiatry*, 147(5), 658-660.
吉川武彦・竹島　正　2012　精神保健マニュアル　南山堂

■4節
法務省　2013　平成25年版犯罪白書
　　http://hakusyo1.moj.go.jp/jp/60/nfm/mokuji.html（2014年9月10日閲覧）
松浦直己　2003　軽度発達障害児の教育―宇治少年院との共同研究から―　刑政, 114(5), 50-56.
文部科学省暴力行為のない学校づくり研究会　2011　暴力のない学校づくりについて（報告書）
文部科学省　2014　平成24年度児童生徒の問題行動等生徒指導上の諸問題に関する調査　pp.6-21
内閣府　2010　第4回非行原因に関する総合的研究調査
　　http://www8.cao.go.jp/youth/kenkyu/hikou4/pdf_index.htm（2014年9月10日閲覧）
斉藤万比古・原田　謙　1999　反抗挑戦性障害　精神科治療学, 14(2), 153-159.

杉山登志郎　2005　アスペルガー症候群の現在　そだちの科学，5, 9-21.

■5節
不登校生徒に関する追跡調査研究会　2014　不登校に関する実態調査平成18年度不登校生徒に関する追跡調査報告書　pp.8-12.
国立教育政策研究所生徒指導・進路指導研究センター　2014　「中1ギャップ」の真実　生徒指導リーフ，p.3.
文部科学省　2014　平成24年度児童生徒の問題行動等生徒指導上の諸問題に関する調査　pp.49-73.

■6節
安保寛明(監)　2013　思春期・青年期版アンガーコントロールトレーニング　星和書店
菱村幸彦(編)　2013　いじめ・体罰防止の新規準と学校の対応—いじめ防止対策推進法・体罰防止の新規準に基づく学校づくり—　教育開発研究所
本田恵子　2002　キレやすい子の理解と対応—学校でのアンガーマネジメント・プログラム—　ほんの森出版
警察庁　2013　平成24年中における自殺の状況　付録
　　https://www.npa.go.jp/safetylife/seianki/jisatsu/H24/H24jisatu-huroku_02.pdf(2014年9月10日閲覧)
文部科学省　2013　平成24年度児童生徒の問題行動等生徒指導上の諸問題に関する調査
　　http://www.mext.go.jp/b_menu/houdou/25/12/__icsFiles/afieldfile/2013/12/17/1341728_02_1.pdf(2014年9月10日閲覧)
内閣府　2014　平成26年版子ども・若者白書　日経印刷
Olweus, D. et al.　2014　オルヴェウス・いじめ防止プログラム—学校と教師の道しるべ—　現代人文社
相馬誠一(編)　2012　入門　いじめ対策　小・中・高の事例から自殺予防まで　学事出版
東京都教育委員会　2014　いじめ問題に対応できる力を育てるために—いじめ防止教育プログラム—
　　http://www.metro.tokyo.jp/INET/OSHIRASE/2014/02/20o2r500.htm(2014年2月27日閲覧)

■7節
飯野順子　2008　医療的ケアによる安心・安全な環境づくり　日本肢体不自由教育研究会(監修)　肢体不自由教育シリーズ3これからの健康管理と医療的ケア　慶応義塾大学出版会
北住映二・杉本健郎・日本小児神経学会社会活動委員会　2012　新版　医療的ケア研修テキスト—重症児者の教育・福祉・社会的生活の援助のために—　クリエイツかもがわ
文部科学省　2009　平成21年度特別支援学校医療的ケア実施体制状況調査結果
　　http://www.mext.go.jp/a_menu/shotou/tokubetu/material/__icsFiles/afieldfile/2012/07/04/1297202.pdf
　　(2014年7月閲覧)
文部科学省　2010　平成22年度特別支援学校医療的ケア実施体制状況調査結果
　　http://www.mext.go.jp/a_menu/shotou/tokubetu/material/__icsFiles/afieldfile/2012/07/04/1306726_1.pdf
　　(2014年7月閲覧)
文部科学省　2011　平成23年度特別支援学校医療的ケア実施体制状況調査結果
　　http://www.mext.go.jp/a_menu/shotou/tokubetu/material/__icsFiles/afieldfile/2012/07/04/1321218.pdf
　　(2014年7月閲覧)
文部科学省　2012　平成24年度特別支援学校における医療的ケアに関する調査結果　http://www.mext.go.jp/a_menu/shotou/tokubetu/material/_icsFiles/afieldfile/2013/05/14/1334913.pdf(2014年7月閲覧)
文部科学省　2013　平成25年度特別支援学校における医療的ケアに関する調査結果　http://www.mext.go.jp/a_menu/shotou/tokubetu/material/_icsFiles/afieldfile/2014/03/14/1345112_1.pdf(2014年7月閲覧)
日本小児神経学会社会活動委員会・北住映二・杉本健郎(編)2013　新版　医療的ケア研修テキスト　重症児者の教育・福祉・社会の生活援助のために　クリエイツかもがわ
下山直人　2008　医療的ケアの歴史的変遷と方向性　日本肢体不自由教育研究会(監修)　肢体不自由教育シリーズ3　これからの健康管理と医療的ケア　慶応義塾大学出版会
塩川朋子・森田秀子・林　隆　2006　医療のケアを必要とする在宅療養児とその家族の社会資源の利用の実態

引用・参考文献

　　　　調査　山口県立大学看護学部紀要，10, 21-27.
田中涼子　2014　人間の尊重と医療の倫理　実務者研修テキスト8　医療的ケアの理論と実践　日本医療企画
山田景子・津島ひろ江　2013　特別支援学校における医療的ケアと実施に関する歴史的変遷　川崎医療福祉学
　　　　会誌，23(1), 11-25.
横浜「難病児の在宅療養」を考える会(編)　2009　難病児や障害児のいのちの輝きのために　医療的ケアハン
　　　　ドブック　子育てと健康21シリーズ　大月書店

■8節

内閣府　2013　配偶者からの暴力の防止及び被害者の保護に関する法律
内閣府男女共同参画局　2006　男女間における暴力に関する調査報告書
内閣府男女共同参画局　2009　男女間における暴力に関する調査報告書
内閣府男女共同参画局　2012　男女間における暴力に関する調査報告書
「夫(恋人)からの暴力」調査研究会　2002　ドメスティック・バイオレンス―実態・DV法解説・ビジョン―
　　　　有斐閣
尾崎礼子　2005　DV被害者支援ハンドブック　朱鷺書房
東京都　2006　配偶者暴力被害者支援ハンドブック
上野勝代　2003　アメリカにおけるドメスティック・バイオレンスに対する取り組み―アメリカ・マサチュー
　　　　セッツ州視察研修より―　総合社会福祉研究，23, 71-73.

■9節

有北いくこ　働く母親・働きたい母親の心のうち　現代のエスプリNo.429　pp.140-149.
ホーン・川嶋瑶子　1985　女子労働お労働市場構造の分析　日本経済評論社
勝木洋子・森川　紅・井上裕子　2008　保育所の早朝保育と働く母親の現状　兵庫県立大学環境人間学部　研
　　　　究報告集，10, 113-119.
厚生労働省雇用均等・児童家庭局　2012　働く女性の実情　厚生労働省
厚生労働省　2012　第1回21世紀出生児縦断調査(平成22年出生児)の概況
厚生労働省　2014　子どもを産み育てやすい環境づくり　平成26年度厚生労働白書　第2部第1章　261-284.
丸山　桂　2001　女性労働者の活用と出産時の就業継続の要因分析　人口問題研究(J,of Population Problem),
　　　　57(2), 3-18.
両角道代　2008　ワーク・ライフ・バランスの基本原理―育児と雇用の両立をめぐるスウェーデン法の発展を
　　　　素材として　大原社会問題研究所雑誌　No.594　pp.36-53.
的場康子　2011　育児のための短時間勤務制度の現状と課題　第一生命経済研究所　Life Design Report pp.4-
　　　　15.
三菱UFJリサーチ&コンサルティング　2009　子育て期の男女へのアンケート調査及び短時間勤務制度等に関
　　　　する企業インタビュー調査　平成20年度両立支援に係る諸問題に関する総合的調査研究報告書
杉山千佳　働く母親のための子育て支援　現代のエスプリNo.429　pp.131-139.
武石恵美子　2002　雇用システムの構造変化と女性労働　経済地理学年俸，48(4), 33-48.
武石恵美子　2009　女性の働き方　叢書・働くということ7　ミネルヴァ書房
田中恭子　企業における女性の活躍推進と両立支援　現代のエスプリNo.429　pp.33-42.
内田沙穂・紺野大祐・後藤秀隆・杉本健人・田中大雄・永沼雄介・橋本夏樹・星山宣博・藁谷美輝　2013　女
　　　　性の労働環境の改善　ISFJ政策フォーラム2013発表論文
若者・女性活躍推進フォーラム　2013　わが国の若者・女性活躍推進のための提言要旨
　　　　http://www.kantei.go.jp/jp/singi/ywforum/pdf/teigen-yousi.pdf(2014年10月1日閲覧)
渡辺朝子　2004　母親の就業が子供に与える影響―その意識を規定する要因の分析―　日本版General Social
　　　　Surveys研究論文集，5, 179-189.
山田英津子・有吉浩美・堀川淳子・石原逸子　2005　働く母親のソーシャル・サポート・ネットワークの実態
　　　　産業医科大学雑誌，27(1), 41-62.

山田　亮　両立を支える夫の役割とは？　現代のエスプリNo.429　pp.150-158.
山名真名　2011　妻の性別役割分業意識が就業選択に与える影響の国際比較分析―「少子化に関する国際意識調査」データを用いて―　生活社会科学研究　Vol.18　67-81.

【第5章】
■1節
Biggs, S., Phillipson, C., & Kingston, P.　1995　*Elder Abuse in Perspective.* Buckingham: Open University Press.　鈴木眞理子・青海恵子(訳)　2001　老人虐待論―ソーシャルワークからの多角的視点―　筒井書房
長寿社会開発センター　2011　地域包括支援センター業務マニュアル
Decalmer, P., & Glendenning, F.　1993　*Mistreatment of Elderly People.* London: Sage Publications.　田端光美・杉岡直人(監訳)　1998　MINERVA福祉ライブラリー　高齢者虐待　ミネルヴァ書房
医療経済研究機構　2004　家庭内における高齢者虐待に関する調査
金子善彦　1987　老人虐待　星和書店
厚生労働省老健局　2006　市町村・都道府県における高齢者虐待への対応と養護者支援について　厚生労働省
厚生労働省老健局　2007　地域包括支援センターの手引き　厚生労働省
厚生労働省老健局　2012　平成24年度高齢者虐待の防止，高齢者の養護者に対する支援等に関する法律に基づく対応状況等に関する調査結果
厚生労働統計協会　2013　国民衛生の動向・厚生の指標　増刊60(9), 253.
日本高齢者虐待防止センター（編）　2006　高齢者虐待防止トレーニングブック―発見・援助から予防まで―　中央法規出版
日本社会福祉士会（編）　2011　市町村・地域包括支援センター・都道府県のための養護者による高齢者虐待対応の手引き　中央法規出版
身体拘束ゼロ作戦推進会議（編）　2001　身体拘束ゼロへの手引き―高齢者ケアに関わるすべての人に―　厚生労働省
高崎絹子（監）　岸　恵美子・小長谷百絵・小野ミツ（編）　2010　実践から学ぶ高齢者虐待の対応と予防　日本看護協会出版会
高崎絹子・谷口好美・佐々木明子・外口玉子　1998　老人虐待の予防と支援―高齢者・家族・支え手をむすぶ―　日本看護協会出版会
多々良紀夫　2001　高齢者虐待―日本の現状と課題―　2001　中央法規出版
多々良紀夫・二宮加鶴香　1994　老人虐待―アメリカは老人の虐待にどう取り組んでいるか―　筒井書房
津村智惠子・大谷　昭（編）　2004　高齢者虐待に挑む―発見，介入，予防の視点―　中央法規出版
津村智惠子・大谷　昭（編）　2006　高齢者虐待に挑む〈増補版〉―発見，介入，予防の視点―　中央法規出版

■2節
有馬みき・青木明美　2013　地域住民と協働したサロンづくりとその活動―過疎高齢化の小さな田舎町「A町」の将来をになう人材が生まれることを願って―　認知症ケア事例ジャーナル, 6(3), 253-261.
「痴呆」に替わる用語に関する検討会　2004　「痴呆」に替わる用語に関する検討会報告書
　　http://www.mhlw.go.jp/shingi/2004/12/s1224-17.html(2014年9月11日閲覧)
加藤伸司　2008　認知症ケアはここまで進んだ　日本老年精神医学雑誌, 19(6), 629-635.
厚生労働省　2013　Part2オレンジプランのポイント解説　認知症地域ケア実現のための11のキーワード　厚生労働, 7, 18-27.
厚生労働省認知症施策検討プロジェクトチーム　2012　今後の認知症施策の方向性について
　　http://www.mhlw.go.jp/topics/kaigo/dementia/dl/houkousei-02.pdf(2014年9月11閲覧)
永田久美子　2008a　認知症の人の力を活かす支援―本人と社会がこれからの暮らし方を共に築いていくために―　老年社会科学, 30(2), 184.
永田久美子　2008b　認知症対策の動向と課題　保健師ジャーナル, 64(9), 776-781.
永田久美子　2012　支援の歴史に学ぼう　NHK社会福祉セミナー, 25(85), 42-45.

引用・参考文献

中島紀恵子　2013　なぜ，認知症の当事者研究なのか─認知症ケアの歩みと未来─　看護研究，46(3)，242-253.
宮崎和加子　2011　認知症の人の歴史を学びませんか　中央法規出版

■3節
内閣府　2010　平成22年版高齢社会白書　pp.52-55.
内閣府　2014　平成26年版高齢社会白書　p.15, p.47, p.48.

■4節
芳賀　博　2006　高齢者の役割の創造による社会活動の推進及びQOL向上に関する総合的研究　平成16-17年度総合研究報告書
佐藤美由紀・齊藤恭平・芳賀　博　他　2009　住民主体の「高齢者ささえあい地図」づくりを通した地域のエンパワメントとその支援　保健師ジャーナル，65, 224-232.
安村誠司・甲斐一郎(編)　2013　高齢者保健福祉マニュアル　南山堂

■5節
安藤雄一・青山　旬・花田信弘　2003　口腔が健康状態に及ぼす影響と歯科保健医療　保健医療科学，52(1), 23-33.
厚生労働省　2012a　平成23年度歯科疾患実態調査
　　http://www.mhlw.go.jp/toukei/list/62-23.html（2014年7月1日閲覧）
厚生労働省　2012b　「歯科口腔保健法の推進に関する基本的事項」に関する目標等について
　　http://www.mhlw.go.jp/seisakunitsuite/bunya/kenkou_iryou/kenkou/shikakoukuuhoken/dl/07.pdf#search='（2014年7月1日閲覧）
大田淳也・深谷千絵・笠井俊輔　他　2013　糖尿病患者における歯周病罹患状態と糖尿病合併症との関係　日本歯周病学会会誌，54(4), 336-345.
多田章夫・花田信弘・西村　明　1999　高齢者の口腔保健状態が日常生活自立度に及ぼす影響　厚生の指標，46(5), 19-24.
東京都福祉保健局医療政策部医療政策課　2009　平成21年度介護保険施設等における口腔ケア等実態調査
葭原明弘・高野尚子・宮崎秀夫　2008　65歳以上高齢者における全身状態と口腔健康状態の関連─特定高齢者判定項目から─　口腔衛生学会雑誌，58(1), 9-15.

■6節
芳賀　博・植木章三・島貫秀樹・伊藤常久・河西敏幸・高戸仁郎・坂本　譲・安村誠司・新野直明　2003　地域における高齢者の転倒予防プログラムの実践と評価　厚生の指標，50(4), 20-26.
伊藤常久・芳賀　博・植木章三・島貫秀樹・本田春彦・河西敏幸・高戸仁郎・坂本　譲・後藤あや・安村誠司　2008　高齢者ボランティアを活用した地域介入研究における転倒・閉じこもり予防の効果　福島医学雑誌，58(4), 257-266.
介護予防マニュアル改訂委員会　2012　介護予防マニュアル改訂版(平成24年3月)　厚生労働省
　　http://www.mhlw.go.jp/topics/2009/05/tp0501-1.html（2014年9月11日閲覧）
厚生労働省　2013　第51回社会保障審議会介護保険部会資料予防給付の見直しと地域支援事業の充実について
　　http://www.mhlw.go.jp/file/05-Shingikai-12601000-Seisakutoukatsukan-Sanjikanshitsu_Shakaihoshoutantou/0000027993.pdf（2014年9月11日閲覧）
Okura, T., Saghazadeh, M., Soma, Y., & Tsunoda, K.　2013　Physical fitness, physical activity, exercise training and cognitive function in older adults. *The Journal of Physical Fitness and Sports Medicine*, 2(3), 275-286.
Suzuki, T., Shimada, H., Makizako, H., Doi, T., Yoshida, D., Tsutsumimoto, K., Anan, Y., Uemura, K., Lee, S., & Park, H.　2012　Effects of multicomponent exercise on cognitive function in older adults with amnestic mild cognitive impairment: a randomized controlled trial. *BMC Neurology*, 12, 128.

http://www.biomedcentral.com/1471-2377/12/128（2014年9月11日閲覧）
高戸仁郎・植木章三・野村卓生・安村誠司　2009　対象者の個別性，地域特性別の運動器の機能向上サービスモデルの検証　保健福祉学研究，7, 61-92.
田中喜代次・重松良祐　2010　体力科学や体育学における健康支援研究デザインのパラダイムシフト　体力科学，59, 457-464.
辻　一郎　2006　介護予防のねらいと戦略　社会保険研究所
植木章三　2005　身体機能測定項目の検討―長座位立ち上がり時間の提案と妥当性の検討―　介護予防を目的とする基本健康診査標準方式を策定するための疫学的研究　厚生労働科学研究研究費補助金長寿科学総合研究事業　平成16年度総括・分担研究報告書（主任研究者：安田誠史）pp.19-46.
植木章三　2006　身体機能測定項目の検討―長座位立ち上がり時間の転倒発生や要介護認定発生の予知妥当性ならびに測定値の再現性に関する検討―　介護予防を目的とする基本健康診査標準方式を策定するための疫学的研究　厚生労働科学研究研究費補助金長寿科学総合研究事業　平成17年度総括・分担研究報告書（主任研究者：安田誠史）pp.28-44.
植木章三　2010　地域における高齢期の運動プログラム推進の意義を考える―スポーツ・運動の可能性―　岩手公衆衛生学会誌，22(1), 5-11.
植木章三・河西敏幸・高戸仁郎・坂本　譲・島貫秀樹・伊藤常久・安村誠司・新野直明・芳賀　博　2006　地域高齢者とともに転倒予防体操をつくる活動の展開　日本公衆衛生雑誌，53(2), 112-121.

【第6章】
■1節
厚生労働省社会・援護局障害保健福祉部　2002　障害者ケアガイドライン
厚生労働省社会・援護局障害保健福祉部　2013　精神障害者アウトリーチ推進事業の手引き
厚生労働省社会・援護局障害保健福祉部　2014　全国厚生労働関係部局長会議（厚生分科会）
厚生労働省社会・援護局障害保健福祉部精神・障害保健課　2014　障害保健福祉関係主管課長会議資料
坂本洋一　2013　図説　よくわかる障害者総合支援法　中央法規出版
日本精神保健福祉士協会　2007　精神障害者の退院促進支援事業の手引き
全国精神障害者地域生活支援協議会（編）　2013　障害者地域移行支援・地域定着支援ガイドブック　中央法規出版

■2節
里宇明元　2007　脳卒中リハビリテーションの最新情報　きょうの健康，8, 50-61.
上原敏志　2012　リハビリのポイント　きょうの健康，7, 19-23.

■3節
東畠弘子　2002　「ひやりはっと」から学ぶ，福祉用具の安全活用法　中央法規出版
東畠弘子　2007　活かそう，福祉用具の「ひやりはっと」　中央法規出版
井村　保　2004　ソーシャルワークのためのはじめて学ぶ福祉機器　角川学芸出版
ユニバーサルデザイン研究会　2008　人間工学とユニバーサルデザイン―ユーザビリティ・アクセシビリティ中心・ものづくりマニュアル　日本工業出版
〈参考ウェブページ〉
日本福祉用具供給協会　福祉用具事故情報
　　　http://www.fukushiyogu.or.jp/hiyari/（2014年9月11日閲覧）
日本福祉用具評価センター　事故情報
　　　http://www.jaspec.jp/data/index.htm（2014年9月11日閲覧）
日本福祉用具・生活支援用具協会（JASPA）　事故情報
　　　http://www.jaspa.gr.jp/accident/（2014年9月11日閲覧）

■4節

Bargal, D. 2000 The future development of occupational social work. In M. E. Mor-Barak & D. Bargal (Eds.), *Social Services in the Workplace: Repositioning Occupational Social Work in the New Millennium*. New York: The Haworth Press. pp.139-156.

Griffin, C., Hammis, D., Geary, T., & Sullivan, M. 2008 Customized employment: Where we are; where we're headed. *Journal of Vocational Rehabilitation*, **26**(3), 133-139.

厚生労働書 2009 平成20年度障害者雇用実態調査結果の概要について（平成21年11月13日職業安定局高齢・障害者雇用対策部） http.//www.mhlw.go.jp/（2014年12月1日閲覧）

Morgan, R. L. 2008 Job matching: Development and evaluation of a web-based instrument to assess degree of match among employment preferences. *Journal of Vocational Rehabilitation*, **29**, 29-38.

Yaeda, J. 1996 Job task importance perceived by medical social workers. 岡山県立大学保健福祉学部研究紀要, **2**, 73-79.

八重田 淳 2001 リハビリテーションの哲学 法律文化社

八重田 淳 2006 職業リハビリテーションを支える専門職・従事者 松為信雄・菊池恵美子（編） 職業リハビリテーション学（改訂第2版） 協同医書出版 pp.123-132.

八重田 淳 2009 職業リハビリテーション 澤村誠志・奥野英子（編） リハビリテーション連携論―ユニバーサル社会実現への理論と実践― 三輪書店 pp.40-45.

八重田 淳 2012a 就労支援の制度と事業 日本発達障害学会（監） 発達障害支援ハンドブック―医療，療育，教育，心理，福祉，労働からのアプローチ― 金子書房 pp.308-309.

八重田 淳 2012b 海外における職業リハビリテーションの発展 日本職業リハビリテーション学会（編） 職業リハビリテーションの基礎と実践 中央法規出版 pp.38-57.

■5節

Drotar, D., Baskiewicz, A., Irvin, A., Kennell, A., & Klaus, M. 1975 The adaptation of parents to the birth of an infant with a congenital malformation: A hypothetical model. *Pediatrics*, **56**(5), 710-717.

石川到覚 1998 セルフヘルプ・グループへの社会的支援 久保紘章・石川到覚（編） セルフヘルプ・グループの理論と展開 中央法規出版 p.227.

加部一彦 1999 医療者が「人を思いやること」の難しさ 野辺明子・加部一彦・横尾京子（編） 障害をもつ子を産むということ―19人の体験― 中央法規出版 p.261.

久保紘章 2004 セルフヘルプ・グループ―当事者へのまなざし― 相川書房 pp.16-18.

松浦和代 2004 病気の子どもとトータル・ケアと心理社会的支援 谷川弘治・駒松仁子・松浦和代・夏路瑞穂（編） 病気の子どもの心理社会的支援入門―医療保育・病弱教育・医療ソーシャルワーク・心理臨床を学ぶ人に― ナカニシヤ出版 p.64.

島田幸恵 1998 障害のある子を含め，トータルとして家族の生活を大切に 久保紘章・石川到覚（編） セルフヘルプ・グループ活動の実際 中央法規出版 p.180.

鈴木華子 1999 失明の危機にも頼りない医師の対応 野辺明子・加部一彦・横尾京子（編） 障害をもつ子を産むということ―19人の体験― 中央法規出版 p.146.

■6節

阿部順子 1999 高次脳機能障害を伴う脳損傷者の職業生活を支える地域支援システム 職リハネットワーク, **40**, 12-15.

阿部順子 2006 心理士が行う認知リハ―名古屋リハの実践から― 高次脳機能研究, **26**(3), 283-289.

赤松 昭・小澤 温・白澤政和 2003 脳損傷による高次脳機能障害者家族の介護負担感の構造―BI（Zarit Burden Interview）尺度を用いた検討― 社会福祉学, **44**(2), 45-54.

青木重陽・岡本隆嗣・生方克之・藤森弘子・大橋正洋 2005 実践講座リハビリテーションにおける法制度(1) 交通事故による高次脳機能障害のリハビリ 総合リハビリテーション, **33**(7), p.655-660.

菱山洋子・田中千鶴子・土村啓子・江幡信子・高久洋子・青木康子・稗田 潤・長谷川幸恵・水上邦子 1996

社会福祉領域から見た高次脳機能障害　リハビリテーション研究，**26**(1), 20-24.
松為信雄　2003　外傷性脳損傷による高次脳機能障害者の職業リハビリテーション　リハビリテーション研究，**116**, 17-21.
三澤孝夫　2001　日本における高次脳機能障害の現状—精神保健福祉士の課題　精神保健福祉，**32**(4), 309-311.
長島　緑　2006　在宅で交通事故外傷の高次脳機能障害者を10年以上支援してきた家族の介護負担　日本看護学会誌，**16**(1), 129-136.
大川弥生・上田　敏　1996　高次脳機能障害に対する医学的リハビリテーション　リハビリテーション研究，**26**(1), 6-13.
大坂　純・廣庭　裕・郡山昌明・志水田鶴子　2005　高次脳機能障害者に対する生活モデルによる職業リハビリテーションプログラムに関する研究　職業リハビリテーション，**19**(1), 29-38.
田谷勝夫・緒方　淳　2014　高次脳機能障害者の働き方の現状と今後の支援のあり方に関する研究　調査研究報告書，No.121.
上田　敏　1993　高次脳機能障害と作業療法5高次脳機能障害に対するリハビリテーション　作業療法ジャーナル，**27**(5), 357-364.
上田　敏　1996　高次脳機能障害とリハビリテーション—その障害学的特徴について—　リハビリテーション研究，**26**(1), 2-5.
山口研一郎・西口嘉和・中出幸子・和田志野　2002　高次脳機能障害のリハビリテーション(1)社会矛盾を映し出す鏡としての高次脳機能障害　総合ケア，**12**(4), 62-65.

【第7章】
■1節
阿部　彩　2008　子どもの貧困—日本の不公平を考える—　岩波書店
青木　紀　2007　「貧困と家族」研究の動向と課題　家族研究年報，**32**, 78-87.
浅井春夫・松本伊智朗・湯澤直美（編）　2008　子どもの貧困—子ども時代のしあわせ平等のために—　明石書店
保坂　渉・池谷孝司　2012　ルポ—子どもの貧困連鎖　教育現場のSOSを追って—　光文社
子どもの貧困白書編集委員会（編）　2009　子どもの貧困白書　明石書店
松本伊智朗（編）　2013　子ども虐待と家族—「重なり合う不利」と社会的支援—　明石書店

■2節
後藤広史　2007b　前路上生活者が施設から「自己退所」する要因　社会福祉学，**47**(4), 39-44.
ホームレスの実態に関する全国調査検討会　2013　平成24年ホームレスの実態に関する全国調査（生活実態調査）報告書
　　http://www.mhlw.go.jp/stf/houdou/2r9852000002rdwu-att/2r9852000002re1x.pdf（2014年9月12日閲覧）
稲葉　剛　2009　ハウジングプア—「住まいの貧困」と向き合う—　山吹書店
岩田正美　1995　戦後社会福祉の展開と大都市最底辺　ミネルヴァ書房
岩田正美　2000　ホームレス／現代社会／福祉国家—「生きていく場所」をめぐって—　明石書店
岩田正美　2004　誰がホームレスになっているのか？—ポスト工業社会への移行と職業経験等からみたホームレスの3類型—　日本労働研究雑誌，**528**(4), 9-58.
岩田正美　2007　現代の貧困—ワーキングプア／ホームレス／生活保護—　筑摩書房　pp.158-160.
岩田正美　2008　社会的排除—参加の欠如・不確かな帰属—　有斐閣
岩田正美（編）　2010　おわりに—生活保護等施設の役割と支援の方向—　保護施設研究会「生活保護施設等利用者の実態と支援」に関する研究　日本女子大学
釜ヶ崎支援機構・大阪私立大学大学院　2008　若年不安定就労・不安定住居者聞取り調査報告書—"若年ホームレス生活者"への支援の模索—
逢坂隆子・黒田研二・髙島毛敏雄・黒川　渡・西森　琢・安田誠一郎・下内　昭・針塚重義・的場梁次　2004　ホームレス者の健康・生活実態より健康権を考える—ホームレス者の生活習慣病から得た考察—　社会

医療研究，22.
金沢貞子　2011　「ホームレス問題から見た結核とその解決」新宿区の民間支援団体と保健所の連携を例に　結核，86(3), 248.
北川由紀彦　2005　単身男性の貧困と排除―野宿者と福祉行政の関係に着目して―　岩田正美・西澤晃彦(編)　貧困と社会的排除―福祉社会を蝕むもの―　ミネルヴァ書房
北川由紀彦　2012　〈ホームレス対策〉の展開過程―東京(区部)における「厚生関係施設」と「路上生活者対策」に注目して―　放送大学研究年報，30, 41-53.
厚生労働省　2012　ホームレスの実態に関する全国調査(概数調査)結果について
松江暁子・バックアップセンター自主研修グループ　2009　厚生関係施設等における軽度・境界域の知的障害者支援プログラムの作成　ソーシャルワーク研究，35(3).
中島明子・阪東美智子・大崎　元・丸山　豊・安江鈴子(編)　2013　東京都ホームレス地域生活移行支援事業2004-2009―自立支援と結合したハウジンファースト・アプローチに着目した分析―　ハウジング・ファースト研究会
大迫正晴　2008　大都市における住居喪失者の支援と諸課題　ソーシャルワーク研究，34(3), 224-231.
大迫正晴　2010　職住喪失者への支援と課題　月刊福祉，93(2)増刊号，74-75
大迫正晴　2011　生活困窮者の居住支援の現状と課題―東京23区が共同設置する取り組みから―　社会福祉研究，110, 36-45.
奥田知志　2011　第三の困窮―ホームレス支援の現場から―　全国社会福祉協議会政策企画部(編)　権利擁護・虐待防止白書2011　pp.9-13.
特別区協議会　2013　特別区議会議員講演会講演録(平成25年度　第1回)講師：特別区長会事務局次長　高木直樹
特別区協議会　特別区人事・厚生事務組合厚生部　2009　5,200世帯の職住喪失世帯を受入れ―厚生関係施設・路上生活者対策事業平成20年度の実績―　区政会館だより，231.
特別区協議会　特別区人事・厚生事務組合厚生部　2008　特別区内の路上生活者の変化と課題　区制会館だより，214.
特別区人事・厚生事務組合厚生部　2010　更生施設・宿所提供施設・宿泊所・路上生活者対策施設事業概要
特別区福祉事務所長会　2001　厚生福祉関係事業の今後のあり方について(報告)
冬期臨時宿泊事業研討会　1998　路上生活者実態調査報告書
結城康博・嘉山隆司(編)　2010　高齢者は暮らしていけない　岩波書店

■3節
朝日新聞秋田支局(編)　2001　自殺の周辺―新聞記者の取材ノートから―　無明舎出版
浅野弘毅・岡崎信郎　2009　自殺と向き合う　批評社
藤里町社会福祉協議会・秋田魁新報社　2012　ひきこもり町おこしに発つ　秋田魁新報社
本橋　豊　2003　秋田県における高齢者の自殺予防対策　保健医療科学，52(4), 317-321.
本橋　豊・高橋祥友・中山健夫・川上憲人・金子善博　2006　STOP！自殺　海鳴社
高橋祥友　2011　世界の自殺と日本の自殺予防対策　精神雑誌，113(1), 74-80.
全国社会福祉協議会　2009　月刊福祉　4月号
〈参考ウェブページ〉
警察庁　http://www.npa.go.jp/ (2014年9月11日閲覧)
内閣府政策統括官　http://www8.cao.go.jp/souki/index.html (2014年9月11日閲覧)
NPO法人自殺対策支援センターライフリンク　http://www.lifelink.or.jp/ (2014年9月11日閲覧)
WHO(世界保健機関)　http://www.who.int/en/ (2014年9月11日閲覧)

■4節
American Psychiatric Association (APA)　2013　*Diagnostic and Statistical Manual of Mental Disorders. 5th ed. DSM-5TM*. Washington, DC: American Psychiatric Publishing. 日本精神神経学会(監修)髙橋三郎・大野

裕 他(訳)2014 DSM-5―精神疾患の診断・統計マニュアル― 医学書院

Anwar, J., Mpofu, E., Matthews, L. R., & Brock, K. E. 2013 Risk factors of posttraumatic stress disorder after an earthquake disaster. *The Journal of Nervous and Mental Disaster*, 201(12), 1045-1052.

Berger, W., Coutinho, E. S. F., Figueira, I., Margues-Portella, C., Luz, M. P., Neylan, T. C., Marmar, C. R., & Mendlowiez, M. V. 2012 Rescuers at risk: A systematic review and meta-regression analysis of the worldwide current prevalence and correlates of PTSD in the rescue workers. *Social Psychiatry and Psychiatric Epidemiology*, 47, 1001-1011.

Kuchen, P.-A., 2012 Care Team Kanton Bernn-Neue Broschüre. Newsletter, 2. Amt für Bevölkerungsschutz, Sport und Militär des Kantons Bern.

栗田修司 1997 精神保健と人権 大島 侑・金田鈴江(編) 精神保健 川島書店

栗田修司 2012 災害救援者のための仏教を背景とした災害支援システムの必要性について―メンタルヘルスの視点から― 日本仏教社会福祉学会年報, 43, 71-87.

栗田修司・村井龍治・安西将也・井上辰樹 他 2009 消防隊員のPTSD予防システム構築の研究 消防防災科学技術研究開発事例集Ⅱ(競争的研究資金制度 平成18・19年度 終了課題)総務省消防庁 pp.161-176.

栗田修司・谷山洋三・藤森雄介・大村英昭・朴 光駿・清水海隆 2014 第47回大会公開シンポジウム「災害支援と仏教社会福祉―東日本大震災の経験を通して―」 日本仏教社会福祉学会年報, 44, 45合併号, 73-109.

松井 豊 2005 惨事ストレスへのケア ブレーン出版

森 則夫・杉山登志郎・岩田泰秀 2014 臨床家のためのDSM-5虎の巻 日本評論社

内閣府(防災担当) 2013 避難行動要支援者の避難行動支援に関する取組指針
http://www.bousai.go.jp/taisaku/hisaisyagyousei/youengosya/h25/pdf/hinansien-honbun.pdf(2014年12月7日閲覧)

日本社会福祉養成校協会 2012 災害ソーシャルワークの展開 公益財団法人みずほ福祉助成財団社会福祉助成金事業「災害時ソーシャルワークの理論化に関する研究」委員会(編) 公益財団法人みずほ福祉助成財団平成23年度社会福祉助成金事業災害時ソーシャルワークの理論化に関する研究〈報告書〉 日本社会福祉養成校協会

日本社会福祉士養成校協会(編) 2013 災害ソーシャルワーク入門―被災地の実践知から学ぶ― 中央法規出版

日本保健福祉学会(編) 1994 保健福祉学概論 川島書店

【第8章】
■1節

加藤真吾・今井光信・中瀬克己 2012 厚生労働科学研究費補助金エイズ対策研究事業 HIV検査相談体制の充実と活用に関する研究 HIV検査相談に関する全国保健所アンケート調査報告(平成23年度)

厚生労働省 1993 エイズ治療の拠点病院の整備について(通知)

厚生労働省 1997 エイズ治療のブロック拠点病院の整備について(通知)

厚生労働省 2006 エイズ治療の中核拠点病院の整備について(通知)

厚生労働省エイズ動向委員会 2014 日本の状況=エイズ動向委員会報告
http://api-net.jfap.or.jp/status/index.html(2014年7月24日閲覧)

白阪琢磨 2007 特集新しいエイズ対策の展望 第一部:エイズ対策をめぐる新たな方向性 エイズ医療の課題(1):ブロック拠点病院におけるチーム医療の現状と課題 *Journal of the National Institute of Public Health*, 56(3), 186-191.

山本博之・岡本 学・伊賀陽子・舩附祥子・友田安政・樋口 綾・加藤由樹 2011 エイズブロック・中核拠点病院医療ソーシャルワーカーによる地域におけるHIV陽性者等支援に関する研究 樽井正義(編) 厚生労働省科学研究費補助金エイズ対策研究事業 地域におけるHIV陽性者等支援のための研究 平成22年度総括・分担研究報告書 pp.73-84.

引用・参考文献

■2節

藤田雄大　2014　難病対策の法制化―難病の患者に対する医療等に関する法律案―　立法と調査，351，72-73．
泉　眞樹子　2014　難病対策の概要と立法化への経緯―医療費助成と検討経緯を中心に―　調査と情報，823．
厚生省医務局　1976　医制百年史　ぎょうせい　pp.695-696．
厚生問題研究会　1988　厚生省五十年史　中央法規出版
厚生労働省　2013　難病対策の改革に向けた取組について（報告書）　厚生科学審議会疾病対策部会難病対策委員会
　　http://www.mhlw.go.jp/file/05-Shingikai-10601000-Daijinkanboukouseikagakuka-Kouseikagakuka/0000032669.pdf（2014年9月12日閲覧）
水島　裕（監）　2002　難病の理解とケア　Nursing Mook 10巻　学習研究社　p.2．

■3節

Inoue, M., Sawada, N., Matsuda, T., Iwasaki, M., Sasazuki, S., Shimazu, T., Shibuya, K., & Tsugane, S.　2012　Attributable causes of cancer in Japan in 2005-systematic assessment to estimate current burden of cancer attributable to known preventable risk factors in Japan. *Annals of Oncology*, 23(5), 1362-1369.
国立がん研究センターがん対策情報センター　2014a　最新がん統計
　　http://ganjoho.jp/public/statistics/pub/statistics01.html（2014年7月14日閲覧）
国立がん研究センターがん対策情報センター　2014b　がん情報サービス
　　http://ganjoho.jp/public/index.html（2014年7月11日閲覧）
国立がん研究センターがん予防・検診研究センター検診研究部　2014　科学的根拠に基づくがん検診推進のページ
　　http://canscreen.ncc.go.jp/（2014年7月10日閲覧）
国立がん研究センターがん予防・検診研究センター予防研究部　2013　科学的根拠に基づく発がん性・がん予防効果の評価とがん予防ガイドライン提言に関する研究
　　http://epi.ncc.go.jp/can_prev/（2014年7月14日閲覧）
厚生労働省　2010　がん対策推進基本計画中間報告書
　　http://www.mhlw.go.jp/bunya/kenkou/dl/gan_keikaku04.pdf（2014年7月14日閲覧）
厚生労働省　2013　がん診療連携拠点病院
　　http://www.mhlw.go.jp/bunya/kenkou/gan_byoin.html（2014年7月11日閲覧）
厚生労働省　2014　がん対策について
　　http://www.mhlw.go.jp/seisaku/24.html（2014年7月14日閲覧）
厚生労働省大臣官房統計情報部　2013　人口動態統計
　　http://ganjoho.jp/data/professional/statistics/backnumber/2013/fig11.pdf（2014年7月14日閲覧）
文部科学省　2014　平成26年度がんの教育総合支援事業の実施について
　　http://www.mext.go.jp/b_menu/houdou/26/07/1349621.htm（2014年7月11日閲覧）
内閣府　2009　がん対策に関する世論調査
　　http://www8.cao.go.jp/survey/h21/h21-gantaisaku/index.html（2014年7月11日閲覧）
助友裕子・片野田耕太　2012　都道府県のがんの教育・普及啓発の取り組みと第二期への期待　保健医療科学，61(6)，598-606．
助友裕子・河村洋子・久保田美穂　2012　小学校高学年を対象としたがん教育の実施可能性―教科等との関連および教師の考え方を中心とした検討―　学校保健研究，54(3)，250-259．
植田誠治・杉崎弘周・物部博文・衛藤　隆・渡邉正樹・助友裕子・森　良一　2014　児童生徒のがんについての意識の実態　学校保健研究，56(3)，185-198．
World Cancer Research Fund/American Institute for Cancer Research(WCRF/AICR)　2007　*Food, Nutrition, Physical Activity, and the Prevention of Cancer: A Global Perspective*. Washington DC: AICR.
World Health Organization(WHO)　2003　Diet, nutrition and the prevention of chronic diseases. *Technical Report Series*, 916.

【第9章】
■1節
浅見靖仁　2003　国際労働力移動問題とタイ―研究動向と今後の課題―　大原社会問題研究所雑誌，**530**, 22-43.
IASSW（国際ソーシャルワーク学校連盟）　2014　ソーシャルワーク専門職のグローバル定義
　　　http://www.iassw-aiets.org/uploads/file/20140627_SW%20Definition%20-Japanese%20translation.pdf（2014年12月9日閲覧）
鯉沼葉子　2002　アジア女性の国外への一時的労働移住の現状と課題　国際協力研究．**18**(1), 61-70.
前田展弘　2009　QOL(Quality of Life)研究の潮流と展望―ジェロントロジーの視点を中心に―　ニッセイ基礎研REPORT, December, 32-37.
Mekong Migration Network & Asian Migrant Centre　2012　*FROM OUR EYES: Mekong Migrant Reflections 2000-2012*. Wanida Press.
日本看護協会国際部　2014　看護師の国家間移動と各国の受入れ状況（2013年11月現在）
　　　http://www.nurse.or.jp/nursing/international/working/pdf/ukeire-2013.pdf（2014年8月20日閲覧）

■2節
カニタ・ヌンタボット　2014　タイにおけるUHC　松田正己（編）　いのちの地域ケア（第3版）　やどかり出版　pp.86-91.
松田正己　1980　フィリピン，タイにおけるPHC活動の評価に関する研究　東京医学，**87**(3,4), 115-118.
松田正己　1990　北イエメン国の結核対策　保健婦の結核展望，**27**(2), 54-62.
松田正己　2014　PHCの変遷と21世紀の課題　国際保健医療　**29**(2), 106-112.
松田正己・新井宏朋（編）1995　結核予防婦人会の研究　厚生省・国際医療協力研究，開発途上国における公衆衛生活動とプライマリー・ヘルス・ケアの推進に関する研究（班長・丸井英二）　pp.2-31, pp.179-186, pp.191-206, pp.213-217.
松田正己・原正一郎・太田勝正・Khanitta Nuntaboot・Duangporn Hengboonyaphan　2013　タイのPrimary Health Care，ヘルス・プロモーションと地域保健・看護・情報システムの改革―NCD予防とHGISの日タイのパートナーシップ協力構築過程―　松田正己（編）　グローバル化・健康福祉政策と公衆衛生・管理クオリティケア　pp. 131-135.
Matsuda, M., Linda, W,. Susavard, B., & Doungsamorn, K.　1994　*Directory for Primary Health Care Project and Related Organization in Thailand*. Mahidol University, AIHD.
松田正己・丸地信弘　1977　東南アジア諸国との保健情報交換に関するフィールド・サーベイ事例報告　日本国際医療団
下内　昭　2012　日本の結核分野における国際協力の実績　石川信克（監）　世界の結核と日本　結核予防会　p.38.
山田紀男　2012　世界の結核の現状と将来　石川信克（監）　世界の結核と日本　結核予防会　p.15

■3節
United Nations Country Team　2012　Gaza in 2020: A livable place? A report by United Nations Country Team in the occupied Palestinian territory.
Macinko, J., & Guanais, F. C.　2006　Evaluation of the impact of the family health program on infant mortality in Brazil, 1990-2002. *Journal of Epidemiology and Community Health*, **60**, 1.
Seita, A.　2013　Governing the reform of the United Nations Health Systems for palestine refugees: Moving mountains. Takemi Program 30th Anniversary Symposium, Harvard School of Public Health.
World Health Organization (WHO)　2011　Noncommunicable Diseases Country Profiles.

索 引

●あ
赤松 昭　138
アクションリサーチ（参加型行動研究）　45, 46
アドボカシー機能　25
阿部順子　138

●い
飯野順子　79
EBM（根拠に基づく医療）　37
維持期リハビリテーション　122
いじめの態様　75
いじめの定義　74
いじめの認知件数　74
いじめ発見のきっかけ　74
いじめ防止教育プログラム　76
いじめ防止対策推進法　75
1.57ショック　83
稲葉 剛　146
医療的ケア　77-80
岩田正美　146
インテーク　24
インフォームド・コンセント　133

●う
上田 敏　138
WEBを活用した園児支援システム　16
ウェルビーイング　i, 2, 10
運動器の機能向上プログラム　111
UNRWA　184-186

●え
エイズ（AIDS）　159, 182
エイズ治療の拠点病院の整備について（通知）　160
エイズ治療の中核拠点病院の整備について（通知）　161
エイズ治療の地方ブロック拠点病院の整備について（通知）　161
HIV　159
ACTモデル　118
エクソシステム　15
エスノグラフィー　50
NCD　182
NCD外来　186
NP　182
M字型カーブ　83

エンパワメント（湧活）　i, 2, 3, 26, 32
エンパワメント相乗モデル　4
エンパワメント力動モデル　4

●お
大坂 純　138
大迫正晴　146
岡田進一　26
オルヴェウスいじめ防止プログラム　76
オレンジプラン　92

●か
介護予防　110
介護予防重視　110
外傷後ストレス障害（PTSD）　154
改正障害者基本法　115
開発途上国　179
回復期リハビリテーション　122
格差　52
学際学融合　i
家族主義　144
可塑性（plasticity）　3
偏り　39
家庭医制度　187
家庭医チーム制度　187, 189
がん（悪性新生物）　168
環境　15
がん診療連携拠点病院　172
がん対策　170
がん対策基本法　170
がん対策情報センター　172
がん対策推進基本計画　171
がん登録等の推進に関する法律　172

●き
キーファー（Kiefer, C. W.）　51
記憶障害　135
危機管理　31
疑似相関　37
希少疾患　165
希望格差　57
基本チェックリスト　113
虐待予防事業　61
虐待予防の取り組み　61
QOL　176
急性期リハビリテーション　121

急性ストレス障害(ASD)　154
旧定義(2000年定義)　175
教育的効果　79

●く
偶然誤差　39
國光登志子　25
グループインタビュー　47
グループホーム　93
クロノシステム　15

●け
ケアチーム　156
ケアマネジメント　23, 118
経営管理　29
系統誤差　39
結核　181
健康秋田21　152
健康格差　53
健康教育　54

●こ
合意　25
口腔ケアサービス　106
高校無償化　145
高次脳機能障害　135
高次脳機能障害支援普及事業　138
高次脳機能障害支援モデル事業　135
公的医療保険制度　166
高等学校等就学支援金制度　145
公費負担医療制度　166
交絡因子　37
合理的配慮　127
高齢者虐待の種類　88
高齢者虐待防止法　87
高齢者の健康づくり　102
高齢者の孤立化　94
高齢者ボランティア　113
国際保健　179
国連パレスチナ難民救済事業機関　184
互酬性　94
子ども・子育て支援新制度　83
「子どもと家族を応援する日本」重点戦略検討会議　86
子どもの自殺　75
子どもの貧困対策の推進に関する法律　145
子どもの貧困率　141
コミュニティ　33
コミュニティ・エンパワメント　32, 33, 51, 100, 103
孤立死(孤独死)　96

●さ
サービス管理　31
財務管理　31
財務諸表　31

●し
SHEL分析　32
塩川朋子　79
資格　12
歯科健康教育プログラム　109
歯科口腔保健の推進に関する法律(歯科口腔保健法)　107
歯科保健指導　108
歯科保健推進グループ　109
事業　13
自殺　150
自殺総合対策大綱　152
自殺対策白書　153
自殺の前兆となるサイン　153
自殺予防のためのガイドライン　152
自殺率　150
自主活動　111
自助具　125
システムエンパワメント　4
システム科学　i, 2, 15
システム構造　15
システム思考　15
次世代育成支援対策推進法　63, 64
施設　13
指定難病　165
児童虐待相談対応件数　59
児童虐待の定義　59
児童福祉法　63
ジニ係数　54
自分エンパワメント　4
社会エンパワメント　4
社会参加　103
社会的行動障害　136
社会的孤立　98
社会福祉基礎構造改革　28
就学援助　145
十分な説明と同意　133
周辺症状　92
住民の思い　48
就労支援　138
就労支援サービス　130, 140

索引

障害者ケアガイドライン　26
障害者雇用政策　126
障害者差別解消法　116
障害者職業カウンセラー　128
障害者自立支援法　115, 137, 167
障害者の日常生活及び社会生活を総合的に支援するための法律（障害者総合支援法）　116, 137, 167
小規模多機能型居宅介護　93
少子化対策　83
少年非行　66
職業リハビリテーション　128, 130, 139
ジョブコーチ　128
ジョブマッチング　128
白澤政和　23
新型出生前診断　132
シングルマザー　85
人事労務管理　30

●す

スクールソーシャルワーカー　145
健やか親子21　64
ストリンガー（Stringer, E. T.）　46
ストレスマネジメント教育　76
ストレングスモデル　118
スモン病　163

●せ

生活機能　102
生活支援　138
生活保護制度　145
性別役割分担　83
世界保健機関（WHO）　176, 182, 185
絶対的貧困率　54
セルフヘルプ・グループ　134
全体性（holistic）　3
専門的な治療やケア　61

●そ

早期発見・早期対処　80
相乗効果　29
相対的貧困率　55, 142
ソーシャルワーク専門職のグローバル定義　174
組織エンパワメント　4
組織／地域エンパワメント　4

●た

タイ　180

体操　111
体操づくり　112
多元化　28
多職種連携　129
田谷勝夫　139
立ち直り支援　69
妥当性　39
多様性（diversity）　3
男女雇用機会均等法　83

●ち

地域移行支援　116
地域支援事業　88
地域定着支援　117
地域包括支援センター　88, 95, 101
父親の育児参加　62
痴呆　92
チャプレン　157
注意障害　135
中1ギャップ　71
仲介型ケアマネジメントモデル　118
中核症状　92
長座位立ち上がり時間　113

●つ

遂行機能障害　136

●て

DV防止法　81
定期巡回・随時対応型サービス　93
ディフュージング　156
ディブリーフィング　156
転倒予防　112

●と

当事者主体　i, 2, 44
特定非営利活動促進法　29
トライアンギュレーション　50
ドロッター（Drotar, D.）　132

●な

仲間エンパワメント　4
中村雄二朗　43
中山貴美子　51
難病　163
難病対策要綱　163, 164
難病の患者に対する医療等に関する法律　165
難民支援　184

●に
二次被害　82
21世紀における国民健康づくり運動（健康日本21）
　　　106
二重課題　114
二次予防事業対象者　110
日常生活用具　123
日本国際協力機構　186
認知症　92
「認知症サポーターキャラバン」事業　93
認知症施策推進5か年計画　92
認知症対応型共同生活介護　93
認知症対策　92

●の
ノーマライゼーション理念　77

●は
HAART　159
バイアス　39
ハウジングプア　146
パレスチナ難民　184, 185

●ひ
非行の要因　69
非侵襲的出生前遺伝学的検査　132
ひとり親世帯　142
ひとり暮らし高齢者　96
避難行動要支援者　156
ヒヤリ・ハット　125
標本誤差　39
貧困　52
貧困の再生産　144
貧困問題　146
貧困率　54
ピンピンコロリ　109

●ふ
4M4E分析　32
福祉的就労　139
福祉用具　123
復職支援　132
父子世帯　142
不登校　70
不登校の対応　73
プライマリ・ケア　185
プライマリ・ヘルスケア（PHC）　52, 180, 181
プラットフォーム　i
フリック（Flick, U.）　43

ブレインストーミング　48

●へ
ヘルスプロモーション　53, 184
ヘルスボランティア　181

●ほ
包括的な支援　12, 13
法定雇用率　127
訪問口腔衛生指導　108
ポープ（Pope, C.）　45, 50
ホームレス緊急一時宿泊事業　148
ホームレス状態　145
ホームレス自立支援事業　148
ホームレスの自立の支援等に関する特別措置法
　　（ホームレス自立支援法）　145
保健医療職　18
保健福祉ケア　190
保健福祉支援　28
保健福祉組織　27
母子世帯　142
母子保健法　63
保障　13
補装具　123

●ま
マクロシステム　15
松為信雄　138
マンパワーの育成　2

●み
ミクロシステム　15
民営化　27

●む
無作為化比較試験　114

●め
メイズ（Mays, N.）　45, 50
メゾシステム　15
メンタルヘルス　62
メンタルヘルス教育　76

●も
モデル事業　137
問題意識の共有　46

●や
八重田　淳　128

索　引

役割の喪失　103
山口研一郎　138

●ゆ
UHC　182, 184
湧活　i, 2, 3, 32
ユニバーサルデザイン　126

●ら
ライフイベント　154

●り
RE-AIM　114
リーダーシップ　30
リハビリテーション　119, 138

リハビリテーション・チーム　120
量的研究　43, 44
臨床宗教師　157

●れ
レヴィン（Lewin, K.）　45, 48
連携と協働　i

●ろ
労働力移動　176
ロートン（Lawton, M. P.）　102

●わ
ワークショップ　48, 103

◆執筆者一覧（執筆順）　　　　　　　　　　　　　　　　　　　　＊は編集委員

安梅　勅江*	筑波大学	まえがき，第1章1節，座談会	
田中　笑子	筑波大学	第1章2節	
冨崎　悦子	上智大学	第1章3節	
渡辺多恵子	日本保健医療大学	第1章4節，座談会	
住居　広士	県立広島大学	第2章1節	
狩谷　明美	県立広島大学	第2章1節	
藤林　慶子	東洋大学	第2章2節・第8章2節	
宣　賢奎	共栄大学	第2章3節，座談会	
澤田　優子	森ノ宮医療大学	第2章4節	
延原　弘章*	埼玉県立大学	第2章5節	
芳賀　博*	桜美林大学	第3章	
松浦　賢長	福岡県立大学	第4章1節	
望月　由妃子	筑波大学	第4章2節	
篠原　亮次	山梨大学	第4章3節，座談会	
原田　直樹	福岡県立大学	第4章4・5節	
増滿　誠	福岡県立大学	第4章6節	
梶原　由紀子	福岡県立大学	第4章7節	
野坂　洋子	法政大学	第4章8節	
阿部　眞理子	福岡県立大学	第4章9節	
新鞍　真理子	富山大学	第5章1節	
井上　智代	新潟県立看護大学	第5章2節	
渡辺　裕一*	武蔵野大学	第5章3節，座談会	
佐藤　美由紀	人間総合科学大学	第5章4節	
齋藤　恭平	東洋大学	第5章5節	
植木　章三	東北文化学園大学	第5章6節	
益満　孝一	筑紫女学園大学	第6章1節	
佐藤　秀紀	大阪保健医療大学	第6章2節	
徳田　律子	東北文化学園大学	第6章3節	
八重田　淳	筑波大学	第6章4節	
佐藤　繭美	法政大学	第6章5節	
志水　田鶴子	仙台白百合女子大学	第6章6節	
岩田　美香	法政大学	第7章1節	
大迫　正晴	社会福祉法人大田幸陽会	第7章2節	
白男川　尚	秋田看護福祉大学	第7章3節，座談会	
栗田　修司	龍谷大学	第7章4節	
山本　博之	田園調布学園大学	第8章1節	
助友　裕子	日本女子体育大学	第8章3節	
黒木　保博	同志社大学	第9章1節	
松田　正己	東京家政学院大学	第9章2節	
清田　明宏	国連パレスチナ難民救済事業機関	第9章3節	

保健福祉学
——当事者主体のシステム科学の構築と実践——

| 2015年3月10日　初版第1刷印刷 | 定価はカバーに表示 |
| 2015年3月20日　初版第1刷発行 | してあります。 |

　　　　　編　　集　　日本保健福祉学会
　　　　　発行所　　㈱北大路書房

〒603-8303　京都市北区紫野十二坊町12-8
　　　　　　電　話　(075) 431-0361代
　　　　　　F A X　(075) 431-9393
　　　　　　振　替　01050-4-2083

©2015　製作／ラインアート日向・華洲屋　印刷・製本／亜細亜印刷㈱
　　　　検印省略　落丁・乱丁本はお取り替えいたします。
　　　　ISBN978-4-7628-2886-7　　　　Printed in Japan

・JCOPY 〈㈳出版者著作権管理機構 委託出版物〉
本書の無断複写は著作権法上での例外を除き禁じられています。
複写される場合は，そのつど事前に，㈳出版者著作権管理機構
（電話 03-3513-6969，FAX 03-3513-6979，e-mail: info@jcopy.or.jp）
の許諾を得てください。